中西医结合
多元化治疗
腰椎间盘突出症

主编　周友龙　柳　健

河南科学技术出版社
·郑州·

图书在版编目（CIP）数据

中西医结合多元化治疗腰椎间盘突出症／周友龙，柳健主编 . —郑州：河南科学技术出版社，2023.5

ISBN 978-7-5725-1176-9

Ⅰ.①中…　Ⅱ.①周…　②柳…　Ⅲ.①腰椎–椎间盘突出–中西医结合疗法　Ⅳ.①R681.5

中国国家版本馆 CIP 数据核字（2023）第 064071 号

出版发行：河南科学技术出版社
　　　　　地址：郑州市郑东新区祥盛街 27 号　　邮编：450016
　　　　　电话：（0371）65788613　　65788629
　　　　　网址：www. hnstp. cn
策划编辑：李喜婷　王月慧
责任编辑：王月慧
责任校对：崔春娟
封面设计：张　伟
责任印制：朱　飞
印　　刷：河南省环发印务有限公司
经　　销：全国新华书店
开　　本：787 mm×1092 mm　1/16　印张：17　字数：370 千字
版　　次：2023 年 5 月第 1 版　　2023 年 5 月第 1 次印刷
定　　价：78.00 元

主编简介

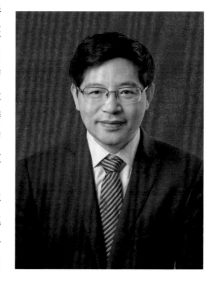

　　周友龙　博士后，主任医师、教授，博士生导师，牛津大学访问学者。河南中医药大学第三附属医院国家中医药管理局"十一五"重点专科带头人；河南省中医管理局椎间盘病重点中医专科带头人；中华中医药学会疼痛专业委员会副主任委员；中国针灸学会理事，中国针灸学会疼痛专业委员会副主任委员，河南省针灸学会常务理事、副秘书长；河南省中西医结合学会疼痛专业委员会主任委员；河南省十大中医临床学科领军人才之一；河南省名中医。

　　1987 年毕业于河南中医药大学针灸系，1995 年获河南中医药大学针灸专业硕士学位，2005 年获北京中医药大学中医专业博士学位，2007 年首都医科大学临床神经病学专业博士后出站，2016 年国家留学基金委公派到英国牛津大学做访问学者。

　　致力于椎间盘病的基础与临床研究 20 余年。深入挖掘中医药治疗椎间盘病的特色技术，积极开发引进现代科学技术，采用中西医结合多元化的诊疗思路，建立和完善了椎间盘病系统化的诊疗体系。主持和参研的课题有国家"十一五"科技支撑项目、国家自然科学基金项目、国家中医药管理局和河南省杰出青年基金项目等。其中踝三针治疗腰椎间盘突出症根性痛技术被列为"国家中医药管理局百项中医临床实用技术推广项目"和"国家中医药继续教育项目"。已获省部级科研成果奖 6 项，厅局级成果奖 10 余项。在国内外刊物共发表中英文论文 100 余篇，其中 SCI 收录 10 余篇、国家核心期刊 20 余篇，主编出版论著 5 部。

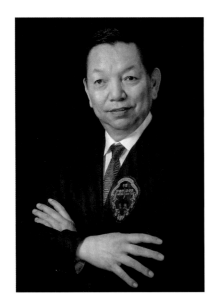

柳健 副主任医师。现任西安仲德骨科医院副院长，中国中西医结合学会疼痛专业委员会运动康复专家委员会主任委员，中国非公立医疗机构协会疼痛专业委员会副主任委员，中国医师协会疼痛医师分会脊柱疼痛专业委员会委员，中国中西医结合学会疼痛学专业委员会常委，陕西省医学会疼痛学分会常委。

主要成就：从事脊柱病微创及疼痛、康复临床工作30余年。应用微创手术治疗颈腰椎间盘突出症病例超过50 000例。创建了多元化椎间盘突出治疗体系；建立了独特的椎间盘病科室管理模式；开创了中国第一所"椎间盘学校"，成为椎间盘学界学习的典范，并培养了全国5 000余位专科医生。

本书编写人员名单

主　编　周友龙　柳　健

副主编　孙　飞　杨　勇　谭　锐　刘宜军
　　　　周　斌　李伟峰　丁晓医　刘青月

编　者　（以姓氏笔画为序）

丁晓医　王金淼　卢海松　乔　敏
任　珊　刘青月　刘宜军　孙　飞
李伟峰　李瑞国　杨　军　杨　勇
杨云涛　宋如意　张　丽　张帅州
张红岩　张慧俭　陈建辉　林国平
周　斌　周友龙　周淑娟　胡　斌
柳　健　谭　锐

序

　　《中西医结合多元化治疗腰椎间盘突出症》是周友龙教授和柳健主任及其团队历经数年编写的一部关于腰椎间盘突出症的专著，是其团队几十年诊疗该病的心血历程和经验总结。本书约我作序，有幸通览全稿，深感全书旁搜远绍，包举百端，条分缕析，既重视技术挖掘，又深究理论阐述，将临床经验、临床路径、临床疗效评估等多项内容融入其中，具有很强的实用性和较高的理论水平。全书以中西医结合为主线，深层次挖掘传统医学的诊疗理念，融会西医学的治疗方法，阐明了腰椎间盘突出症治疗的"整体观"及"辨病施术和因证施法"的学术思想，从而为腰椎间盘突出症诊疗建立了完整的科学体系，也为该领域的发展提出了新的方向。

　　全书前面部分详细描述了腰椎间盘及其周围组织的解剖结构，并从生理、病理及生物力学等不同角度阐释了腰椎间盘突出症的发病机制，同时又融入了诊断和鉴别诊断的内容，各个章节图文并茂，使初学者能够更加清楚直观地了解该病。后面部分详细介绍了中西医治疗椎间盘病的独特技术，依据椎间盘病的不同发病机制，科学地提出了多元化诊疗路径和思路，为临床医生提供了切实可用的临床技能。

　　周友龙教授和柳健主任带领各自团队多年来致力于椎间盘病的基础研究和临床新技术研发。周友龙教授学贯中西，治学严谨，学识渊博，勇于开拓，在椎间盘突出症研究方面取得了丰硕成果；柳健主任是椎间盘病新思维和新技术的探索者。二者思想交融璧合，共著此书，为学界提供了新的理念、新的视野、新的技术与方法。此书既是一本启迪思想的新著，又是一本临床实用的工具书。

　　书成付梓之际，作者嘱余作序。感思即出，握管濡毫，聊书数言，以飨读者。

2022 年 4 月 9 日

前　言

　　余从事椎间盘突出诊疗 20 余年。虽历学于诸家，遍览书网，然每每临证仍觉无以明理，无技可施。20 年前幸遇柳健主任，他思想前卫，勇于开拓，临证经验丰富，与其共商编写一本中西医结合多元化治疗腰椎间盘突出症的书，以期按理寻技，勿使诊治偏颇。腰椎间盘突出症学说和技术之多，临证实难是从，两个团队历经 20 余载的临证与探索，汇学界之大成，凝同道之智慧，聚临证心悟之点滴，融中西之精要，以飨同道者。此书编写过程中邀请了中医学、针灸推拿学、康复学、神经内科学、骨科学、麻醉学、护理学等多学科临床专家学者共同参与，以期为读者提供多元化的诊疗视角。

　　本书致力于运用中西医结合多元化思维方法诊疗腰椎间盘突出症。第一部分是基础理论，从中医学和现代医学两方面阐述腰椎间盘突出症的相关基础知识，中医部分包括对腰椎间盘突出症认识的历史沿革，以及腰椎间盘突出症的病因病机和症候分型；现代医学部分包括对腰椎间盘周围组织结构及其功能的认识，以及腰椎间盘突出症病理、生理及生物力学的变化和疼痛的发生机制等。第二部分是腰椎间盘突出症的临床诊断和鉴别诊断，以较多的实例图片尽可能多地展示查体、阅片的内容，以还原临床的真实性。第三部分是腰椎间盘突出症的中医学治疗技术，全面地介绍了中医特色疗法如中药的内服外用及针灸、推拿、牵引、导引、经皮超导、蜡疗及水疗等在椎间盘突出症治疗中的应用，这些疗法不仅患者易于接受，而且具有简、便、验、效的特点。第四部分是腰椎间盘突出症的西医治疗技术，详细介绍了保守（非手术疗法）、介入、微创等现代医学常用的治疗方法。第五部分是腰椎间盘突出症典型病例的临床路径，是将前四部分内容有机融合，通过对各个典型病例的分析，剖析疑点、难点，提出诊疗思路和治疗方法，理论知识寓于临床实践，将腰椎间盘突出症治疗的"整体观"及"辨病施术和因证施法"学术思想蕴含其中。第六部分是腰椎间盘突出症的护理学内容，强调了"未病先防""既病防变""瘥后防复"。本书重在理论联系临床，扩大同道们的视野，提供实用可靠的临床技术。

　　本书编写过程中，得到河南中医药大学第三附属医院疼痛科全体医护人员的鼎力支持，也得到河南省科技厅科技著作出版基金的支持；很多专家和学者亦为本书提供了宝贵意见；在此一并致谢！感谢医院及科室参编人员付出的巨大努力，他们利用业余假日一起收集整理资料、编写和校对！感谢我的硕士及博士研究生在编写期间给予的无私帮助！衷心感谢宋文阁教授给予的支持和指导并作序推荐；衷心感谢河南科学技术出版社的编辑为本书出版付出的辛勤劳动！

　　经过数年的编写，现粗成此稿，敬盼同道批评指正，多提宝贵意见，以臻完善。

周友龙

2022 年 3 月 9 日

目　录

第一部分　腰椎间盘突出症的中西医基础知识

腰椎间盘突出症又称腰椎间盘纤维环破裂症，是指纤维环破裂后髓核突出，刺激和压迫腰部神经根或马尾，并在突出部位产生无菌性炎症而造成的腰腿疼痛或麻木等临床综合征。

中医学典籍中无腰椎间盘突出症之名，但依据其临床表现，可归属于"腰痛""腰腿痛""痹证"和"痿证"等的范畴。中国医学中类似于腰椎间盘突出症的病名很多，但大多都是以症状进行描述的。如"腰脊痛"出自《素问·标本病传论》中"肾病少腹腰脊痛"；"腰脚疼痛"出自隋代巢元方《诸病源候论·腰背病诸候·腰脚疼痛候》中"肾气不足，受风冷之所为也，劳伤则肾虚，虚则受于风冷，风冷与正气交争，故腰脚疼痛"；"腰尻痛"出自《灵枢·本脏》中"肾下则腰尻痛，不可以仰卧"；"腰背痛"出自《灵枢·本脏》中"坚则不病腰背痛"；"腰腿痛"出自宋代许叔微《普济本事方·肾脏风及足膝腰腿脚气》中"治腰腿痛气滞，药棋子"等。此外，还有"腰腹痛""腰骶痛""踝厥"等名称，也基本清楚地描述了腰椎间盘突出症的临床表现。

经过几千年的临床总结，中医学在治疗腰椎间盘突出症方面形成了完整的理疗体系和治疗方法，为该病的治疗做出了巨大的贡献。随着时代的发展、科技的进步，现代医学对腰椎间盘突出症的解剖、病理、生物化学、生物力学和临床影像学进行了详细的研究，治疗方法也有了很大的改进，但仍然有大量的病例尚无好的解决办法。当临床诊断为腰椎间盘突出症时，有 5%~10% 的患者需手术治疗，绝大多数患者仍然选择牵引、针灸、推拿及中药等保守疗法。在保守疗法中，辨证治疗是传统中医特色思想的精髓，也是体现个性化治疗的基本思想。

近年来，随着发病率的不断升高，腰椎间盘突出症越来越引起多学科学者的关注，新的理论、新的技术、新的设备不断涌现，中医药治疗作为治疗腰椎间盘突出症的传统方法，也在不断地改进、创新，一直是最基础的治疗方法。系统地研究、归纳、创新中医药治疗腰椎间盘突出症技术，对提高临床疗效、促进学术的发展具有重要意义。

第一章 腰椎间盘突出症的中医学基础知识

一、病因病机

历代文献对于腰椎间盘突出症的病因病机记载总体可归结为：寒、湿、瘀、虚。"正气存内，邪不可干"，"邪之所凑，其气必虚"。人体正气不足，风寒湿邪乘虚侵袭而发为腰腿痛。《素问·举痛论》曰："经脉流行不止，环周不休，寒气入经而稽迟，泣而不行，客于脉外则血少，客于脉中则气不通，故卒然而痛。"《素问·痹论》："风寒湿三气杂至，合而为痹""所谓痹者，各以其时重感于风寒湿三气也""痛者，寒气多也，有寒故痛也"。《金匮要略》中载有"身劳汗出，衣里冷湿，久久得之，腰以下冷痛"。《诸病源候论》记有："肾主腰脚。肾经虚则受风冷，内有积水，风水相搏，浸积于肾，肾气内著，不能宣通，故令腰痛。其病状，身重腰冷，腹重如带五千钱，如坐水中，形状如水，不渴，小便自利，饮食如故。久久变为水病，肾湿故也。"可见寒湿之邪是发病的重要外在因素。"瘀"，即瘀血，凡因血液运行不畅或离经之血未得消散者，因风寒湿邪侵袭，气血凝滞于腰络，或因跌仆闪挫，伤及腰脉，以致气滞血瘀，瘀血阻络，不通则痛。由于足太阳膀胱经"从腰部，下挟脊，贯臀，入腘中"，故可出现腰腿同病。因气血瘀阻于腰部，不能灌达于下肢，日久筋失所养而见下肢麻痛、肉痿不仁等，正如王清任所言"痛久必有瘀血"。

《素问·脉要精微论》曰"腰者肾之府"，腰与肾关系最为密切，因肝肾亏损，或气血两虚，风寒湿之邪乘虚侵袭，致使气血凝滞于经络，不通则痛，其病变以正虚为本，邪实为标。《诸病源候论》曰："肾气不足，受风邪之所为也，劳伤则肾虚，虚则受风冷，风冷与正气交争，故腰痛。"肾位于腰部脊柱两旁，左右各一，腰部筋脉有赖于肾之精气的充养，因肾藏有先天之精，而精生髓，髓养骨，故腰椎、脊椎甚至人体全身骨骼支撑和运动的维持都主要决定于肾。若肾精不足，骨髓空虚，便会出现腰痛、膝软、胫酸、足跟痛，甚至腰脊不举、足不任身等症。《医部全录》说："腰脊者，身之大关节也，故机关不利而腰不可以转也。"《巢氏病源》也载有："劳则肾虚，虚则受于风冷，冷与真气相争，故腰腿痛……"因此，《医学心悟》说："大抵腰痛悉属肾虚……"肝主筋，其华在爪，腰与肝的关系主要在于肝藏血而血养筋。《素问·痿论》曰："肝主身之筋膜。"只有肝藏血功能正常，肝血充足，人的运动才能灵活自如，健全有力，而不会发生痉挛、拘急或痿软无力；若肝血虚，则筋脉不得濡养，遂产生腰腿疼痛及下肢筋脉痉挛或弛软。

二、证候分型

历代医家根据自己的临床经验对"腰腿痛"的分型论述不一。隋代《诸病源候论·腰背痛诸候》将腰腿痛分为肾虚、风痹、劳伤、闪挫和卧湿五种。唐宋时期将腰痛分为外感腰痛、风热腰痛、肾虚腰痛、虚劳腰痛、闪挫腰痛和瘀血腰痛六种。至金元时期《丹溪心法·腰痛》将腰痛归纳为"湿热、肾虚、瘀血、挫闪、痰积"五类。明代《景岳全书·腰痛辨治》认为腰痛或有气虚之证，或有为聚下焦之证，或有虚中挟实之证。到清代《张氏医通》《杂病源流犀烛》等把历代对腰痛的论述，归纳为风腰痛、寒腰痛、湿腰痛、痰腰痛、肾虚腰痛、气滞腰痛及瘀血腰痛等，使腰痛在辨证上更加系统化。现代的《中医病证诊断疗效标准》将腰椎间盘突出症规范为血瘀型、寒湿型、湿热型和肝肾亏虚型。而《中药新药临床研究指导原则》将腰椎间盘突出症的证型分为血瘀证、寒湿证、湿热证和肾虚证。

从古至今该病的分型不尽相同，但万变不离其宗，均在中医基础理论的指导下，进行不断的完善，本病的主要病因可责之为"虚"与"瘀、寒、湿"，病位在腰，相关脏腑主要在肝与肾。气血两虚与肝肾亏虚是腰椎间盘突出症"本虚"的主要证候。导致虚的因素是多方面的，多由先天不足、后天失养、年老体衰、久病失血、劳损过度及久病入肾等原因引起。后天失调或久病失养，以致脾胃受损，气血生化之源不足，或久病失血，导致气血两虚。肝藏血主筋，脾主肌肉及四肢，胃阳明又主润宗筋，主束骨利机关，因此，气血两虚日久则肉不充、筋不强、骨不坚。现代医学研究证实，腰椎的退行性变是导致腰椎间盘突出症的病理基础，这与中医"以虚为本"的认识一致。脉络瘀阻是腰椎间盘突出症发病的中心环节，脉络瘀阻贯穿于腰椎间盘突出症发病过程的始终。或因跌扑闪挫，或因寒凝、气滞、气虚、血虚、阴虚、阳虚等，均能导致脉络瘀阻的发生。由此可见，气血两虚、肝肾亏虚是腰椎间盘突出症发病的根本，风寒湿邪的侵袭是发病的外因，瘀血是其发病的病理产物，整个病理过程符合"久痛多瘀、久痛入络、久痛多虚、久病及肾"的基本规律。

该病的证候分型，可借鉴古人及现代的标准指南，但要师古而不泥古，继承并有创新，才能不断促进该学科的发展。

三、辨病施术，因证施法

在中医基础理论的指导下，运用中医特有的治疗技术如针灸、推拿、中药等多种方法治疗腰椎间盘突出症，经过千年的临床实践检验，证实是安全可靠有效的。其中辨证论治和整体观念作为中医学的精髓，贯穿着中医治疗的始末，同样的腰椎间盘突出症却有不同的诊疗方案，理法方药、治疗手段各不相同，这种针对个人个性化的治疗方案能够保证更加有效的治疗效果。随着科技的发展，对腰椎间盘突出症的研究从脊柱的生物力学研究逐步精细到分子生物学的机制研究，应运而生的是西医学的治疗方法也在不断的增加，牵引、中频等保守疗法，到射频臭氧等介入，到椎间盘镜、椎间孔镜等微创，到内固定、人工椎间盘置入等手术治疗，新的方法、技术和设备都在不断地更新换代。各种技术都有一定的局限性和适应证，针对不同病理状况采用不同的治疗方法，才能达到最佳的临床疗效，结合切身的临床经验，笔者提出了"辨病施术""因证施法"的学术思想，不同的病证有不同的病理改变，而不同的技术对某一种病理改变有着不同的优势所在，因此各个治疗方法在运用时候应当如同中医一样，君臣佐使相互为用，相辅相成。对于急性的腰椎间盘突出症，当患者已经出现肌力下降时，微创或者手术无疑是最有效的治疗方案，中医治疗及中频等保守治疗作为后期的辅助治疗才是最佳的组合；而对于椎间盘膨出引起的腰痛，牵引即可有效缓解，配合针灸推拿等其他保守治疗可以明显地改善症状，微创及手术是可以暂不考虑的治疗方法，这才是较好的治疗组合方案。对腰椎间盘突出症进行标准化分类，针对不同的病症选用不同的治疗方法组合，可以为该病的治疗提供一种菜单式的临床路径，完成临床治疗的标准化模块，更有利于选择针对性的治疗技术，以达到最佳的临床疗效。

中西医结合是中西医之间理论的结合，而不是中西医技术之间的简单堆砌，"辨病施术""因证施法"的思想是笔者治疗腰椎间盘突出症临床经验总结的升华，也是将中医的"辨证论治""整体观念"应用到中西医结合治疗腰椎间盘突出症的一种体现。

（周友龙）

第二章　腰椎间盘突出症的西医学基础知识

第一节　腰椎间盘突出症的诱发因素

腰椎间盘突出的基本因素是腰椎间盘退变，导致腰椎间盘突出的因素可能与下列有关。

（一）脊柱结构因素

脊柱畸形包括移行椎、脊柱侧弯、关节突关节不对称、腰椎畸形等。这些因素可以引起脊柱生理曲度改变，不仅使得椎间隙不等宽，而且容易使脊柱发生扭转，导致纤维环承受的压力不均，从而加速其退变。Farfan 和 Sullivan 发现腰椎间盘突出症患者中关节突关节不对称的占 97%，症状侧的关节突关节在冠状位角度更大，此时更易旋转劳损。Noren 用 MRI 或 CT 分析了脊柱关节突关节几何形态与椎间盘退变的关系，发现关节突关节方向不对称与椎间盘变性有明显的关系，可见关节突关节方向不对称会增加椎间盘退变的危险。

（二）生理因素

1. 年龄　腰椎间盘突出症的发病率在 30～50 岁的人群最高。Spangfort 对腰椎间盘突出症患者 2 504 例次手术统计分析发现，手术患者平均年龄为 40.8 岁。

2. 身高　超过正常男、女的平均高度，特别是男性超过 1.8 m，女性超过 1.7 m 及伴有肥胖时，腰椎间盘突出症的发病率高。但亦有认为这些因素与腰椎间盘突出症的发作无关。

3. 性别　腰椎间盘突出的发病率男性较女性高，约为 2∶1。美国腰椎间盘突出症的发病率男性为 3.1%，女性为 1.3%；芬兰腰椎间盘突出症的发病率男性为 1.9%，女性为 1.3%。

（三）种族和遗传因素

1. 种族因素　印第安人、爱斯基摩人和非洲黑人发病率较其他民族明显低。

2. 遗传因素　武汉某医院曾报道，15 年内发现同一家族中有血缘关系的亲属有 2 人或更多人患腰椎间盘突出症者，计有 20 户 41 例，占同期病例总数的 1.1%。其中女性 25 例，男性 16 例，男女之比为 1∶1.6，同一家庭中以姐妹同患此病者为多。

（四）职业因素

一组 57 000 人的职业调查显示，腰椎间盘突出症在不同职业的发病率不同，以白领者最低、卡车驾驶员最高。Kelsey 和 Hardey 报道每日驾驶工作超过其一半的工作量或更多者，其发生椎间盘突出的危险性为不驾车者的 3 倍。在体力劳动者中男女性别无太大差异。从事过度负荷重体力劳动和举重运动者，常因长期过度负荷造成椎间盘退变，过度的腰部负荷易在早期使纤维环破裂，如长期从事弯腰工作的煤矿工人或建筑工人。

（五）外伤因素

1. 急性损伤　Martin 认为外伤只是引起椎间盘突出的诱因，原始病变在于无痛的髓核突入内层纤维环，而外伤使髓核进一步突出到外面有神经支配的纤维环而引起疼痛。因此临床上可见即使严重的脊柱骨折，椎体压缩 1/3~1/2 或以上，亦少有椎间盘纤维环破裂使椎间盘向椎管内突出者。

2. 运动　剧烈运动与椎间盘退变有关。Szypryt 等报道一组国家级和世界级的顶尖体操运动员做 MRI 检查，75% 的运动员有 1 个或多个椎间盘退变，非运动员的对照组腰椎间盘退变为 31%。但是一般运动如打网球、游泳、慢跑和骑自行车等并非为腰椎间盘突出的危险因素。

3. 腰椎穿刺　早在 1935 年，Pease 首先报道在腰椎穿刺后发生椎间隙狭窄，以后陆续有病例报道。其原因是在腰椎穿刺时，穿刺针穿破纤维环，髓核从针眼处漏出。动物试验用 20 号针穿刺椎间盘后，可观察到不典型的髓核突出。兔子做椎间盘穿刺后 6~10 个月，附近椎间盘的软组织可发现髓核细胞增生，形成类似肿瘤的胶冻样结节。

（六）吸烟因素

研究表明，吸烟者较非吸烟者椎间盘突出危险性增加 50%。椎间盘的营养依靠椎间盘周围血管提供，由于吸烟影响溶质运输率，营养物质不能进入椎间盘，代谢物质不能排出，导致椎间盘营养不良，细胞功能下降，酶降解胶原蛋白加速椎间盘的退变。尼古丁可降低进入椎体的血流量，并影响吸烟者的免疫系统，吸烟者多有白细胞、T 细胞、血清 IgG 及 IgE 升高，可刺激自体免疫反应，诱发早期椎间盘退变。

（七）疾病因素

糖尿病致使动脉硬化加剧，引起血液循环障碍。动物实验已证明其主要影响营养椎间盘的周围动脉壁结构，降低血液流量，减少椎间盘组织的代谢供应，最终引起椎间盘组织的破裂。

（八）妊娠因素

妊娠尤其是多次妊娠的妇女在妊娠期间子宫增大，腰椎代偿性前凸，增加了腰椎间盘的应力。由于妊娠期间黄体及胎盘内分泌的变化，整个腰椎和骨盆韧带系统处于松弛状态，后纵韧带在原先退变的基础上使椎间盘膨出，产生腰痛症状，而分娩后症状可缓解。

（九）寒湿因素

寒湿可使小血管收缩产生肌肉痉挛，造成局部血液循环障碍，影响椎间盘的营养供应，椎间盘在退变的基础上，更容易发生纤维环破裂，从而导致髓核突出。

（刘宜军）

第二节　与腰椎间盘突出症相关的解剖、病变及其临床表现

一、腰椎椎体和连接的解剖、病变及其临床表现

（一）腰椎椎体和连接的解剖

腰椎共有 5 块，椎体大而厚，主要由内层的松质骨和外层较薄的密质骨组成。腰椎椎体在前，呈横肾形，上下面扁平，周缘有环形的骺环，环中骨面粗糙，为骺软骨板的附着处，后面较前面略凹陷；椎弓在后，呈半圆形。椎体与椎弓连接部称为椎弓根，其上下缘有切迹，两侧壁称为椎板。椎孔由椎体与椎弓相连而成，各椎孔连接构成椎管，椎管内为脊髓所在处。椎间孔（图 1-1）由下一椎弓根上缘与上一椎弓根下缘的切迹构成，脊髓发出的脊神经根、交感神经节前纤维、脊神经节、血管等在此通过。椎弓共 7 个突起，横突是自椎弓根与椎板连接处呈冠状位向外侧的突出，左、右各 1 个。棘突由两侧椎板会合后向后方突起，呈板状水平方向后伸，故腰椎与棘突体表定位一致。关节突为 2 对，在椎弓根与椎弓板结合处分为向上、下方突起，即上关节突和下关节突。

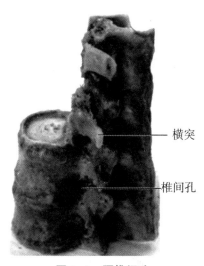

横突

椎间孔

图 1-1　腰椎间孔

腰椎关节突关节由相邻椎骨的上、下关节突构成，腰椎上关节突由椎弓根发出，关节面向内呈弧形，下关节突由椎板发出，关节面向外，故关节面呈矢状面，但从上而下又逐渐转为冠状面（腰骶关节面）。关节突关节（图 1-2）属滑膜关节，允许两椎骨之间做一定范围的活动。关节囊位于关节突的后外侧，而前内侧的关节囊大部分由黄韧带所代替，最内层为关节滑膜，滑膜组织向关节间隙内突出形成皱褶，正常情况下关节囊的上、后及外侧有纵行的多裂肌附着，腰椎运动时，相应节段的多裂肌纤维收缩，牵拉关节囊，带动滑膜皱褶不致嵌于关节面之间。

侧隐窝（图 1-3）位于椎管的外侧，为较隐蔽的蜗形通道，其前壁为椎体后外侧

缘，后壁为上关节突前面与黄韧带，外界为椎弓根，侧隐窝向外续于椎间孔，侧隐窝前后径通常为 3~5 mm，若小于 3 mm，则可认为侧隐窝狭窄。

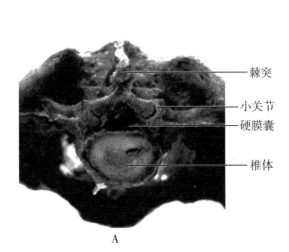

棘突

小关节

硬膜囊

椎体

A

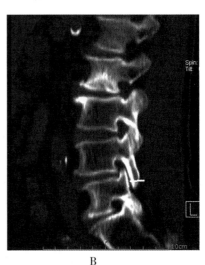

B

图 1-2　关节突关节

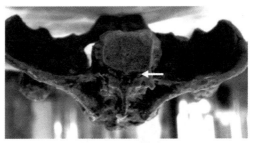

图 1-3　侧隐窝

（二）腰椎椎体和连接的病变及其临床表现

1. 腰椎小关节病变及其临床表现　腰椎小关节又称关节突关节。腰椎小关节病是常见的退行性骨关节病，其发病率为 60%~80%，高于腰椎间盘突出症。当关节突增生肥大或有骨赘形成时，可引起侧隐窝、椎间孔狭窄，甚至造成椎管狭窄，从而引起神经根或神经后支压迫（图 1-4），出现相应症状。

（1）腰椎小关节病变的分类：

1）关节突增生性肥大：CT 表现为关节突的骨皮质局限性增厚、变形，关节突的骨皮质致密增白，增生的上关节突和下关节突可以相互包绕形成"杵臼征"（图 1-5），可造成侧隐窝狭窄甚至椎间孔狭窄，从而机械性摩擦、牵拉和压迫相邻神经根而出现临床症状。

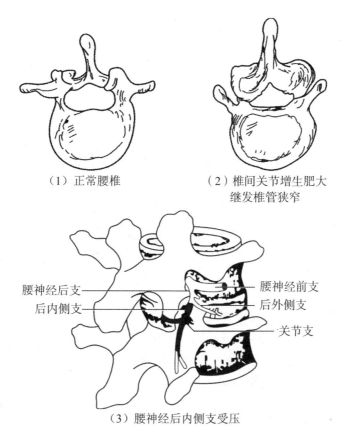

（1）正常腰椎　　　　　（2）椎间关节增生肥大
　　　　　　　　　　　　　　 继发椎管狭窄

腰神经后支————　　　　　　————腰神经前支
后内侧支————　　　　　　　　————后外侧支
　　　　　　　　　　　　　　————关节支

（3）腰神经后内侧支受压

图 1-4　腰椎小关节病引发的神经疼痛

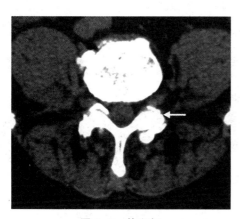

图 1-5　杵臼征

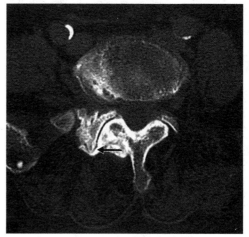

图 1-6　类骨瘤征

2）关节突增生性骨赘形成：CT 表现为关节突的边缘形成密度较高的骨样赘生物——"类骨瘤征"（图 1-6），关节突骨髓腔可变小甚至消失，向内侧增生的小骨赘可使侧隐窝变窄，甚至使双侧无效腔受压变窄。

3）关节间隙变窄甚至消失：正常腰椎小关节间隙为 2~4 mm，关节面清晰光整。

当腰椎小关节的关节软骨下骨质增生硬化时，腰椎小关节间隙可均匀或不均匀地变窄，并产生软骨下囊性变（图1-7）。

4）腰椎小关节腔"真空征"：腰椎小关节间隙内可见异常透亮影（图1-8），CT值为负值，在-100 Hu以下，软组织窗显示相对清晰。

5）关节脱位或半脱位：半脱位表现为上下关节突骨性关节面对合错位，可出现双侧关节不对称，脱位可伴有脊柱旋转失稳（图1-9）。

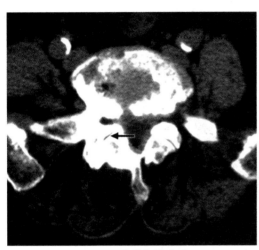

图1-7　关节间隙变窄

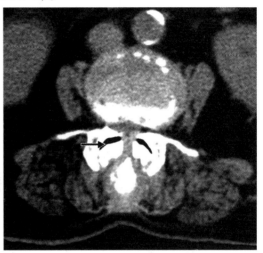

图1-8　真空征

6）腰椎小关节周围钙化：腰椎小关节囊周围出现点状及弧形钙化（图1-10）。

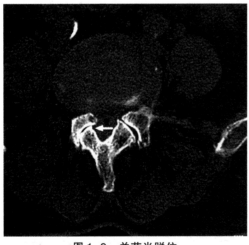

图1-9　关节半脱位

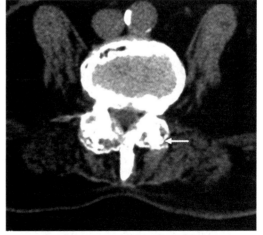

图1-10　点状及弧形钙化

（2）腰椎小关节病的临床表现：Moran等认为腰椎小关节病临床表现的特点有四个方面。①腰椎小关节区压痛；②腰痛常放射至臀部；③腰过伸时疼痛加重；④改变体位及姿势疼痛可缓解。

2. 椎体骨质增生病变及其临床表现　由于中年以后，机体各组织生理功能衰退老化，退化的椎间盘逐渐失去水分，椎间隙变窄，纤维环松弛向周边膨出，将后纵韧带的骨膜顶起，其下面产生新骨，形成腰椎椎体骨刺或骨质增生；椎间盘退变萎缩后，腰椎生理曲度凸向前，两侧骨膜掀起，骨膜下形成新骨，这种新生骨最初为粗的骨小梁，继之变为松质骨，最后形成坚硬的骨质。另外，椎体受压也是形成骨刺的主要因素。骨质增生是机体恢复新的平衡的一种自我保护机制，当脊柱重新恢复到稳定状态时，即为"稳定重建"，骨质增生自然会停止。

（1）骨唇的形态：

1）向盘型：相邻椎体边缘的骨刺向椎间盘方向增生，基底厚而边缘薄，断面呈鸡爪形，故又称爪形骨刺（图1-11）。患者年龄多较大，椎间隙有不同程度狭窄。其形成原因系椎间盘退变较严重，局部不稳，椎体边缘应力改变，受刺激增生，继之可使纤维环表层钙化。

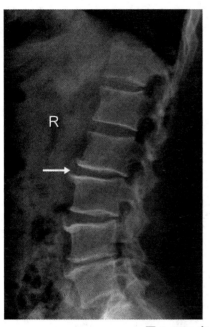
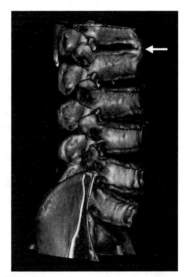

图1-11 向盘型骨唇

2）离盘型：椎体边缘骨赘离椎间盘生长，断面底宽而钝，多发生于下位腰椎椎体的前上缘（图1-12）。患者多年轻，椎间隙正常，当身体前屈损伤时，对腰椎前上缘压力较大，前纵韧带自椎体表面轻度掀起，导致其下发生增生。

3）平盘型：骨唇在椎间盘边缘上下1 mm处向外平行生长（图1-13）。椎间盘纤维环的表层纤维起自椎体环形骨骺下，当相邻椎体的不正常运动牵拉纤维环时，可刺激局部增生，故称牵拉骨赘，其易发生于假性滑脱的椎体间。

（2）骨唇分度：Nathan 将骨唇分为以下四度。

Ⅰ度：为孤立的骨增生点，椎体边缘略突起；

Ⅱ度：骨唇大，呈水平突出（图1-14）；

Ⅲ度：骨刺呈鸟嘴形，末端呈弧形弯向椎间盘，相邻椎体边缘的骨唇有接触的趋势（图1-14）；

Ⅳ度：相邻的骨唇接触、融合，形成骨桥（图1-14）。

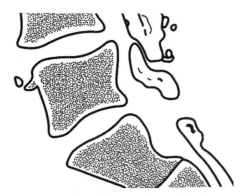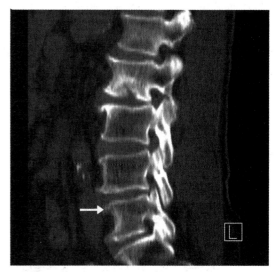

图 1-12 离盘型骨唇

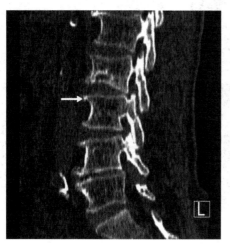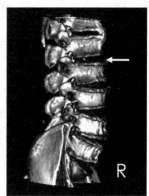

图 1-13 平盘型骨唇

（3）椎管的退行性改变：在腰椎椎体增生过程中，椎管内脊神经根、硬膜囊及静脉丛亦可发生退行性改变。

1）脊神经根：椎体后缘骨质增生长期压迫脊神经根，早期为根袖处水肿，此时多属可逆性改变。如压力持续，可继发粘连型蛛网膜炎，根袖可出现纤维化。此种继发性病理改变又可进一步加剧局部的压迫，造成恶性循环，最后神经根本身出现明显退行性变，甚至伴有华氏变性（周围神经损伤后，其远端神经发生的组织学变化）。

2）硬膜囊：退行性改变早期主要表现为硬膜囊周围血管充血，形成渗出性改变，此种渗出物可形成粘连，并使硬膜囊外脂肪逐渐减少或消失。硬膜囊壁上的粘连可使硬膜囊变厚，并在根袖处加重压迫更易诱发根性症状。

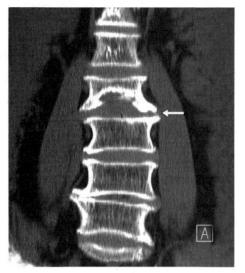

Ⅱ度

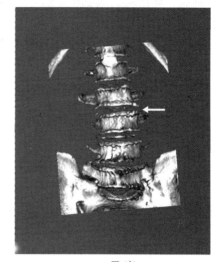

Ⅲ度

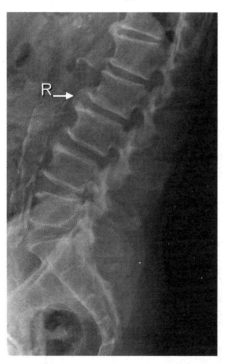

Ⅳ度

图 1-14　骨唇分度

　　3）静脉丛：由于腰椎增生使椎管狭窄，加上突出的椎间盘组织压迫椎管内静脉，血液回流受阻，可使椎管内软组织结构水肿、充血，进一步加重椎管狭窄。

　　（4）椎体骨质增生的临床表现：腰椎椎体骨质增生发病缓慢，早期症状轻微，仅表现为腰腿酸痛，时轻时重，尤以久坐、劳累或晨起时疼痛明显，适当活动后减轻。当椎间盘退行性改变后，腰椎失稳，活动时自觉腰部僵硬、疼痛、无力。椎体骨赘的刺激使腰部僵硬感更加明显，休息时重，稍活动后减轻，过劳则加剧。一旦增生压迫脊神经，可引起下肢的放射痛，出现腰腿痛及下肢麻木。若椎体后缘增生导致椎管狭窄压迫马尾，可出现马尾受压综合征。若椎体前缘增生或侧方增生，可刺激附近的血管及自主神经产生功能障碍。

3. 椎间孔狭窄病变及其临床表现　椎间孔是脊神经出椎管的门户，也是供应椎管内软组织和骨结构血运的血管与神经分支进入的门户，椎间孔的剩余空隙由疏松结缔组织和脂肪填充，以适应这些结构的轻度相对运动。神经根从脊髓分出后向下经椎间盘，再向下经椎弓根内侧出椎间孔，有时 2 个神经根同时穿出椎间孔。

（1）病理生理：椎间孔后方的关节突退行性改变松弛前滑、关节囊肥厚、上节段的椎体后缘形成骨赘、纤维环膨出，可产生椎间孔前后横向狭窄，致使神经根受压于上关节突与椎体后缘之间（图1-15）；椎间盘变薄，上下关节突重叠，使椎间孔纵径减小称为纵向狭窄（图1-16）；如果两个方向的压迫同时存在，则称为环周狭窄（图1-17）。椎间孔狭窄的临界值为椎间孔高 15 mm，椎间盘后方宽 4 mm，小于此值即产生狭窄。狭窄可分为静力性狭窄和动力性狭窄，孔前方的椎体骨赘、纤维环膨出、椎体退行性改变移位等静力性狭窄可使神经根受压到危险边缘，但很少产生真正的神经功能障碍。脊柱活动时，由于肌肉、韧带等软组织收缩的动力性原因导致的间歇性神经受压可加重狭窄症状，称为动力性狭窄。椎间孔狭窄多发生在下腰椎，其中最常受压部位中第 5 腰神经根占 75%，第 4 腰神经根占 15%，第 3 腰神经根占 4.10%，第 2 腰神经根占 4.10%，这是因为神经根及下位背根神经节较粗大，而椎间孔相对较小。第 4/5 腰椎间盘及第 5 腰椎和第 1 骶椎之间椎间盘退行性改变及增生的发生率较高，以及由此导致的节段间半脱位促使椎间孔更狭窄，下位神经根的行程斜度较大，更容易受椎间孔静力性和动力性双重嵌压。

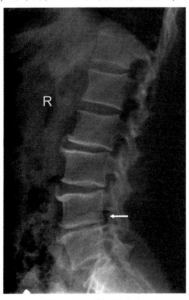

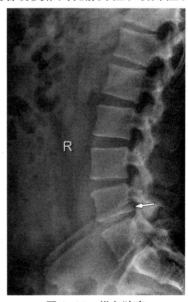

图 1-15　横向狭窄　　　　　图 1-16　纵向狭窄

（2）临床表现：早期表现为不同程度的腰腿痛，可出现单侧神经根性间歇性跛行（图1-18），腰痛轻、腿痛重且有放射痛。查体发现：下肢痛往往较严重且与神经根支配区域一致，如向患侧弯腰时下肢痛明显加剧，称为 Kemp 征阳性。腰椎活动受限，尤其后伸受限，直腿抬高试验阳性，受压神经根支配区反射减弱，运动减弱以及皮肤感觉降

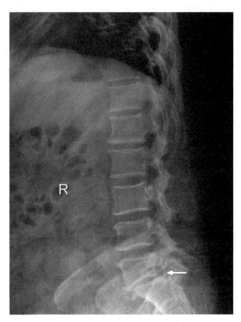

图 1-17 环周狭窄

低。

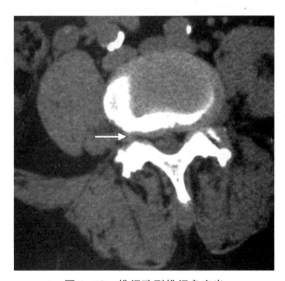

图 1-18 椎间孔型椎间盘突出

4. 椎管狭窄病变及其临床表现 腰椎椎管狭窄症是指构成椎管的骨性结构、椎间盘、韧带或软组织发生病变，引起椎管容量减少，导致神经组织受压或血液循环受阻，产生功能障碍。椎间盘向后膨出、椎体边缘及关节突增生、关节囊及黄韧带肥厚等都可导致中央椎管狭窄。中央椎管狭窄，往往是多节段的，且易狭窄的部位不在椎体平面，而是在椎间盘平面。关节囊松弛可增加椎体退行性改变及节段的不稳定性，加速腰椎椎管狭窄症的发生。Porter 通过测量及临床观察，规定矢状径在 10 mm 及以下者为绝对狭窄，10~12 mm 为相对狭窄。

退行性腰椎椎管狭窄的主要原因是腰椎的应力集中，其中椎间盘退行性改变是起始环节。腰椎管内的脊髓圆锥及马尾的血供由上而下沿神经根走行，侧隐窝及椎间孔内走行的神经根的血供由外向内进入椎管。当椎管狭窄到一定程度时，供应神经的动脉血流出现功能障碍，缺血、缺氧可导致神经组织炎症，对疼痛程度敏感性增加，导致下肢的感觉、运动功能障碍和不同程度的疼痛，表现为间歇性跛行。

（1）病理改变：

1）脊椎退行性改变狭窄（图 1-19）：脊椎因年老改变及劳损，可出现椎间盘突出、椎体骨赘增生、椎板增厚、小关节肥大及黄韧带肥厚等，使椎管容量减少而致狭窄。

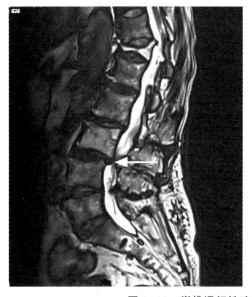
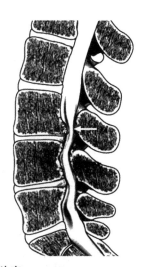

图 1-19　脊椎退行性改变狭窄

2）复合因素狭窄（图 1-20）：先天、后天畸形存在椎管狭窄，加之椎间盘突出使椎管容积变小或椎间盘突出与椎管轻度狭窄的复合原因导致狭窄。

3）脊椎滑脱狭窄：由于脊椎滑脱而致的狭窄。

4）医源性狭窄：如手术后骨质增生等引起的瘢痕增生粘连导致腰椎椎管狭窄。

5）损伤性狭窄：如压缩性骨折、脱位（图 1-21）所致的腰椎椎管狭窄。

6）其他：畸形性骨炎（Paget 病）使脊椎变形，椎管缩小；氟中毒使椎体增生畸形，造成狭窄。

（2）临床表现：本病多见于 60 岁以上的老年人，发病隐渐，表现为腰痛、腿痛及间歇性跛行。

1）腰痛及腿痛：大多数患者有腰痛病史，67%~78% 的患者有腰痛，伴有较广泛的下肢痛，疼痛常涉及骶部，劳累后加重，卧床休息后减轻，反复发作，步行后疼痛加重或伴有下肢麻痛，弯腰痛轻而过伸痛重。

2）间歇性跛行：是腰椎椎管狭窄症特有的症状。即患者直立或行走 50~200 m 距

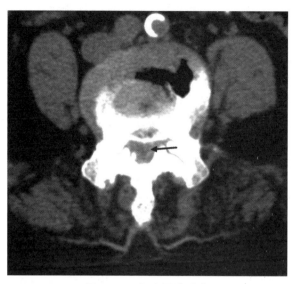

图 1-20　复合因素狭窄

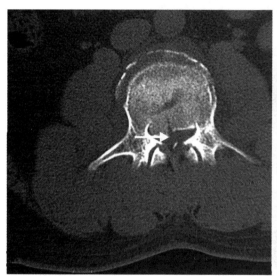 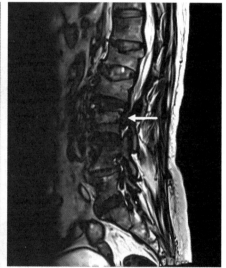

图 1-21　损伤性狭窄

离后，下肢出现逐渐加重的沉重感、乏力、胀麻疼痛，被迫改变姿势或停止行走，再走一段距离后，又出现相似症状，不得不休息后再走，行走距离越来越短，而休息期越来越长，一般依据症状的产生分为姿势型和缺血型。

a. 姿势型：站立和伸腰时症状加重。在尸体上可直接观察到伸腰时椎管缩短，神经组织相应缩短变粗，黄韧带松弛向前凸入椎管，压迫加重；从椎管造影像可看到伸腰时造影剂不易通过，弯腰时则不梗阻。

b. 缺血型：为下肢运动时神经组织缺血症状。在椎管狭窄患者行走时，相应神经充血变粗，使椎管内容物增加而出现狭窄，稍停后症状可改善。对椎管狭窄患者进行高压氧治疗，跛行症状缓解较明显。

体格检查：体征和主诉的症状常不相称，"主诉多、体征少"。轻者卧床检查常无明显异常，直腿抬高试验可为阴性，无明显肌肉萎缩，跟腱反射可有不同程度的减弱。

5. 侧隐窝狭窄病变及其临床表现　侧隐窝居于椎弓根的内侧缘且较为隐蔽，是椎管向侧方延伸的狭窄间隙，较多出现在"三叶形"及"牛角形"椎管中，以下位两个腰椎最为典型。椎弓根上、下切迹平面是侧隐窝最易狭窄之处。一般认为侧隐窝前后径 3 mm 以下者为狭窄，5 mm 以上者为正常，在此之间者为相对狭窄。

（1）病理因素：

1）先天因素："三叶形"及"牛角形"椎管侧隐窝深，前后径小（图 1-22）。

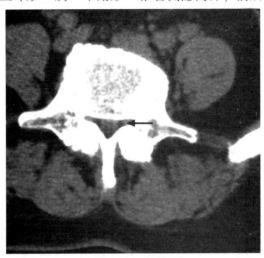

图 1-22　牛角形

2）退行性改变因素：①椎间盘退行性改变、突出、钙化，从前向后突入侧隐窝（图 1-23）；②椎小关节增生，黄韧带肥厚钙化，自后方突入侧隐窝（图 1-24）；③椎间隙狭窄，下位椎体的上关节突上移从椎管后缘向前压迫使侧隐窝变窄（图 1-25）；④椎体向前或后滑脱，造成侧隐窝狭窄（图 1-26）。

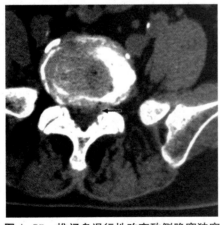

图 1-23　椎间盘退行性改变致侧隐窝狭窄

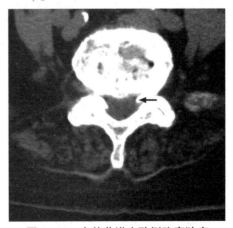

图 1-24　小关节增生致侧隐窝狭窄

（2）侧隐窝狭窄导致疼痛的机制：①神经根轴浆突然中断；②神经鞘膜上的神经

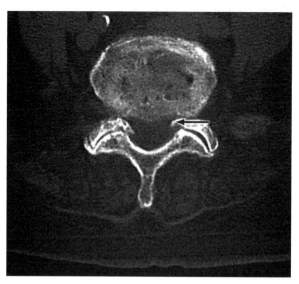

图 1-25　椎间隙狭窄致侧隐窝狭窄

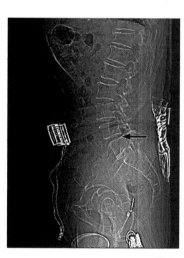

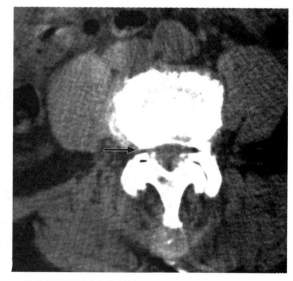

图 1-26　椎体滑脱致侧隐窝狭窄

末梢受到刺激；③神经体液因受压而运转障碍；④神经因血运受阻而缺氧；⑤静脉回流受阻，局部血液淤滞。

（3）临床表现：本病多发生在中年以上，起病隐渐，病史较长，反复发作，逐渐加重。腿痛常比腰椎间盘突出症严重，劳累或外伤可诱发，男性多于女性，一般男性的侧隐窝较窄，神经根活动范围小。神经根症状可发生于一侧或双侧，小腿的痛麻常沿第5腰神经及第1骶神经支配区放射，跛行常为进行性，步行距离自数百步渐为数十步，蹲下或坐下休息后缓解。体格检查：可见脊椎变平，脊柱后伸受限，病理阳性体征较少，侧凸没有腰椎间盘突出症明显，轻者可无感觉障碍，重者受损神经支配区反射减弱或消失，运动、感觉功能障碍。

6. 骨质疏松病变及其临床表现　骨质疏松症是一种以单位骨量减少和组织细微结构退变为特征的全身代谢性骨病，与年龄、性别密切相关，好发于中老年和绝经后的女性人群。骨脆性增加、骨强度降低、易于骨折是其特点。腰椎骨外形虽在，但骨小梁疏松，常常出现压缩、变形，产生疼痛等一系列功能障碍。

（1）病理改变：

1）椎体骨质的组成以小梁松质骨为主，而附件主要由皮质骨构成，骨质疏松是以代谢快的小梁松质骨骨量丢失为主，虽然皮质骨和松质骨的骨量均减少，但松质骨更为明显。

2）小梁松质骨主要位于椎体的上 1/3 和下 1/3 部位。骨质疏松时，椎体松质骨周边部位应力的增高将会使该区域的负荷加重，逐渐使自身强度减低，进而导致椎体压缩骨折（图 1-27）。但这种椎体周边应力的升高会加速椎体边缘的骨重建过程，在椎体边缘产生骨赘，使腰椎获得新的稳定及应力平衡，这是骨关节炎形成的力学基础，并且会造成椎体及附件的一些继发性改变，进而会加重或者延缓骨质疏松程度。

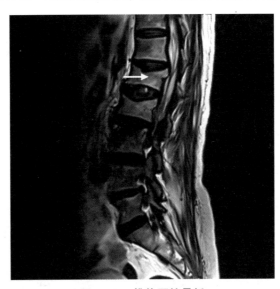

图 1-27　椎体压缩骨折

（2）临床表现：骨质疏松症多见于中老年人，尤其以 60 岁以上女性多见，绝经期或临近绝经期的女性出现腰背下肢酸困痛，口服止痛药无效者都可能与早期骨密度降低有关。患者多诉全身疲乏，喜卧床或仰坐位而不愿活动，周身酸痛，尤以腰部显著，偶向臀部和下肢放射，亦可由背部向肋部和腹部放射。疼痛可因腰椎压缩引起，或由继发的小关节骨性关节炎所致，也可能是由保护性肌肉痉挛、肌肉韧带劳损所致。腹压增高如咳嗽、喷嚏或疲劳时疼痛加重，休息后减轻，患者自觉身高逐渐变矮，除椎间盘退变、间隙变窄等原因外，还与椎体骨质疏松易引起压缩性骨折有关。同样原因可使驼背畸形逐渐加重。

7. 椎弓根峡部裂病变及其临床表现　脊柱屈伸活动时，正常情况是上位椎体在相邻下位椎体上产生一定程度的前后滑移，但先天畸形、外伤骨折、慢性疲劳损伤等原因使腰椎骨一侧或两侧的椎弓根峡部间骨质断裂，造成峡部不连或脊椎崩裂，简称"峡部裂"。在峡部不连的基础上，外力作用使患侧椎体向前滑移，引起的腰椎滑脱称为真性滑脱。腰椎真性滑脱最常见于40岁以下的成人，儿童少见，好发于第4/5腰椎之间、第5腰椎与第1骶椎之间。

（1）滑脱分类：把腰椎椎体上缘分为四等分（图1-28），滑脱时则上位椎体前移。前移1/4者为Ⅰ度；前移2/4者为Ⅱ度；前移3/4者为Ⅲ度；上位椎体向前全滑脱者为Ⅳ度。

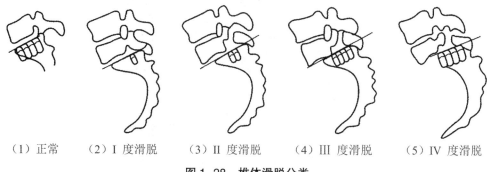

（1）正常　　（2）Ⅰ度滑脱　　（3）Ⅱ度滑脱　　（4）Ⅲ度滑脱　　（5）Ⅳ度滑脱

图1-28　椎体滑脱分类

（2）椎弓根峡部裂的病理机制：后天性椎弓根峡部裂病理机制与疲劳骨折相似。腰椎发育时峡部狭长薄弱，在此基础上，峡部易于发生疲劳骨折乃至断裂，骨折不愈合，就形成了峡部崩裂（图1-29）。峡部崩裂可合并或不合并腰椎滑脱，但峡部崩裂后形成的腰椎滑脱程度大多比较严重。

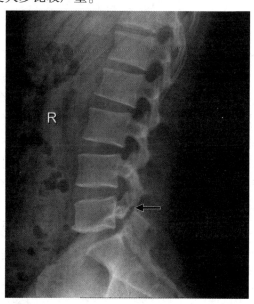

图1-29　峡部崩裂

（3）临床表现：单纯性峡部不连多无明显临床症状，但由于腰骶部稳定性较差，局部软组织容易发生劳损，出现滑脱后患者症状明显，其主要症状为腰痛，可呈持续性或间歇性，过度劳累后疼痛加重，卧床休息后疼痛减轻，卧位起床过程疼痛加重，腰部活动时有移动感。病程较长者常有显著的腰椎生理曲度前突，腰骶部凹陷，臀后突，腹下垂，摇摆步态。腰部肌肉痉挛，功能受限，尤以前屈为甚，患椎下椎体棘突显著后突，压痛明显。腰椎滑脱可出现腰椎椎管狭窄，压迫腰神经根，出现双下肢放射性的疼痛麻木、间歇性跛行等症状，严重时患者无法行走。

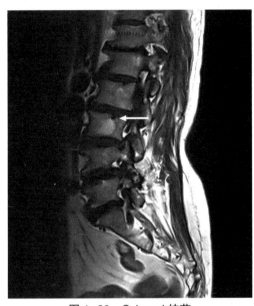

图 1-30　Schmorl 结节

8. Schmorl 结节病变及其临床表现　德国医生 Schmorl 于 1927 年首先提出 Schmorl 结节病变，现代研究证实 Schmorl 结节形成区软骨终板下有一圆形、多囊状骨密度不规则区，边缘通常硬化，呈骨坏死改变（图 1-30）。组织学检查发现，在 CT 片上显示的骨密度不规则区实际上是骨坏死区。骨坏死区表面的软骨终板通常完整，有无髓核突出与 Schmorl 结节形成无关，软骨下髓腔内脂肪细胞消失，大量纤维组织增生和缺血性纤维软骨形成，小梁骨内骨细胞消失或死亡，形成空骨陷窝。根据影像学和组织学研究结果，认为软骨终板下骨坏死与股骨头缺血性坏死应属同一种发生机制。Schmorl 结节多位于椎体上、下缘的中后 1/3 交界处，多上下对称。

（1）形成机制：

1）退行性改变因素：软骨终板的退行性改变导致 Schmorl 结节形成。

2）发育因素：生长发育过程中软骨终板留下的骨化间隙，脊索消退在软骨终板留下的凹痕；营养血管消失时在软骨终板留下的"瘢痕"，这些成为髓核突向椎体内的通路。

3）病理因素：急性或慢性损伤（图1-31）。

4）创伤因素：椎体感染、肿瘤等。

（2）临床表现：患者主要表现为严重的下腰痛，影响生活和工作。X 线片表现为腰椎终板不规则，椎间隙变窄，Schmorl 结节形成，但无椎体楔形变，后期出现严重的腰椎退行性变。

9. 移行椎病变及其临床表现 腰椎骶化型移行椎是一种先天发育畸形，依据移行方向可分为腰椎骶化（图1-32）及骶椎腰化（图1-33）。前者是向尾侧移行，常看到4个腰椎椎体；后者则是向颅侧移行，有6个腰椎椎体，在正常人群中的发生率较高。

骶椎腰化，腰椎长度增加，杠杆变长，腰部的稳定性减弱，加上移行椎体之间的椎间盘往往发育不全，相邻椎间盘的负重增加，压力增加，特别是椎体移行不完全时，骶椎间常呈半骨性或纤维融合，使椎体间的稳定性进一步减弱，最终发生椎间盘突出。腰椎骶移行椎与骶骨之间由于假关节或骨融合较为稳定，可以保护椎间盘。

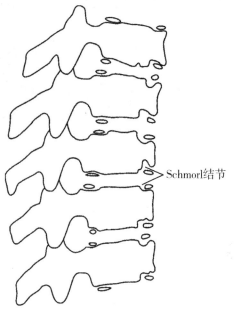

图1-31 损伤所致 Schmorl 结节

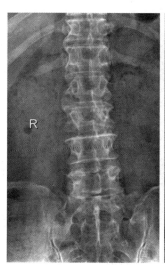

图1-32 腰椎骶化

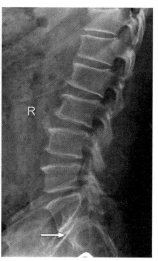

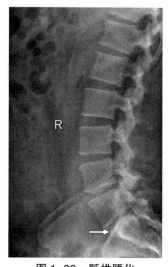

图1-33 骶椎腰化

腰椎骶化型移行椎平面以上的椎间盘多退变较早，髂腰韧带在第4腰椎处较薄弱，故比其他椎间盘较易发生退变。骶椎腰化型移行椎腰骶神经根支配有所变化，其第1骶神经根常与正常人第5腰神经根相似。

腰椎骶化型移行椎的椎板及下关节突形态与正常第5腰椎相近，但下关节突明显小于上关节突（图1-34），其方向呈冠状位，这与正常情况下，第5腰椎和第1骶椎关节突关节方向明显不同，这说明腰椎骶化型移行椎的下关节突很少或几乎不向下传导应力。腰椎骶化型移行椎的应力几乎均由椎间盘、椎体及肥大的横突传导，这种异常的应力传导可能是腰椎骶化型移行椎患者易产生腰痛及易患腰椎间盘突出症的原因之一。

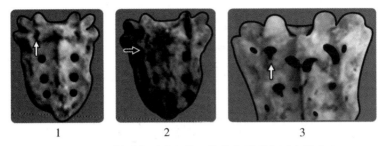

图 1-34　腰椎骶化型移行椎下关节突明显小于上关节突

腰椎骶化型移行椎的分类，按照 Castellvi 标准分为四型（图 1-35）：I型（横突发育异常），横突肥大呈三角形，其宽度超过 19 mm。再根据其发生于单侧或双侧分为ⅠA 和ⅠB 两个亚型；Ⅱ型（不完全腰或骶化），横突肥大，形状类似骶骨翼，与骶骨相接触形成关节样结构。再根据其发生于单侧或双侧分为ⅡA 和ⅡB 两个亚型；Ⅲ型（完全腰或骶化），横突与骶骨发生骨融合，单侧融合为ⅡA 型，双侧融合为ⅡB 型；Ⅳ型（混合型），双侧横突肥大，一侧与骶骨相接触为Ⅱ型表现，另一侧与骶骨形成骨性融合为Ⅲ型。

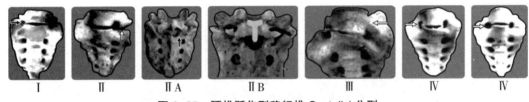

图 1-35　腰椎骶化型移行椎 Castellvi 分型

Castellvi 对腰椎间盘突出与腰椎骶化型移行椎横突异常的关系进行研究。依据其形态及其与突出椎间盘相关的临床特征提出了三种情况：①腰椎骶化型移行椎的椎间盘突出发生基本形态特征无特殊性；②其移行部椎间盘发生突出，其上部的椎间盘发生突出的概率也增加；③腰椎骶化型移行椎无椎间盘突出，其上部的椎间盘发生突出的概率也无增加。据报道，多数患者出现腰椎间盘突出合并腰椎骶化型移行椎的概率较正常人明显增多，说明腰椎骶化型移行椎患者易发生腰椎间盘突出。

1917 年，Bertolottis 首次描述了腰椎骶化型移行椎，认为该畸形与慢性腰痛、下肢疼痛症状有关，称为 Bertolottis 综合征。由于移行椎存在时可能导致脊柱生物力学的不平衡，容易造成损伤、劳损及退变，进而引起腰痛症状。腰椎骶化型移行椎患者约半数以上可发生下腰痛，同时腰椎间盘突出症的发病率亦显著增高，这可能与增加腰骶区域的活动度并引起非对称性运动有关。另外，假关节周围软组织充血水肿、刺激或压迫周围末梢神经，肥大的横突与髂骨相接触摩擦，可产生创伤、炎症等，也是造成腰痛的原因。

10. 椎体终板病变及其临床表现　椎体终板的主要构造是软骨终板，位于腰椎椎体表面与椎间盘的纤维环之间，上下各有一层，椎体终板呈椭圆形，中央薄，周围增厚隆起，属于椎间盘的一部分。软骨终板无神经血管供应，故损伤后不能自行修复。Aoki研究发现，软骨终板不同程度的退变，可被软骨下松质骨代替，在 X 线片上可见软骨下硬化突向椎体致使椎间隙狭窄。

Modic 等描述了椎体终板退变，并将其分为以下三型。

Ⅰ型退变：T_1加权像显示终板及终板下骨髓为低信号，T_2加权像显示为高信号（图 1-36），其相应病理学改变为水肿，终板裂缝和软骨下骨髓血管化增加，也有微小骨折表现。

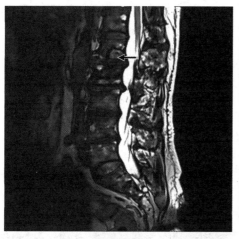
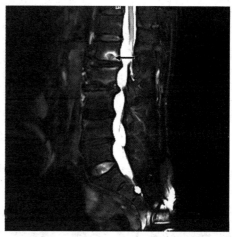
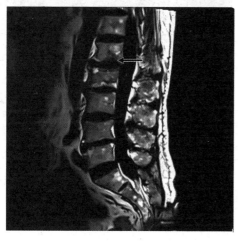

图 1-36 椎体终板退变Ⅰ型

Ⅱ型退变：T_1加权像显示相对正常终板信号升高，T_2加权像显示与正常骨髓信号相等或轻度升高（图 1-37），其相应病理学改变为骨髓脂肪变性或骨髓缺血坏死。

Ⅲ型退变：T_1、T_2加权像信号均降低（图 1-38），其相应病理学改变为骨髓脂肪均已被硬化骨代替。

腰椎间盘退变伴发椎体终板软骨炎临床表现为下腰痛。其机制通常认为是由椎体终板的创伤与无菌性炎症，致痛因子如降钙素基因相关肽、P 物质等的合成增加，激活了通常处于静息状态的伤痛感受器所致。

11. 骺环病变及其临床表现 骺环，又称椎环，是独立骨化的软骨环结构，椎体上

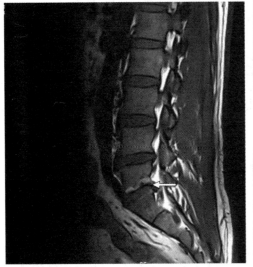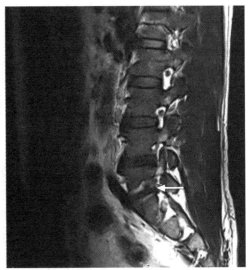

图 1-37 椎体终板退变 Ⅱ 型

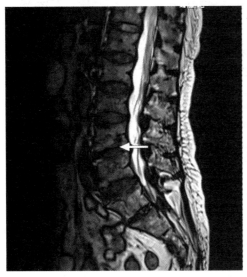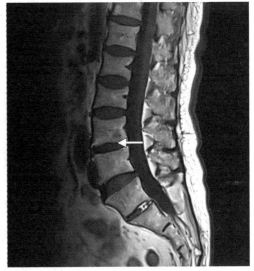

图 1-38 椎体终板退变 Ⅲ 型

下各一，其周缘部形状为环形，故称骺环，其中心部分一直保留为软骨，形成上、下软骨板，作为椎间盘的上下界，把相邻的椎体分开。

腰椎骺环撕脱，即椎体后缘离断（图 1-39），指的是腰椎椎体后缘部分骨块与椎体分离并突入椎管内对硬膜囊及神经根压迫，常合并椎间盘突出。其症状和体征与单纯腰椎间盘突出症或腰椎椎管狭窄症相似，临床上椎间盘髓核摘除术中，如果腰椎椎体后缘离断骨块没有取出，有可能造成减压不充分而遗留症状。

通过 CT 扫描，可把腰椎椎体后缘骺环离断大体分为软骨板破裂后移型、Schmorl结节型和撕脱骨折型三种。

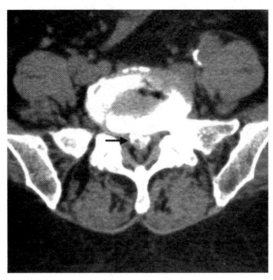

图 1-39　骺环撕脱

（1）发病机制：

1）应力创伤是诱发此病的原因，在青少年时期由于长期的压力、旋转力、屈曲力，致薄弱区软骨板损伤。

2）软骨板先天性缺陷是发病的基础，如骨化障碍形成的缺陷、脊索突出的残缺等。

3）在上述基础上，椎间盘通过薄弱区疝进入椎体内部，导致局部骨小梁吸收并被椎间盘组织替代形成结节，发生在中心区的形成 Schmorl 结节，而靠近椎体后缘的骺环在椎体纵向压力作用下，不断扩大最终突进椎管甚至断裂游离。随着年龄的增长，离断骺环中的软骨细胞成骨、骨化，因而又称为腰椎后缘骺环离断症。

（2）临床表现：①青壮年多发。②起病隐匿，病程长，早期以反复发作的腰痛或臀部疼痛为主要症状，症状加重时可出现下肢放射痛、麻木无力。由于椎间盘组织连同离断的骺环向后突出是一个慢性、进行性过程，且青壮年黄韧带柔软，椎管代偿空间大，因而临床表现通常不重但容易反复发作。患者往往于创伤后出现腰痛症状加重并伴发剧烈下肢放射性疼痛而就医。

二、腰椎动静脉血管的解剖、病变及其临床表现

（一）腰椎椎管内血管的解剖

1. 腰椎动脉系统　腰椎的动脉来自腹主动脉的 4 对腰动脉和骶正中动脉的第 5 对腰动脉，骶段主要来自骶外侧动脉和骶中动脉（图 1-40）。腰动脉在绕行椎体前及侧面时，并发出升支及降支形成网状。

腰动脉在椎间孔处发出三组分支（图 1-41）：①前支称为腹壁支，沿神经干至腹壁肌；②中间支为椎管支，又称脊椎动脉，经椎间孔进入椎管，脊椎动脉在后纵韧带处分为前侧支、中间支和背侧支；③后支向后入多裂肌、回旋肌、竖脊肌，在临近椎弓处分支入骨，供给椎板及棘突。

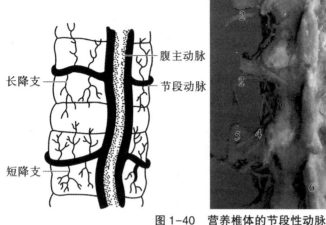

1. 第12肋骨
2. 腰动脉
3. 腰动脉后内侧支
4. 腰动脉后外侧支
5. 第3腰椎横突
6. 第3腰椎棘突
7. 关节突关节

图 1-40　营养椎体的节段性动脉

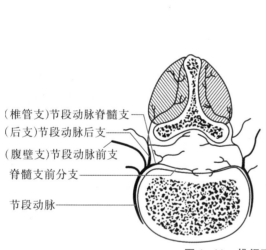

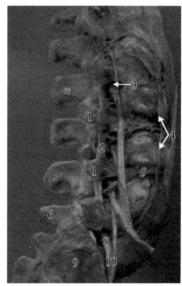

1. 横突
2. 横突间韧带
3. 椎间孔
4. 腰交感干
5. 腰动脉
6. 腰椎棘突
7. 股神经
8. 第5腰神经
9. 骶骨耳状面
10. 腰骶关节

图 1-41　椎间孔处的动脉血管

　　Jaskwhich 等研究发现节段性血管距离相应下位椎间盘边缘平均为 10～13 mm，腰动脉第 1 至第 3 腰椎节段走行及分布比较恒定，走行于相应椎体的中央偏下，腰动脉第 4 腰椎节段大部分走行于第 4 和第 5 腰椎间隙表面，而第 5 腰椎和第 1 骶椎间节段性血管距离第 5 腰椎和第 1 骶椎间盘边缘约 7 mm。

　　腰椎横突、棘突、关节突由腹主动脉发出的成对节段动脉的后支供应，腰椎椎体的背正中面降支动脉（图 1-42）及左、右前外侧小动脉均终止于椎体松质骨中心，形成不规则的血管管道，其周围软骨区有弥散的薄壁管道，可见极小的血管进入软骨板，另有毛细血管进入纤维环。

　　2. 腰椎静脉系统　由椎体内静脉及椎管内和外静脉三个互相交通的静脉网构成（图

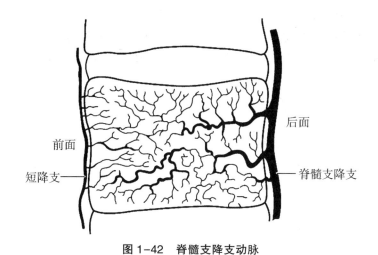

图 1-42　脊髓支降支动脉

1-43）。脊髓前后静脉分别呈一纵轴，位于脊髓腹部及背侧部，椎管内静脉丛没有瓣膜，血流呈双向性。

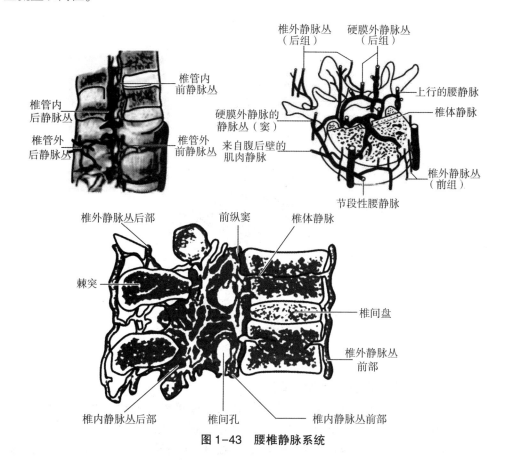

图 1-43　腰椎静脉系统

（1）腰椎椎体内静脉：从椎体周围静脉入椎体中央管道，然后在后纵韧带及骨膜的深面经椎体后部滋养孔汇入静脉窦内，与椎管内静脉相交。

（2）腰椎椎管内静脉：

1）椎管内前静脉：紧贴椎间盘后面椎管腹侧面，位于硬脊膜之前，是椎管静脉系的主要组成部分，贯穿椎管全长，横行吻合支多。在椎弓根内侧，这个静脉在滋养孔与椎体内静脉相连。

2）根静脉：为节段静脉，每个腰椎都有成对根静脉，分别在两侧椎弓根下，根静脉与神经根密切相关，经椎间孔穿出。

（3）腰椎椎管外静脉：主要是椎体两侧的腰升静脉（图1-44），在椎体横突及椎弓根交界处形成的沟内纵行向上，此静脉在远侧与髂总静脉相连；在近侧，左侧腰升静脉注入半奇静脉；右侧腰升静脉一般较细，汇入奇静脉。

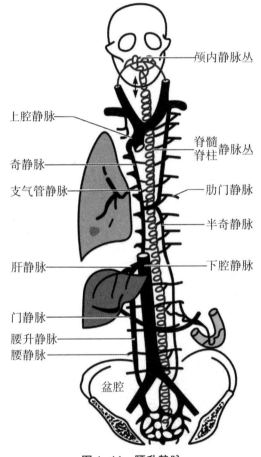

图1-44　腰升静脉

（二）动静脉血管的病变及其临床表现

1. 腰椎动、静脉血管病变及其临床表现　腰段脊髓最重要的动脉营养血供来源于Adamkiewicz动脉，又称根髓动脉（图1-45），腰椎动脉系统较为复杂（图1-46），血管间存在着各种互相吻合与替代，营养脊柱的下腰椎、腰骶神经根及第4腰椎水平以下的后部肌肉，并供养腰骶神经丛的神经滋养管。在神经袖套的前方椎间孔，进入硬脊膜。当出现外伤、炎症时，根髓动脉与邻近的硬膜静脉相通，形成硬脊膜动静脉瘘，临床上硬脊膜动、静脉瘘的瘘口通常位于硬脊膜的侧方。

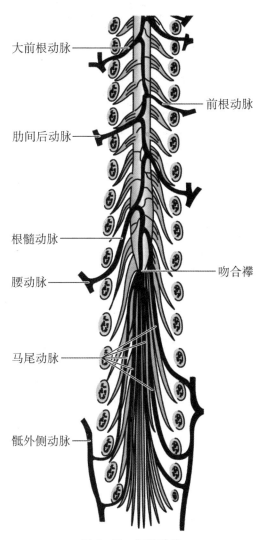

大前根动脉

前根动脉

肋间后动脉

根髓动脉

吻合襻

腰动脉

马尾动脉

骶外侧动脉

图 1-45　根髓动脉

　　腰椎静脉系统是一个独立的系统，是人体除了腔静脉系、肺静脉系和门静脉系以外的第四静脉系统，由椎管内静脉丛、脊柱外的椎管外静脉丛及两者之间的椎骨静脉丛三部分组成。椎管内静脉丛呈纵行排列，整个系统无瓣膜存在，其容量为 100～200 mL。血管口径可有一定程度的改变，但不可能过度扩张。腰椎静脉系统的静脉壁很薄，组织学上难以分出三层，但仍有较薄的平滑肌组织，并有少量弹性纤维和大量胶原纤维。腰椎静脉系可调节和平衡身体不同静脉系的压力差，当其他静脉发生梗阻时，可起代偿循环通道的作用。恶性肿瘤的瘤栓或气栓、菌栓均可由此途径蔓延，如一些盆腔的癌瘤或化脓性感染容易向椎骨转移或发生化脓性改变。

　　椎管内静脉丛是按照一系列互相交通、扩展形式在椎管内形成的前、后梯状结构，硬膜外丛的前部由两条纵向走行的连接静脉组成。该静脉丛沿椎体后面和椎弓根交界

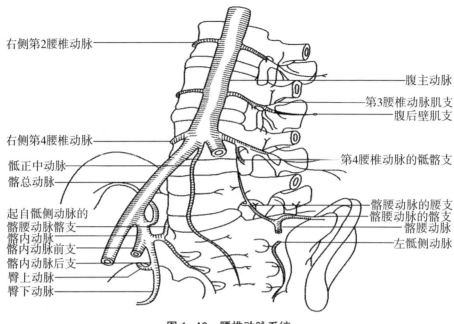

图 1-46　腰椎动脉系统

的内侧走行，两条静脉丛在每个椎体背侧中心区向内侧互相吻合，在椎间盘处吻合最少。

做全椎板摘除时，为了充分减压，特别在对神经根管进行减压时，因为神经根管为骨性管道，上下各有椎间静脉通过（图 1-47），其前内侧有椎管内前静脉丛，旁外侧有腰升静脉，出口椎间孔处充满网状静脉丛，只有后方为安全区。椎静脉网一般位于椎板内面，但也有小支至黄韧带侧角，还有少数的横行、纵行或斜行吻合支跨越黄韧带的内面。在硬脊膜外腔进行穿刺时，这些静脉网很容易受损。

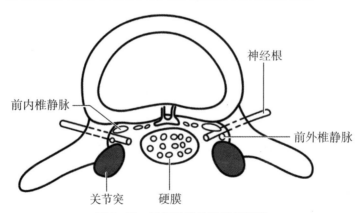

图 1-47　神经根管处的椎间静脉

2. 硬膜外血管丛病变及其临床表现　作为一个液体震荡吸收组织，硬膜外血管丛在脊柱运动过程中对脊髓起缓冲的作用。椎管内面骨膜与硬脊膜之间部分为硬膜外腔隙，内含静脉丛、淋巴管、疏松结缔组织和脂肪，脊神经根通过此腔隙。硬膜外血管丛的主要外部联合包括注入肋间静脉或腰静脉的节段静脉和通过椎间孔的静脉。现代研究认为，硬膜外血管丛为无瓣的腔静脉和奇静脉系统的侧副循环途径，该丛在不受压迫情况下可以传输大量血液而不发生静脉曲张。由于这些硬膜外静脉丛无瓣膜，不能确定血液流动的方向，故具有依据腹内压和胸内压的变化来向任意方向输送血液的能力。

腰椎间盘突出症髓核摘除术中可见硬膜外曲张的静脉丛，垂直方向走行的无规律、无静脉瓣、管壁很薄的静脉窦，因为椎间盘向后外侧突出压迫相邻椎静脉造成局部血流减慢、回流障碍而引起曲张。MRI 检查对畸形血管的显示较为敏感，表现为匍匐状、蚯蚓状或串珠状流空信号，在 T_2 加权像由于脑脊液的衬托更为清晰。硬膜外动静脉畸形（图 1-48）是先天发育异常造成动、静脉直接交通，在硬膜外形成畸形血管团，其血供和引流均位于硬膜外，故两者可以鉴别。另外，硬膜外海绵状血管瘤主要是由无数蜿蜒迂曲的稀疏壁薄、缺乏平滑肌与弹性纤维、内膜呈线样的海绵状血管窦组成，瘤内血流速度较慢，可出现血栓及陈旧性出血。

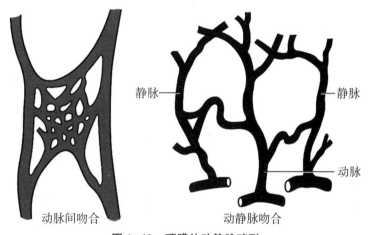

图 1-48　硬膜外动静脉畸形

腰椎硬膜外静脉丛一般进入下腔静脉，由于腹压增高，血流向相反方向流动，使硬脊膜外静脉压增高，在某些诱因的作用下，如咳嗽、翻身、弯腰等可使静脉压急剧增加，若静脉壁发育异常则可致静脉壁破裂引起硬膜外血肿。腰椎间盘突出症手术时，俯卧位可使下腔静脉压力升高，故手术时宜鞍形架空腹部，防止静脉血逆流至椎管内，造成手术出血过多。临床上无明确病因引发硬膜外出血称为自发性硬脊膜外血肿和自发性硬脊膜下血肿。自发性硬脊膜外血肿多发于胸段及腰骶部，治疗上应及时采取手术去除病灶。Lawton 等认为，对于手术前脊髓损伤级别相同的患者，发病后 12 h 内做手术，其恢复明显优于 12 h 后做手术。

腰椎硬膜外血管丛病变的临床表现：主要为疼痛或局部根性痛，继而进展为双侧肢体无力、感觉障碍、瘫痪。多数病程进展缓慢，常有间歇性缓解的表现，症状忽轻忽重是由于静脉血栓和（或）轻微出血引起瘤体突然增大而造成，与腰椎间盘突出症发作相似，急剧出血也可造成急性发作。

3. 骶动脉病变及其临床表现　骶动脉主要包括骶外侧动脉和骶中动脉。骶外侧动脉是髂内动脉的第 2 分支，并在骶骨两侧成对下行，在骶孔处它们分出内侧支进入骶孔，背侧肌支从骶后孔穿出，供应竖脊肌的骶骨起始部；骶中动脉是腹主动脉末端直接延续的一个细小终末支，主要分支有第 5 腰动脉、骶外侧支、直肠支和骶骨支，分别营养髂肌、腰方肌、马尾、直肠下 1/3 和骶骨、尾骨。在人类胚胎的早期（人胚 2 个月）还可见骶中动脉在主动脉分叉处向下延续，此后绝大多数均上移到腹主动脉终端后上方，距主动脉分叉处约 5 mm（1～15 mm），骶中动脉在儿童时期其起点至腹主动脉分叉的平均距离为男性 2.8 mm、女性 3 mm，而成年人为男性 5.8 mm、女性 4.3 mm，性别差异明显。骶中动脉的直径为男性（1.492±0.081）mm、女性（1.338±0.069）mm。在第 4 腰椎、第 5 腰椎、骶骨和尾骨前面下降，最后终于尾骨体，全程均有腹膜掩蔽，左髂总静脉和交感神经的上腹下丛经过其前方。

骶中动脉在胚胎时期为腹主动脉的延续，随着双侧下肢的发育和尾部的退化，腹主动脉末端萎缩退变而成。萎缩的程度不同，造成管腔的大小不同，这是骶中动脉变异的原因。骶中动脉根据分支，分为三型：Ⅰ型，1 个分支；Ⅱ型，2 个分支；Ⅲ型，3 个分支。

骶动脉病变的临床表现：主要为腰骶部的酸困凉痛，活动或受凉后加重。

4. 腰升静脉病变及其临床表现　腰升静脉是脊髓主要引流静脉之一，无静脉瓣，由腰静脉间的纵行分支相连而成，为半奇静脉和奇静脉的起始部，其外径约为（3.84±0.58）mm。根据其下端的形态可分为四型（图 1-49）：Ⅰ型，腰升静脉在第 5 腰椎椎间孔仍保持较粗的主干；Ⅱ型，腰升静脉在第 5 腰椎椎间孔处分成若干支，其中一支的外径小于 2.0 mm，并继续上升连接腰静脉；Ⅲ型，腰升静脉在第 5 腰椎椎间孔处成网状，无明显主干；Ⅳ型，腰升静脉延续为腰静脉第 5 腰椎节段。

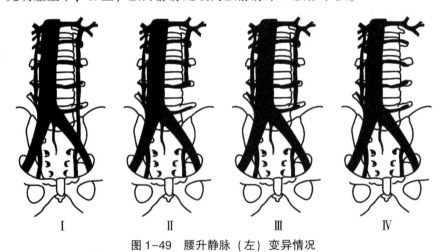

图 1-49　腰升静脉（左）变异情况

腰升静脉和腰静脉及其交通支等均无瓣膜且相互沟通，这样其血液流向、流速将受腹腔压力、肌肉舒缩及静脉内压的影响，故压颈、压腹试验能很快引起脑脊液压力的上升。另外，当这些静脉狭窄或大量的血液经此通道回流时（例如左肾静脉狭窄时大量血液倒灌入腰静脉、腰升静脉），这些静脉的压力会明显升高，导致椎管内静脉高压而加重腰椎间盘突出的症状（图 1-50）。

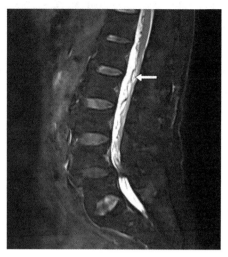

图 1-50　椎管内静脉高压

（孙　飞）

三、腰椎韧带、脂肪组织和硬膜囊的解剖、病变及其临床表现

（一）腰椎韧带、脂肪组织和硬膜囊的解剖

1. 腰椎韧带　包括前纵韧带、后纵韧带、黄韧带、棘上韧带、棘间韧带、椎体侧方韧带、关节囊韧带、横突间韧带和髂腰韧带（图 1-51）。这些韧带对于稳定腰椎及协调运动起重要作用。

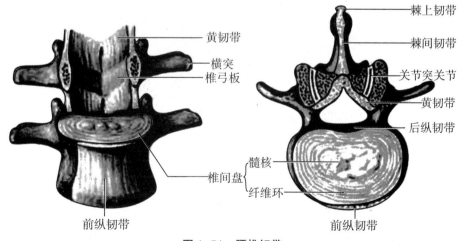

图 1-51　腰椎韧带

（1）前纵韧带：位于椎体前面，其上端起于枕骨底部及环椎前结节，向下延伸至骶椎的上部，是一条长而宽的纤维带，由 3 层致密且强有力的弹性纤维构成，呈纵向

排列。浅层纤维最长可跨4~5个椎体，中层纤维延伸2~3个椎体，内层纤维只联结相邻的椎体。该纤维与椎间盘外层纤维环和椎体的骺环相连，但并不进入椎体，非常坚韧，60~70 MPa压力下也不致撕裂。在椎体前凸处纤维增厚，具有限制脊柱过伸的作用。

（2）后纵韧带：位于椎体的后方，由枢椎向下延伸到骶椎，含浅、深两层纤维。浅层跨越3~4个椎体，深层呈八字形跨越一个椎间盘连于相邻两椎体间。八字弧形边缘部分紧靠椎弓根部，有血管通过。在椎体后面较松弛，与椎间盘的纤维环及椎体的骺环附着紧密，与椎间盘纤维环外层不能区分，其中央部较厚，而向两侧延展部的韧带宽而薄，具有限制脊柱过屈作用。

（3）椎体侧方韧带：位于前、后纵韧带之间，纤维较短，从椎体到相邻的椎间盘，起到连接椎体、保护椎间盘的作用。

（4）黄韧带：又名弓间韧带，附着于上位椎板的下缘、下位椎板的上缘，呈节段性，位于椎弓之间，几乎充满整个椎弓间隙。上面附于上位椎板前面，向外至下关节突而构成椎间关节囊的一部分，再向外附于横突的根部；下面附于下一椎板的上缘，向外延伸到此椎体上关节突的前上侧，并参加椎间关节囊的组成。其外侧游离，构成椎间孔的后界。两侧黄韧带在中线之间有少许脂肪，在韧带的正中线处有一裂隙，其中有静脉穿过。黄韧带占据椎管背侧约3/4，此韧带在整个脊柱由上而下增强，以腰部最厚。主要由黄色弹性纤维构成，在腰部正常厚度为2~4 mm（图1-52）。此韧带厚而坚实具有限制脊柱过屈的作用。

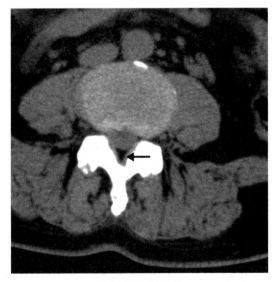

图1-52 黄韧带

（5）关节囊韧带：包绕在相邻椎体椎间关节关节囊表面，含有黄色和白色的弹性纤维，其中有一部分黄韧带纤维参与。此韧带比较松弛，便于脊柱运动。

（6）横突间韧带：位于两横突之间，比较薄弱，呈扁平膜状束带结构，对椎体的联结无重要作用。

（7）棘上韧带：是一条较为表浅的纤维束带状腱性组织，上端起自第 7 颈椎棘突，止于骶正嵴中段，在少数情况下止于第 4 腰椎或第 5 腰椎棘突，在第 4 和第 5 腰椎及第 5 腰椎和第 1 骶椎棘突间隙无棘上韧带。其深部纤维与棘突相连，浅部纤维跨越 3~4 个棘突与棘间韧带和起自棘突的竖脊肌腱性纤维相连，浅部纤维具有较好的弹性。随着年龄增长，棘上韧带变性可出现纤维软骨并脂肪浸润或囊性变，具有限制脊柱前屈的作用（图 1-53）。由于该韧带比较薄弱，因此对于椎体的联结无重要作用。

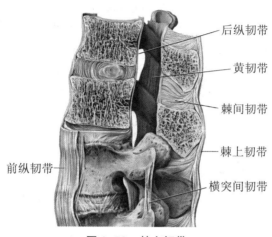

图 1-53　棘上韧带

（8）棘间韧带：位于棘突间，一般认为从上一棘突的基底部到下一棘突的尖部。此韧带前缘接黄韧带，后方移行于棘上韧带。棘间韧带在颈椎和上胸椎较薄，在腰椎明显增厚，在第 1~3 腰椎间隙可分 4 层，在第 4 和第 5 腰椎间隙则分为 3 层。棘间韧带并棘突将左右两侧脊背肌分开。棘间韧带在儿童是完整的，20 岁以后出现裂隙，常见在第 4/5 腰椎间隙、第 5 腰椎和第 1 骶椎间隙，具有限制脊柱前屈的作用。

（9）髂腰韧带：分为两部分，即上束和下束。上束起于第 4 腰椎横突尖，纤维斜向外下方，向后止于髂嵴的筋膜层；下束起于第 5 腰椎横突尖，纤维斜向外下方，止于髂嵴的上束止点，前内方为腱弓样组织。有时下束又分为两股，分别止于骶髂关节前面及骶骨翼的外侧部分。

2. **脂肪组织**　位于硬膜外隙，各段椎管内的脂肪组织多少不一，以腰段含量最多。脂肪厚度可达 3~4 mm，CT 扫描为一环形中低密度带，MRI 则表现为高信号带，使硬膜囊得以良好显示。

3. **硬膜囊**　位于椎管内，由致密的结缔组织组成，呈圆形，边缘光滑，囊内有脊髓圆锥、脑脊液、马尾和终丝。终端在第 2 骶椎水平附近。硬膜向上延伸到颅内成为硬脑膜，并与颅骨的内层骨膜结合在一起。椎管内的硬膜外面较粗糙，与硬膜外脂肪和结缔组织相连，结缔组织中纤细的条束部分将硬脊膜固定于椎管壁。在椎间孔处硬脊膜包绕此节段的脊神经根和脊神经节，称为根袖，与周围的结缔组织一并比较牢固地固定于椎间孔处，起着保护神经根的作用。硬膜内面光滑与蛛网膜外面相隔，形成硬膜下间隙。正常此间隙有少量液体并有纤细的小静脉和结缔组织条索通过。

（二）腰椎韧带、脂肪组织和硬膜囊的病变及其临床表现

1. 前纵韧带病变及其临床表现　临床上，前纵韧带骨化者远比后纵韧带骨化者为多，50 岁以上者的腰椎侧位 X 线片上，约 50% 可显示这一特征，但仅有 0.1% ~ 0.3% 可引起症状。除原因不明的特发性前纵韧带骨化症外，绝大多数是由于椎体间关节的退行性变所致。腰椎的超限运动或外伤为其继发因素。椎体的退变引起前纵韧带的松弛，进而出现韧带—骨膜下出血及髓核前移（或突出），在形成椎体前方骨刺的同时局部的韧带亦随之钙化并渐而骨化。此病理过程常持续多年，最后引起相邻椎体节段活动度减小，甚至相邻椎体间完全骨化而呈融合状，此种现象亦可视为机体保护性反应的一种形式，以减缓病变椎体的病理过程的继续发展。

（1）症状：发病早期主要表现为椎节局部窦椎神经反射所引起的腰部不适，活动欠灵活，但即便伴有椎体前缘巨大骨刺者，症状仍较轻微，甚至无症状。

（2）体征：单纯前纵韧带骨化者少有阳性体征。范围广泛者，颈椎及腰椎活动度可有轻至中度受限，主要影响伸、屈功能。

（3）影像学检查：该病诊断主要依据 X 线片、CT 检查方能确诊。①X 线平片主要表现为侧位 X 线片上显示前纵韧带有钙化（骨化）影（图 1-54），可呈单节（孤立型）或多节（散在型或弥漫型）状，若伴有骨刺形成者，影像更为清晰。腰段则以下腰段及腰骶段多见。钙（骨）化的韧带多呈条片状，亦可呈隆起状突向前方。②体层摄影及 CT 检查（图 1-55）对本病的判定意义最大，尤其是早期病例。CT 图像上骨化的前纵韧带呈横断面显示，椎体前缘正中横条形骨化影，略向前突。

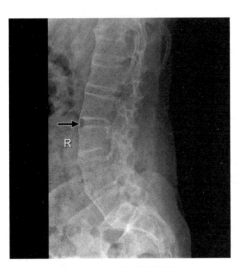

图 1-54　前纵韧带骨化

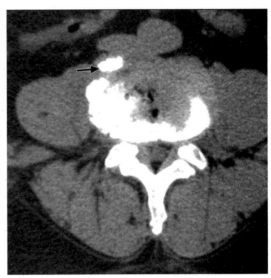

图 1-55　前纵韧带骨化

2. 后纵韧带病变及其临床表现　后纵韧带病变主要为骨化（图 1-56）。

（1）病因：①腰椎的慢性损伤和退行性变，如腰椎负荷过度、持续遭受反复而轻微的损伤、腰部陈旧性扭伤等使得椎管前静脉丛出血、小关节增生、关节囊松弛、脊椎不稳定及椎旁韧带的断损。脊柱的前屈位损伤，往往使后纵韧带最先断损，损伤处

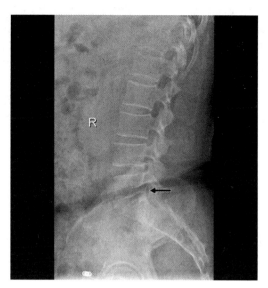

图 1-56　后纵韧带骨化

发生充血、水肿、变性，日久发生骨化。②椎间盘突出导致局部机械性压迫，后纵韧带与椎体剥离甚至破裂，剥离处和破裂处出现骨化；相反，有后纵韧带骨化时，由于后纵韧带及椎间盘纤维环脆性增加，导致椎间盘突出的概率增加，而突出的椎间盘又进一步加重了对脊髓的压迫。所以，椎间盘突出和后纵韧带骨化可互为因果。③腰椎滑脱使后纵韧带与椎体分离并加重脊柱不稳定，韧带应力和磨损增加，从而促进后纵韧带骨化的发生。

（2）临床表现：多为其他腰腿疼痛症状掩盖，患者会有慢性腰痛史、间歇性跛行及神经根或马尾受压的症状，包括腰臀部向下肢放射痛、麻木感、神经支配区感觉减退、姆趾背伸肌力减弱、膝腱反射减弱和直腿抬高试验阳性，少数患者会阴部感觉异常及大小便功能障碍。

（3）影像学检查：①X 线检查，后纵韧带骨化在腰椎侧位片上显示腰椎管前缘有沿椎体后缘分布的条、线形致密影，长短、宽窄不一，与椎体交界面显示不清。有的似有隐约可见的裂隙，椎间盘水平条形或线形致密略有后突。②CT 检查，CT 图像上骨化的后纵韧带呈横断面显示（图 1-57），表现为椎体后缘正中横条形骨化影，略向后突。连续的不同层面骨化灶形态和位置略有变化，并可见一个层面上骨化灶延伸入椎间孔，但临床上并未查到神经根刺激征。磁共振显示骨化影与椎体间有裂隙，中间部位偶可见致密影与椎体相连（图 1-58）。

腰椎后纵韧带骨化好发于第 5 腰椎和第 1 骶椎节段，第 4 和第 5 腰椎节段，为局限型骨化灶，较少连续累及多节腰椎；多同时合并该部位或上、下位椎间盘突出或膨出。椎间盘组织不超过后纵韧带骨化灶的一侧或两侧缘，更不会完全包绕骨化灶，这是与突出椎间盘钙化鉴别的重要佐证。

3. 黄韧带病变及其临床表现　黄韧带正常时对脊髓起保护作用，随着黄韧带的退变，弹力纤维减少，胶原纤维增多，使黄韧带弹性降低，易于在过伸时折叠突向椎管

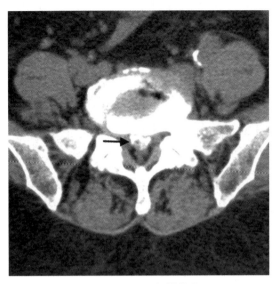

图 1-57　后纵韧带骨化

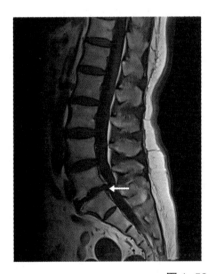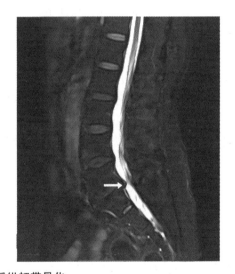

图 1-58　后纵韧带骨化

内，压迫脊髓。其次，由于各种原因所致的黄韧带骨化、钙化、单纯肥厚等病变，常合并存在对脊髓形成压迫，导致脊髓功能障碍及椎管狭窄，这些表现统称为黄韧带病变。

（1）黄韧带肥厚：由于外伤或其他原因使黄韧带长期处于紧张状态，致黄韧带增厚而失去其正常柔软和能折起的特性，变为坚厚的纤维组织（图 1-59）。黄韧带正常厚度为 2~4 mm，慢性劳损可使黄韧带肥厚增至 5 mm 以上。过度肥厚可引起椎管狭窄症及神经根的压迫症状，通常易发生在第 4、5 腰椎椎板之间，使马尾受到压迫，同时相邻的椎板亦往往增厚；第 5 腰椎椎间孔因较小而神经根较粗大，如黄韧带过度增厚，该处的神经根极易受到压迫，黄韧带肥厚的发病率可占坐骨神经痛手术探查病例的

14%。椎板间部增厚的黄韧带可向椎管压迫硬膜产生椎管狭窄，而关节囊部位的黄韧带可直接压迫神经根，产生类似椎间盘突出的征象。观察下腰椎管的 CT 扫描发现，退变组织黄韧带明显增厚成为退变性腰椎管狭窄的一个重要因素。

（2）黄韧带骨化：黄韧带骨化在 20 岁左右即可发生，单纯黄韧带骨化常不造成脊髓神经根病，当合并后纵韧带骨化或其他退行性改变时才产生神经系统症状。由于解剖位置的特点，黄韧带骨化在常规 X 线检查中不易被发现，在脊髓造影时若不行仰卧位检查也可能遗漏黄韧带病变，在 CT 问世后才逐渐认识到该病变。①脊髓造影，硬膜囊后外侧压迹，大约在椎间隙水平，常两侧对称，于后伸位时压迹增深。②CT 检查，黄韧带呈骨质密度（图 1-59），CT 值>150 Hu。黄韧带骨化多呈对称的山丘状，其厚度超过 5 mm，骨化的密度常略低于致密骨，骨块与椎板间可有一透亮缝隙，明显的骨化可造成脊髓受压。黄韧带骨化合并同水平后纵韧带骨化时，易造成严重的脊髓压迫症（图 1-60）。

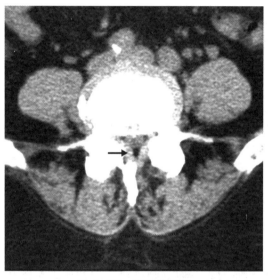

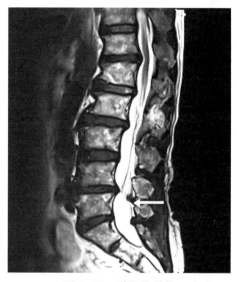

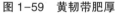

図 1-59　黄韧带肥厚　　　　　　　図 1-60　黄韧带骨化

4. 棘突韧带病变及其临床表现　随着年龄的增长，棘上韧带变性可出现纤维软骨并脂肪浸润或囊性变。20 岁以后棘间韧带中出现裂隙，常见于第 4 和第 5 腰椎间隙、第 5 腰椎和第 1 骶椎间隙。下 3 个腰椎棘间韧带随年龄增长变性最为明显。

临床表现：①多发生于中年以上患者，以下腰段损伤多见；②急性损伤常在弯腰负重时或伸腰后突然发病，慢性损伤者有长期弯腰劳损史；③腰部疼痛，活动受限，弯腰及劳累后症状加重，腰部局限性压痛。

5. 脂肪组织病变及其临床表现　过多的脂肪沉积在硬膜外间隙是罕见的。主要临床症状见大腿肌肉萎缩，足痛觉减弱，踇长伸肌肌力明显减弱。直腿抬高试验、周围动脉脉搏正常，深腱反射对称，影像学检查提示第 4 腰椎至第 1 骶椎有广泛压迫块，硬膜囊被密度为脂肪的组织包绕，碘剂造影示第 4 和第 5 腰椎间隙平面完全阻塞。MRI 影像示前后广泛阻塞，密度为脂肪。

6. 硬膜囊病变及其临床表现　硬膜囊病变主要是裂伤，造成硬膜裂伤的过程中，机械性压迫的作用是主要的，化学腐蚀作用是次要的。若椎间盘组织突入硬膜囊内，需具备 3 个条件：①椎间盘突出的病史长；②患者为重体力劳动者；③椎间盘突出伴终板软骨和纤维环剥脱。

椎间盘突入硬膜囊病变发生表现为三个阶段：第一阶段为腰椎间盘突出反复发作，病史长，多在 5~20 年，患者仍坚持参加劳动；第二阶段为反复重体力使软骨终板剥脱，剥脱的软骨终板和纤维环同髓核组织一同突入椎管内，突出物体积巨大；第三阶段由于突出物体积大，对硬膜囊的压迫力量大，影响硬膜的血供和修复力，加上突出物内有坚硬的软骨组织，可将硬膜顶破。

（1）临床表现：腰痛，伴下肢放射性麻痛，甚至呈持续性烧灼样。体格检查：痛苦面容，强迫体位；腰段平直，侧凸；腰僵，前屈、后伸、左右侧屈活动度受限；腰骶部叩击痛；相应节段椎旁压痛、放射痛；直腿抬高试验：阳性；小腿皮肤感觉减退；肌力减弱。

（2）影像学表现：椎间隙高度变窄，严重者仅为上位椎间隙高度的 1/2。CT 片可见突出的椎间盘组织巨大，占据了断面上硬膜囊内绝大部分空间；突出物密度高，其间散在高密度区，为骨化组织和终板软骨影。CT 脊髓造影（CT myelography，CTM）常可观察到硬膜囊内部散在星状亮点。MRI 显示残留在突出间隙内的椎间盘组织量很少；矢状位，与正常椎间隙相比狭窄的间隙往往呈一条隙状，而其后部进入椎管的部分则很大，可以延伸到椎管的后壁。正常硬膜囊的带状阴影在突出间隙几乎完全消失。

（刘宜军）

四、腰骶部肌肉和筋膜的解剖、病变及其临床表现

（一）腰骶部肌肉和筋膜的解剖

1. 腰骶部肌肉的解剖　直接作用腰骶部的肌肉有背肌、腹后肌，间接作用腰骶部的肌肉有腹前外侧壁肌、臀肌和股后肌。

（1）腰背部浅层肌：主要是背阔肌，为全身最大的扁肌，呈扁平三角形，位于背下部及胸侧部（图 1-61）。起于髂嵴后份、骶正中嵴、全部腰椎棘突及下 6 个胸椎棘突，肌束向外上集聚，绕过大圆肌下缘至其前面；止于肱骨小结节和肱骨结节间沟；功能为内收、内旋和后伸肱骨。当肱骨固定时，一侧的背阔肌收缩牵拉脊柱向同侧弯曲，两侧同时收缩则可上提躯干，辅助吸气。

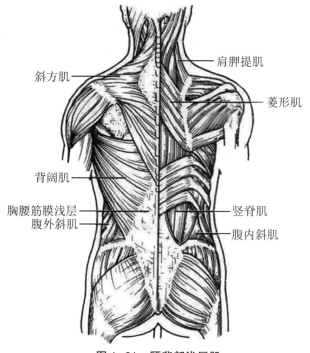

图 1-61　腰背部浅层肌

（2）腰背部深层肌：主要有竖脊肌、横突棘肌、棘间肌及横突间肌（图 1-62）。

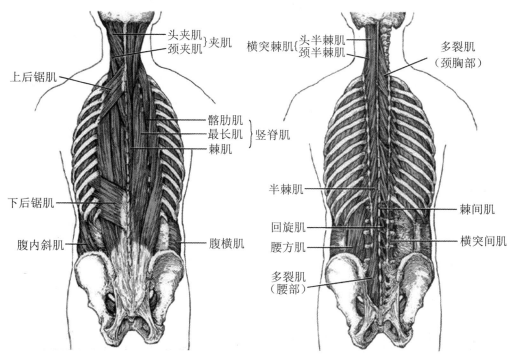

图 1-62　腰背部深层肌

1）竖脊肌（又称竖脊肌）：是背肌中最强大的肌肉，尤其在腰背部。起于骶骨、髂嵴后缘以及腰椎并汇总直达坐骨，止于沿脊椎骨的两侧上达枕骨（图1-63）。功能为一侧竖脊肌收缩，可使脊柱侧屈；双侧同时收缩，使脊柱后伸、仰头，是强有力的伸肌，对保持人体直立姿势有重要作用。竖脊肌包括三组肌肉，即髂肋肌、最长肌和棘肌。

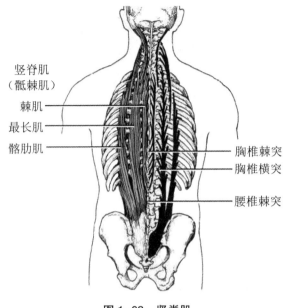

图1-63 竖脊肌

髂肋肌：起自髂嵴，向头侧走行止于下位6或7个肋骨上，位于最外侧，自下而上分为三部，即腰髂肋肌、胸髂肋肌和颈髂肋肌。腰髂肋肌起自竖脊肌的总腱，肌纤维向上，借许多腱束止于下6个肋骨肋角的下缘。胸髂肋肌起自下方6个有腰髂肋肌附着的肋骨角的上缘，附着至上方6个肋骨角的上缘及第7颈椎横突的背部。颈髂肋肌起自胸髂肋肌在上6个肋骨止点的内侧，止于第4~6颈椎横突的后结节。髂肋肌功能为通过肋骨作用于脊柱，一侧收缩时，使躯干向同侧屈；两侧收缩时，则竖直躯干。髂肋肌受脊神经（第8颈神经至第11胸神经）后支支配。

最长肌：在腰背部分止于第9、10肋下缘及相应水平的横突上，在髂肋肌的内侧，自下而上分为三部，即胸最长肌、颈最长肌和头最长肌。除起于总腱外，还起自第5~7颈椎横突和全部胸椎。止于上部颈椎横突和颞骨乳突，全部胸椎横突和其附近的肋骨。其功能为两侧收缩时，能竖直躯干；一侧收缩时，使脊柱向同侧屈曲。

棘肌：在最长肌的内侧，紧贴棘突的两侧，较为薄弱，为脊柱中最短者，分为胸棘肌、项棘肌和头棘肌。胸棘肌位于胸背面的中部，起自总腱和下部胸椎棘突，肌束一般越过1~2个棘突，止于上部胸椎棘突。颈棘肌和头棘肌较胸棘肌尤为弱小，位于项部。胸棘肌的功能为伸脊柱胸段，项棘肌和头棘肌的功能为伸脊柱颈段。棘肌受脊神经（第2胸神经至第1腰神经）后支支配。

2）横突棘肌：由斜行的肌束构成，排列于骶骨到枕骨的整个项背部，被竖脊肌所遮盖。其肌纤维起自下位椎骨横突，斜向内上方止于上位椎骨的棘突。横突棘肌由浅至深分为三层，包括三组肌肉，即多裂肌、回旋肌和半棘肌。

半棘肌：肌束最长，经过 4~6 个椎骨，其纤维方向较直。按其止点和分布位置，分为胸半棘肌、颈半棘肌和头半棘肌，腰部没有此肌肉。起自第 2 颈椎至第 12 胸椎的横突，肌束斜向上内，按部位分别止于背上部（第 1~4 胸椎）、项部（第 2~7 颈椎）和枕部的上、下项线之间的部分。颈半棘肌位于头半棘肌的深侧，大部分肌束止于第 2 颈椎棘突。

多裂肌：位于半棘肌的深侧，形状类似半棘肌，但较短，分布于骶骨到第 2 颈椎之间，在腰部和颈部比较发达，每组跨越 2~4 个椎骨（图 1-64）。起于骶骨背面、腰椎横突、胸椎横突和下位 4 个颈椎关节突，止于全部脊椎（寰椎除外）的棘突。功能为使脊柱后伸，特别是头颈部；控制向收缩侧的屈曲（维持离心力的稳定）；单侧收缩时向对侧旋转椎体（脊柱）。其血液供应来自于主动脉的肌支。受脊神经（第 3 颈神经至第 5 骶神经）后支的神经支配。

回旋肌：位于多裂肌的深面，肌束似多裂肌，但更短，只连接上、下两个椎骨，在胸部此肌比较发达，可越过一个椎骨（图 1-64）。根据肌肉走行的长短分为长回旋肌和短回旋肌。根据所处位置分别被称为颈回旋肌、胸回旋肌和腰回旋肌。长回旋肌起自椎骨横突，向上跨越 1 个椎骨后，止于棘突的基底部；短回旋肌起自下一椎骨横突，止于上一椎骨的椎板、棘突。长回旋肌功能为单侧收缩时，使脊柱转向对侧；双侧收缩时，使脊柱伸直。短回旋肌的功能是单侧收缩时，使脊柱转向对侧。其血液供应来自于主动脉的肌支。受脊神经（第 1~11 胸神经）后支的神经支配。

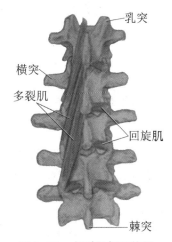

图 1-64　多裂肌与回旋肌

3）棘突间肌：位于颈部者最明显。起于下一椎骨的棘突，止于上一椎骨的棘突，项韧带的两侧。功能为收缩时可后伸腰椎节段并固定相邻棘突。由主动脉的肌支提供血液，脊神经的后支提供神经支配。

4）横突间肌：在颈部起自下一椎骨横突的前结节及下一椎骨横突的后结节；腰部起自下一椎骨横突的侧面，止于上一椎骨的横突（图 1-65）。其功能为单侧横突间肌收缩时，侧屈腰椎，使相邻腰椎横突靠近，使脊柱转向对侧；双侧横突间肌收缩时，可使脊柱伸直固定。此肌还能对抗离心力维持稳定。其血液供应由主动脉的肌支提供，神经支配是脊神经的后支。

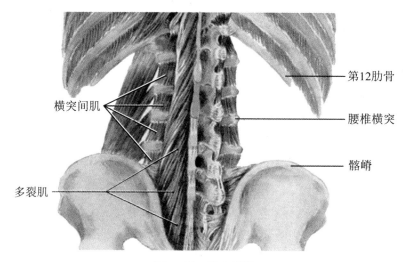

图 1-65　横突间肌

（3）腹肌：位于骨盆与胸廓之间，参与腹前壁、外侧壁和后壁的构成，其中一部分向上延续到胸廓（图 1-66）。这些肌肉均起源肌节的腹侧部分，并相互联合而成阔肌。按部位腹肌可分前群、外侧群和后群：前群（长肌）包括腹直肌、锥状肌；外侧群（阔肌）包括腹外斜肌、腹内斜肌、腹横肌；后群（方肌）包括腰方肌。

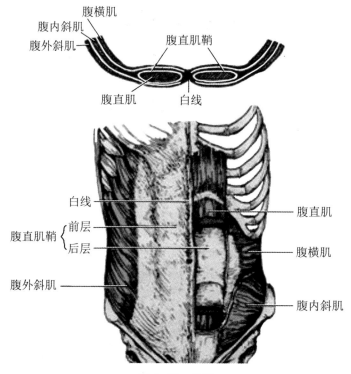

图 1-66　腹肌

两侧腹肌在腹前壁正中线上以腱膜相互结合，该腱膜称为白线。白线上方起自胸骨剑突，下方附着于耻骨联合，白线在脐以下较窄，在脐以上逐渐增宽成带状，于其中点的稍下方有一孔，称为脐环。腹肌主要作用于躯干，为背肌的对抗肌，有维持腹压、承托腹腔脏器的作用，腹肌均由脊神经腹侧支支配。

　　1）腹直肌：位于腹前壁正中线两侧。起于耻骨上缘，止于胸骨剑突及第5~7肋软骨前面（图1-67）。功能为使胸廓和骨盆相互接近即弯曲脊柱，可帮助维持腹压和协助呼吸。腹直肌受第6~10肋间神经支配。

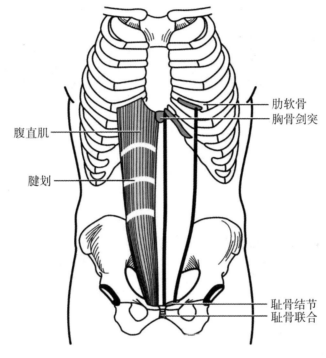

图1-67　腹直肌

　　2）腹外斜肌：位于胸下部和腹部的外侧皮下，遮盖胸廓下部及腹内斜肌，为腹肌中最宽大的阔肌（图1-68）。肌纤维由外上向前内下斜行。起于第5~12肋骨外侧面，止于髂嵴、耻骨结节及白线。其腱膜参与构成腹直肌鞘前壁。功能为上固定时，两侧收缩，使骨盆后倾。下固定时，一侧收缩使脊柱向同侧侧屈和向对侧回旋，两侧收缩可使脊柱屈及降肋助呼气。腹外斜肌受下6对胸神经的腹侧支支配。

　　3）腹内斜肌：呈扁形，位于腹外斜肌深层。肌纤维由后外下向前内上斜行（图1-69）。起于胸腰筋膜，髂嵴和腹股沟韧带外侧，止于第10~12肋骨下缘和白线，其腱膜参与构成腹直肌鞘前、后壁。功能为上固定时，两侧收缩使骨盆后倾；下固定时，一侧收缩使脊柱向同侧屈和回旋；两侧收缩使脊柱屈。腹内斜肌最下部的肌束随精索进入阴囊构成睾提肌。此肌收缩时，可使睾丸上提，在女性则非常薄弱。受下6对胸神经及第1腰神经腹侧支支配。

　　4）腹横肌：位于腹内斜肌深层，肌纤维横向分布。为腹部阔肌中最深和最薄者，

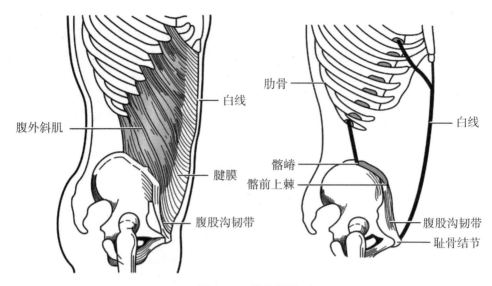

图 1-68 腹外斜肌

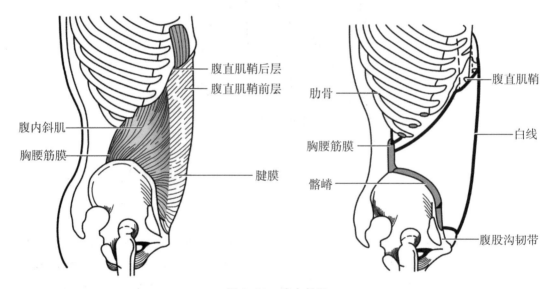

图 1-69 腹内斜肌

大部分被腹内斜肌遮盖，最上部的肌纤维被腹直肌遮盖（图 1-70）。起于第 7~12 肋骨内面，胸腰筋膜、髂嵴和腹股沟韧带外侧 1/3，止于白线。其腱膜参与构成腹直肌鞘后壁，维持腹压。腹横肌受下 6 对胸神经及第 1 腰神经腹侧支支配。

5）腰方肌：为长方形的扁肌，位于腹腔后壁脊柱的两侧，其内侧为腰大肌，后面借腰背筋膜的深层与竖脊肌分隔，肌纤维斜向内上方（图 1-71）。起于第 12 肋骨内侧约 5 cm 处，上方 4 个腰椎横突及第 12 胸椎椎体，止于髂嵴上缘。腰方肌可增强腹后壁，两侧收缩时则降第 12 肋，一侧收缩时使脊柱侧屈。受腰神经丛（第 12 胸神经至第 5 腰神经）支配。

（4）髋肌：一部分起于骨盆，另一部分起于躯干骨，分别包绕髋关节的四周，止

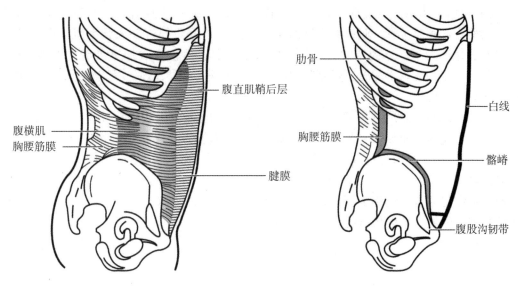

图 1-70　腹横肌

于股骨。

1）腰大肌：呈纺锤状，位于脊柱腰部两侧（图 1-71）。起于第 12 胸椎椎体、上4 个腰椎椎体和椎间盘的侧面，以及全部腰椎横突，肌束向下逐渐集中，联合髂肌的内侧部，形成一个肌腱，穿过腹股沟韧带的肌腔隙，贴于髂耻隆起的前面及髋关节囊的前内侧面下行，止于股骨小转子。当大腿被固定时，则屈脊柱腰段而使躯干前屈；此肌收缩时，可屈大腿并旋外。受腰丛的肌支支配。

2）腰小肌：多呈梭形，位于脊柱两侧，腰大肌的前面（图 1-71），肌腱较长，肌腹很小。起于第 12 胸椎椎体及第 1 腰椎椎体的侧面，止于髂耻隆起，并以腱移行于髂筋膜和耻骨梳韧带。此肌收缩时，与腰大肌共同作用使脊柱腰段屈向同侧，并紧张髂筋膜。受腰丛的肌支（第 1、2 腰神经）支配。

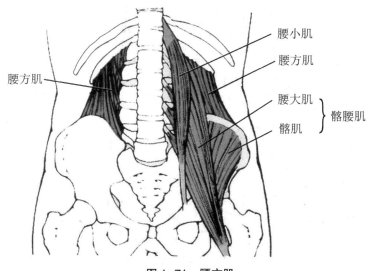

图 1-71　腰方肌

3）髂肌：为扇形的扁肌，位于髂窝内（图1-71）。于髂窝内，少部分起于髂筋膜、髂前下棘和髂骨翼，肌束向下逐渐集中，内侧部分肌纤维并入腰大肌，止于髋关节囊及股骨小转子。近固定时，此肌与腰大肌一起，可使大腿屈平外旋。下固定时，一侧肌肉收缩，使躯干侧屈，两侧肌肉同时牵引骨盆前倾。髂肌受腰丛的肌支（第1、4腰神经）支配。

4）髂腰肌：由腰大肌和髂肌组成（图1-71），功能为内收外旋髋关节。当下肢固定时，拉骨盆前倾使腰椎屈曲，与其他肌肉配合，稳定髋关节以达到稳定躯干的作用。

5）梨状肌：是臀部的深部肌肉，呈三角形，位于小骨盆的后壁（图1-72）。起于骶骨两侧部的盆面（第2~5骶神经）骶前孔的外侧，止于股骨大转子尖端。在其止点处有一不恒定的滑液囊称为梨状肌囊，位于肌腱与髋关节囊之间。梨状肌收缩时，使大腿外旋并外展。其受骶丛的肌支第1~3骶神经支配。

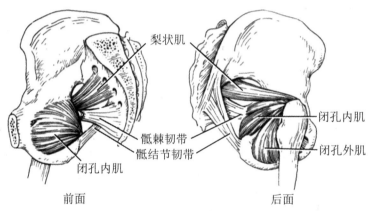

图1-72 梨状肌

梨状肌体表投影定位方法：从髂后上棘至骶管裂孔做一连线，将此线分成3等份，取其中1/3段的上、下点，做至股骨大转子尖的连线，即为梨状肌的体表投影范围（图1-73）。

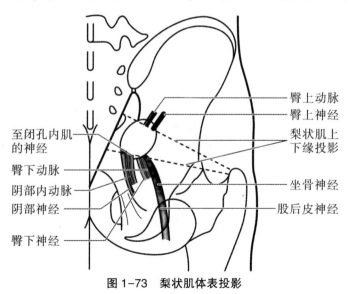

图1-73 梨状肌体表投影

6）臀大肌：位于骨盆后外侧、臀部皮下，略呈四边形（图1-74）。起于髂骨翼外面及骶、尾骨背面，上部（大部分）移行于髂胫束的深面；下部（小部分）止于股骨的臀肌粗隆。臀大肌是髋关节有力的伸肌，此肌收缩时，可使大腿后伸并稍旋外；当大腿被固定时，则使骨盆后倾，以维持身体直立姿势。臀大肌受臀下神经支配。

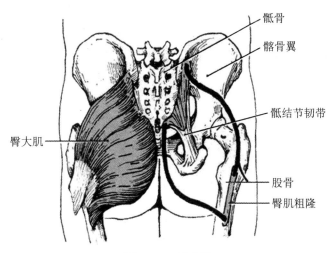

图1-74 臀大肌

7）阔筋膜张肌：位于大腿上部的前外侧，在缝匠肌和臀中肌之间，肌腹呈梭形（图1-75）。起于髂前上棘，肌腹被包在阔筋膜的两层之间，向下移行为髂胫束，止于胫骨外侧髁。此肌收缩时紧张阔筋膜，前屈大腿并稍旋内。其受臀上神经支配。

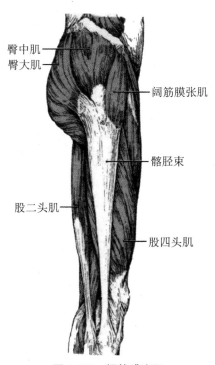

图1-75 阔筋膜张肌

8）臀中肌：为羽状肌，前上部位于髂骨翼外面，后下部位于臀大肌深层，其前方为阔筋膜张肌，后方为梨状肌（图1-76）。其肌纤维起自臀前线以上、臀后线以前的髂骨背面及髂嵴外唇和阔筋膜，止于股骨大转子。此肌的前部肌纤维收缩时，使大腿旋内；后部肌纤维收缩时，则使大腿旋外；整个肌肉收缩时，可使大腿外展，当双侧大腿被固定时则使骨盆前倾或后倾。前部肌纤维起作用，骨盆前倾；后部肌纤维起作用，骨盆后倾。行走时每迈一步，肌的止端即行固定，将躯干拉于着地的下肢上。在一足支重时，此肌对固定髋关节和髋关节后伸动作起重要作用。臀中肌受臀上神经（第4腰神经至第1骶神经）支配。

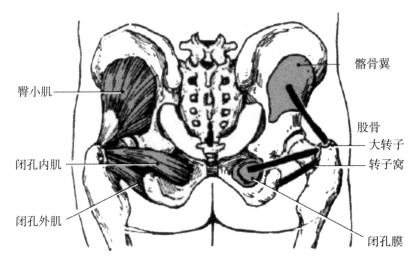

图1-76 臀中肌

9）臀小肌：位于臀中肌深层（图1-77）。起于臀前线以下、髋臼以上的髂骨背面，止于股骨大转子。此肌的形态、功能、止点和神经支配等都与臀中肌相同，故可视为臀中肌的一部分，其抵止处有一不恒定的臀小肌转子囊。

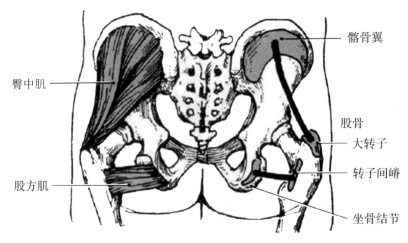

图1-77 臀小肌

10）股方肌：为扁长方形，位于臀大肌深侧、闭孔外肌浅面，上方为闭孔内肌，下方为大收肌的上缘部（图 1-78）。起于坐骨结节的外面，止于转子间嵴和大转子。该肌可使大腿旋外，受骶神经丛的分支支配。

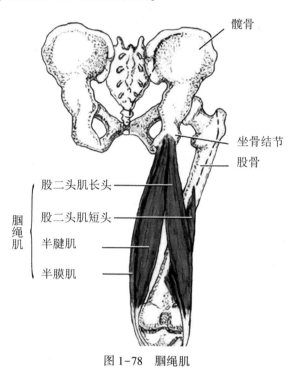

图 1-78　腘绳肌

11）闭孔外肌：为三角形的扁肌，位于股方肌的前面，耻骨肌和短收肌的深侧。起于闭孔膜外面和闭孔周围的耻骨及坐骨骨面，肌纤维向后外方集中，绕过髋关节下面而转向髋关节的背面，止于转子窝（图 1-77）。该肌可使大腿外旋，受闭孔神经支配。

12）闭孔内肌：是位于小骨盆侧壁内面的扁肌。起于坐骨闭孔膜的下面，肌束向后逐渐集中，由坐骨小孔出小骨盆，沿该孔向外侧作直角弯曲，止于股骨大转子的内侧面（图 1-77）。该肌可使髋关节外旋和内收，受骶丛的第 5 腰神经至第 2 骶神经支配。

13）腘绳肌：股二头肌、半腱肌、半膜肌统称为腘绳肌（图 1-78）。股二头肌长头起自坐骨结节，半腱肌起自坐骨结节，半膜肌以扁薄的腱膜起自于坐骨结节。股二头肌止于腓骨头，半腱肌止于胫骨上端内侧面，半膜肌止于胫骨内侧髁后面。三肌收缩时，可后伸大腿、屈小腿。当下肢站立固定时，则协助稳定骨盆；当躯干由屈位伸直时，则拉骨盆由前屈位变直立位，以协助竖起躯干。以上各肌在脊柱维持姿势和完成动作上起着相互协调作用。均由坐骨神经支配，神经纤维来自第 5 腰神经至第 1~2 骶神经前支。

2. 腰骶部筋膜的解剖　肌肉的周围主要有筋膜、滑膜囊和腱鞘，这些结构由肌肉周围的结缔组织转化而形成，具有保护和辅助肌肉运动的作用。筋膜对肌肉既有固定和保护作用，又可作为肌肉的起点。筋膜遍布全身，分为浅筋膜和深筋膜。

（1）腰背筋膜：是全身最厚、最强大的筋膜，包绕竖脊肌形成肌鞘，并作为背阔肌、腹内斜肌和腹横肌腱膜的起始处。在腰部包裹竖脊肌的称为腰肌筋膜；在臀部包裹在臀肌外面的称为臀筋膜；在背部包裹在背肌外面的称为背肌筋膜。

腰背筋膜通常分为深、浅两层，也有将腰方肌筋膜并入而分为前（腰方肌筋膜）、中（深层）、后（浅层）三层（图1-79）。浅层起自胸、腰、骶椎的棘突，逐渐变薄与颈筋膜相连续，向下较发达，止于髂嵴，外侧止于肋骨角，整个覆盖于竖脊肌的浅面；深层位于竖脊肌的前面，分隔竖脊肌和腰方肌，附着于腰椎横突、髂嵴和第12肋。在腰部的竖脊肌外侧缘处，深、浅筋膜会合构成了竖脊肌鞘。

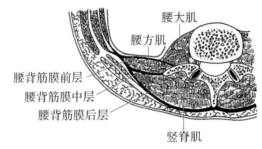

图1-79 腰背筋膜

腰背筋膜上有出入筋膜到达皮肤的血管、神经，特别是第1~3腰神经的后外侧支形成的臀上皮神经及第1~3骶神经的后外侧支形成的臀中皮神经，位置表浅，易受外力的作用。

（2）胸腰筋膜：在背部较为薄弱，分浅、深两层包裹在竖脊肌周围，向上续于项筋膜，内侧附于胸椎棘突、棘上韧带，外侧附于肋角，向下至腰部可分为浅、中、深三层。①浅层：位于斜方肌、背阔肌和下后锯肌的深面，遮盖竖脊肌和背深部的短肌，向内侧附于胸椎棘突、腰椎棘突、棘上韧带和骶正中嵴，向外侧附于肋骨角和肋间筋膜，向下附于髂嵴和骶外侧嵴。在腰部显著增厚，呈腱膜状，色白，有光泽，且与背阔肌的腱膜紧密结合。此部于竖脊肌的外侧缘与中层会合而构成竖脊肌鞘。②中层：位于竖脊肌深面，分隔竖脊肌和腰方肌，向上附于第12肋下缘，向下附于髂嵴，向内侧附着于腰椎横突，外侧缘与浅层会合，其中附着于第12肋与第1腰椎横突之间的增厚部分称为腰肋韧带。③深层：覆盖腰方肌的前面，又名腰方肌筋膜。三层筋膜在腰方肌外侧缘会合，作为腹内斜肌和腹横肌的起始部。由于腰部活动度大，在剧烈运动中，胸腰筋膜容易扭伤，尤以腰部损伤多见，是引起腰腿痛的原因之一。

（3）胸肌筋膜：位于胸前外侧区，依其位置可分为浅、深两层。浅层较为薄弱，覆盖于胸大肌表面，向上附着于锁骨骨膜，向内移行于胸骨骨膜，向下移行于腹部深筋膜；深层位于胸大肌深面，上端附于锁骨，向下包绕锁骨下肌和胸小肌，并覆盖前锯肌表面，在胸小肌下缘与浅层汇合，并与腋筋膜相续。其中位于喙突、锁骨下肌与胸小肌上缘之间的筋膜，称为锁胸筋膜（图1-80），胸肩峰动脉的胸肌支和胸外侧神经的分支穿出该筋膜至胸大、小肌，头静脉和淋巴管则通过该筋膜分别注入腋静脉和腋淋巴结。

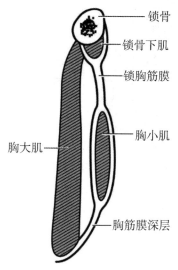

图 1-80　锁胸筋膜（矢状切面）

（4）腹筋膜：包括腹浅筋膜、腹深筋膜和腹内筋膜。

1）腹浅筋膜：脐上为一层，脐下分浅、深两层。浅层含脂肪，称为脂肪层（Camper 筋膜），向下与大腿浅筋膜、会阴浅筋膜和阴囊肉膜相续；深层含有弹性纤维，称为膜性层（Scarpa 筋膜），向下与大腿阔筋膜愈着。

2）腹深筋膜：可分数层，分别覆盖在腹前群和腹外侧群各肌的表面和深面。

3）腹内筋膜：附在腹腔与盆腔各壁的内面，各部筋膜的名称与所覆盖的肌相同，如腰方筋膜、腹横筋膜、髂腰筋膜、盆筋膜等。其中腹横筋膜范围较大，贴附于腹横肌的内面。

（二）腰骶部肌肉、筋膜病变及其临床表现

1. 竖脊肌病变及其临床表现　常由于风寒侵袭、外伤、劳损等因素致病。超限的重力、应力和不平衡的活动等均会造成竖脊肌的损伤，尤其在侧屈状态下更易发生。竖脊肌损伤有急性和慢性两种，急性损伤可表现为肌纤维的撕裂，严重者可发生肌肉起止点的撕脱性损伤、扭伤等，并可伴肌纤维撕裂、筋膜剥离；慢性损伤可见肌纤维变硬、韧带弹性减低，严重者可见肌纤维变性、钙化、坏死。临床上的急性腰肌扭伤主要是由于竖脊肌损伤所致。

竖脊肌病变的临床表现主要有以下三方面。

（1）发病初期，疼痛并不明显，受伤 8 h 后疼痛逐渐加重，主要表现为两侧肌肉剧烈疼痛。在腰部其压痛的部位有两个，一个位于第 1 腰椎棘突与第 12 胸椎棘突间旁开 3 cm 处，一个位于第 5 腰椎棘突和髂后上棘连线的中点处。

（2）有明显的腰部活动障碍，行走起卧困难，弯腰、挺腰均感疼痛。腰部及髂部主动运动受限，尤以弯腰为甚，可出现下肢放射痛。

（3）直腿抬高试验阳性，须与坐骨神经痛相鉴别。查体可见脊柱两侧竖脊肌下部有明显压痛点（图 1-81），伴肌痉挛或肌紧张现象，但无下肢放射痛。

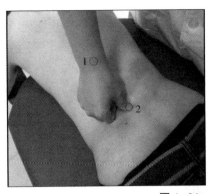
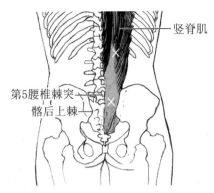

竖脊肌

第5腰椎棘突
髂后上棘

图1-81 竖脊肌检查

1—第1腰椎棘突与第12胸椎棘突间旁开3 cm；2—第5腰椎棘突和髂后上棘连线中线

2. 棘突间肌病变及其临床表现 由于第2~4腰椎活动度大，伸、屈、侧弯、旋转等动作会使棘突间肌损伤。腰部靠局部肌肉进行正常活动，若活动前未做充分准备或活动过度，超过肌肉伸展极限，其应力可落在腰部骨间韧带上，超过限度地旋转或左、右侧屈动作最易造成横突间韧带或横突间肌的急性损伤。

棘突间肌病变的临床表现主要有以下两方面。

（1）受伤后多数患者不能明确地指出受损的部位，但8 h后炎症水肿进入高峰，患者腰痛（常限于一侧）逐渐加重。此时同侧或双侧竖脊肌如发生痉挛，将加重腰痛程度。

（2）查体时，可触及一侧或双侧竖脊肌痉挛，尤其在第3腰椎横突及其上、下可找到深在压痛点。

3. 髂腰肌病变及其临床表现 髂腰肌常因不合理运动牵拉造成损伤及病变，如田径项目中的跑、跳、跨栏等，需要大力屈髋或过度后伸大腿，致使髂肌受牵拉造成髂腰肌损伤，发生活动性出血，形成髂窝内血肿，压迫股神经致股四头肌麻痹，不能起立；卧位时，髋呈屈曲外旋畸形，强迫伸直时出现疼痛。重者在髂窝部可触及压痛性肿块，穿刺可抽出积血。

髂腰肌病变的临床表现：主要为腹后壁的剧烈疼痛，仰卧位时腿不能伸直，弯腰时不能直立，休息后可逐渐缓解，按触髂窝和腹股沟韧带下有压痛和变硬的条索状组织。可偶见贫血及便秘，腰肌造影、B超、钡灌肠可明确诊断。

4. 腰方肌病变及其临床表现 腰方肌为长方形的扁肌，受到强大的暴力也不会完全断裂，只会局部损伤，造成患者腰部酸痛、胀麻不适等症状。患者可出现脊柱侧弯受限，腰部酸痛不适，甚则影响深呼吸及咳嗽；第12肋骨和上位4个腰椎横突压痛（图1-82）明显。

5. 梨状肌病变及其临床表现 梨状肌病变是指梨状肌损伤，引起骶髂关节区、坐骨切迹及梨状肌处疼痛，并可放射到大腿后外侧，出现下肢疼痛、肌力减弱、感觉异常、行走困难、跛行等症状。当梨状肌发生充血、水肿、痉挛、粘连和挛缩等病理变化时，致该肌间隙或上、下孔变窄，挤压其间穿出的神经、血管，而出现的一系列临床症状和体征，称为梨状肌综合征。

（1）病因：梨状肌损伤的病因可分为内部因素（解剖因素）和外部因素。①内部因

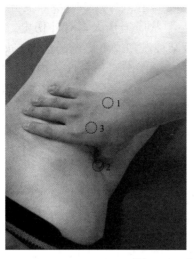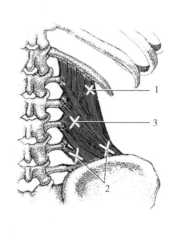

图 1-82　腰方肌触痛点

1—第 12 肋下；2—髂嵴正上方；3—第 3 腰椎横突处

素：梨状肌与坐骨神经的解剖关系非常密切，若梨状肌受损伤或梨状肌与坐骨神经解剖关系发生变异（图 1-83），可使坐骨神经受到挤压而发生各种症状。其中，Ⅰ型为正常

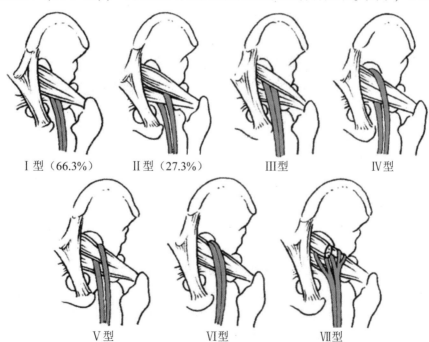

Ⅰ型（66.3%）　　Ⅱ型（27.3%）　　Ⅲ型　　Ⅳ型

Ⅴ型　　Ⅵ型　　Ⅶ型

图 1-83　坐骨神经与梨状肌的关系

Ⅰ型—坐骨神经在梨状肌下缘穿出，常见，占 66.3%；Ⅱ型—坐骨神经分为两支，一支自梨状肌下缘穿出（胫神经），一支自梨状肌中间穿出（腓总神），占 27.3%；Ⅲ型—坐骨神经自梨状肌中间穿出；Ⅳ型—坐骨神经分为两支，一支自梨状肌下缘穿出（胫总神），一支自梨状肌上缘穿出（腓神经）；Ⅴ型—坐骨神经分为两支，一支自梨状肌中间穿出（胫总神），一支自梨状肌上缘穿出（腓神经）；Ⅵ型—坐骨神经自梨状肌上缘穿出；Ⅶ型—骶丛自梨状肌穿出骨盆再分出坐骨神经

型，是最常见的类型约占 61.6%，Ⅱ ~ Ⅵ型为变异型，约占 38.4%。变异型中又以Ⅱ型较多见，其余四型均不常见。②外部因素：梨状肌损伤大多有外伤史，如闪扭、站立、跨越、负重行走、肩扛重物下蹲等；可因某种激烈或不协调的运动，如下肢外展、外旋或蹲位变直位时，梨状肌受到异常牵拉；当髋关节突然内收、内旋使梨状肌受到牵拉等，出现局部持续性充血、水肿、痉挛；或梨状肌急性损伤未获得及时治疗，或反复损伤导致梨状肌肥厚、硬化或粘连，可直接压迫坐骨神经而出现梨状肌综合征。

此外，部分妇科疾患如盆腔卵巢或附件炎症，以及骶髂关节发生炎症时也可波及梨状肌，影响通过梨状肌下孔的坐骨神经而发生相应的症状。因此，对于女性患者还需检查有无妇科疾患。

（2）临床表现：患者多有慢性反复发作史，可长达数年或数十年，以青壮年男性多见。其麻痛感可向同侧下肢后外侧及足底部放射。重者臀部呈刀割样剧痛，不敢行走，外旋，跛行，大小便、咳嗽、喷嚏时疼痛加剧。腰部活动度尚可，梨状肌在臀部的表面投影区压痛（图 1-84），可触及弥漫性钝厚、条索状或局部变硬的梨状肌束等，可见臀部肌肉松弛、萎缩。双足并拢，患肢外旋可使疼痛加剧，这主要是梨状肌紧张刺激坐骨神经所致。

（3）体格检查：梨状肌紧张试验阳性。直腿抬高试验，小于 60°时疼痛明显，超过 60°后疼痛反而减轻，下肢内收内旋时可引起坐骨神经痛。腰椎 X 线片无异常。肌电图提示潜伏期延长、纤颤电位等神经受损表现。

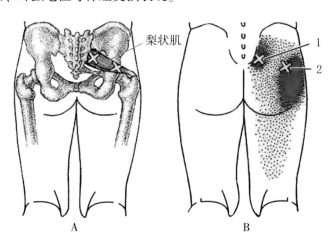

图 1-84　梨状肌筋膜病的触发点和放射痛部位

×—触发点；░░░—放射部位

A. 显示梨状肌的解剖与触发点；B. 显示触发点 1、2，其放射痛主要向骶髂、臀区和髋关节后方放射，有时向股后上 2/3 区域放射。

6. 腰背筋膜病变及其临床表现：腰背肌筋膜炎亦称腰背部纤维织炎、腰背肌肉劳损、腰背筋膜疼痛综合征。引起慢性腰痛的原因除了目前已知的病毒感染、外伤、风湿、类风湿、寄生虫等，还与腰背部受风寒湿邪侵袭、长期负荷过重或姿势体位不良有关。因腰臀部及下肢感受风寒湿邪或慢性劳损引发肌、筋膜、肌腱等软组织炎症病变，增生、粘连导致腰臀部及下肢慢性酸痛，有时可合并横突间韧带和横突间肌损伤。

临床将其归类为边缘性风湿病。

（1）临床表现：腰背部自发性疼痛，起病缓慢，病程反复。初期仅感腰背部酸楚不适及发沉，后期疼痛逐渐明显，当身体固定于某一姿势时（如站、坐、卧）疼痛加重，更换体位、按摩或运动后疼痛减轻。

（2）体格检查：可见一侧或两侧竖脊肌痉挛，竖脊肌外侧缘、后缘触及压痛点（多见于第3~5腰椎两侧竖脊肌外缘、第1~3腰椎横突或髂后上棘臀上皮神经出口处）亦可引发该点周围或反射区疼痛、压痛及肌紧张等。其疼痛或窜麻感向臀部及大腿后外侧放射，或向颈背部放射。

（张　丽）

五、腰骶脊神经的解剖、病变及其临床表现

（一）腰骶脊神经的解剖

1. 腰骶脊神经根的解剖　脊神经根构成了中枢与周围神经系统解剖上的连接（图1-85、1-86）。

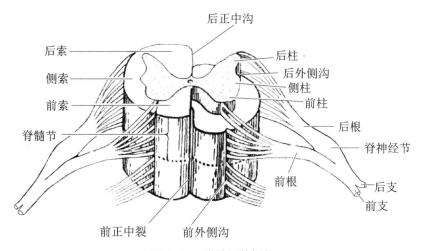

图 1-85　脊神经的解剖

脊神经共31对，包括8对颈神经、12对胸神经、5对腰神经、5对骶神经和1对尾神经。每对脊神经以其前、后根与脊髓相连。前根较细，属运动性；后根较粗，属感觉性。后根连有脊神经节，脊神经节呈椭圆形，长4~6 mm，腰骶神经节自上而下逐渐增大，第1骶神经节最大。脊神经前、后根在椎间孔处合成一条脊神经干，为混合性，含有4种神经纤维成分，即躯体感觉纤维、内脏感觉纤维、躯体运动纤维和内脏运动纤维。脊神经干通过椎间孔时，其上、下方为椎弓根上、下切迹，其前方是椎间盘和椎体，其后方是关节突关节和黄韧带（图1-86）。

12对胸神经干和5对腰神经干均通过同序数椎骨下方的椎间孔穿出，第1~4骶神经通过同序数的骶前、后孔穿出，第5骶神经和尾神经则由骶管裂孔穿出（图1-87）。

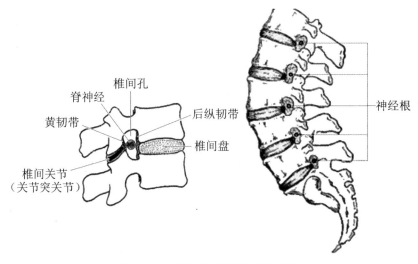

图 1-86　椎间孔与脊神经根的关系

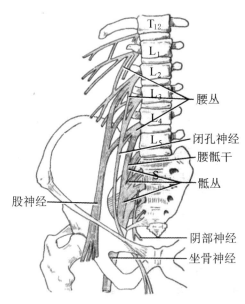

图 1-87　胸神经干和腰神经干
T—胸椎；L—腰椎；S—骶椎

由于脊髓短而椎管长，故连接脊髓各部的脊神经根在椎管内的走行方向和长短不同。颈神经根较短走行近水平；胸神经根稍斜行向下，而腰、骶及尾神经的前、后根则较长，几乎呈垂直位下行，并且围绕非神经组织的终丝共同形成马尾。第 2 腰神经至第 1 骶神经的前、后根自汇合点至神经出口的长度平均为 2.15 cm，汇合段的后面是相应椎的上 1/2 椎板和黄韧带，在相应椎体的横突下缘水平斜向外侧出椎间孔。

脊神经干很短，出椎管后立即分为前支、后支、脊膜支和交通支（图 1-88）。腰骶部脊神经离开脊髓时，一般在相应椎间孔处。脊神经的前后根合成脊神经根，脊神经根较松弛，有一定伸缩性，在硬膜外段短而直。由于椎间孔垂直径较长，而水平径较短，所以脊神经根在此处相对紧张，伸缩性较差，因此容易受压。当有退行性改变的椎间盘向一侧突出时，容易压迫刺激相应的神经根而产生症状。

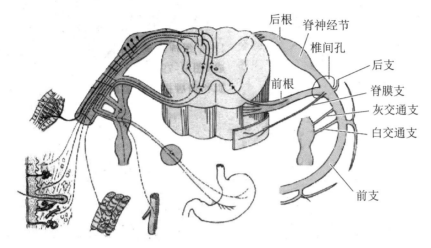

图 1-88　脊神经分支

脊神经纤维是随意排列的，在圆锥水平以相互交错的形式存在，在低位腰髓处才分离出相应的神经，脊神经根不能自由移动，而是相互联结并被硬脊膜包绕。

脊柱腰段不同平面神经根的组成和排列如下（图 1-89）。

第 10、11 胸椎：在第 11 胸椎平面，仅有第 11、12 胸神经根侧面与脊髓相连，当腰神经根于该平面（马尾圆锥）发出时，胸神经根已离开硬膜囊。

第 11、12 胸椎：在第 11/12 胸椎间盘水平，低位脊髓被第 12 胸神经至第 3 腰神经包绕。脊髓的腹侧面几乎被腹侧神经根覆盖。

第 12 胸椎至第 1 腰椎：在胸腰椎交界处，脊髓逐渐变细，并被第 1~5 腰神经根包绕。腰神经根位于两侧时，腹侧及背侧的其他腰神经根被分开，并以交错的形式环绕脊髓的远端。10%~15%的脊髓背侧没有神经根覆盖。

第 1、2 腰椎：脊髓于第 1~2 腰椎椎体间终止，并延续为终丝。终末部分被第 2 腰神经至第 3 骶神经根包绕，同时骶神经的前支和后支也在这个水平分出。第 1~5 腰神经运动和感觉神经根在此汇合，骶神经根环绕脊髓末端。

第 2、3 腰椎：在此节段，第 1 骶神经的后支与其前支汇合，它邻近于第 3~5 腰神经根。所有神经旋转斜形排列成层。在每个神经根层内，其运动束位于感觉束的腹侧及内侧。在此节段，低位骶神经位于马尾的后部。

第 3、4 腰椎：在此节段，第 3 腰神经根已从鞘内分出，第 4、5 腰神经根在椎管内且斜形排列成层，其运动束在神经根的前内侧。

第 4、5 腰椎：在此节段，硬脊膜内有第 5 腰神经至第 5 骶神经的神经根，第 5 腰神经根在穿出硬膜囊前位于低位骶神经根及马尾的前内侧。

第 5 腰椎至第 1 骶椎：在腰骶椎移行处，第 1 骶神经位于椎管的前外侧，余下的低位骶神经则分散沿硬膜囊后方排列成半月形。

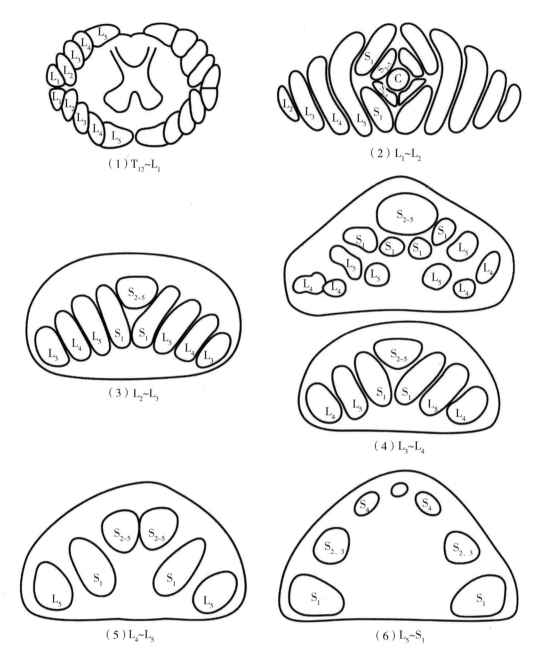

图1-89 不同平面神经根的组成及排列

（摘自胡有名《腰椎间盘突出症》第3版）

T—胸神经根；L—腰神经根；S—骶神经根；C—马尾

2. 鞘外神经根的形态解剖

（1）神经根袖角度：腰神经根袖自神经鞘囊内发出的平均角度大约为40°，第1骶神经根发出的角度突然变小，约为22°，第1骶神经以下神经根袖角度依次递减。

（2）运动及感觉神经束的定位：鞘内神经根的运动神经束位于感觉神经纤维的前内侧方。鞘外神经根的运动神经束，则位于感觉纤维的前侧。神经节以远的运动及感觉神经根混合形成脊神经。

（3）脊神经根的长度：从脊髓至椎间孔的长度，不同的神经根各不相同，第1腰神经约6 mm，第1骶神经约17 mm，神经根在椎管中缺乏神经外膜，当承受张力负荷时，表现出弹性和张力强度的特性。

腰神经的前支经腰椎的椎间孔走出，骶神经的前支经骶前孔走出，互相结合构成腰、骶神经丛（图1-90）。

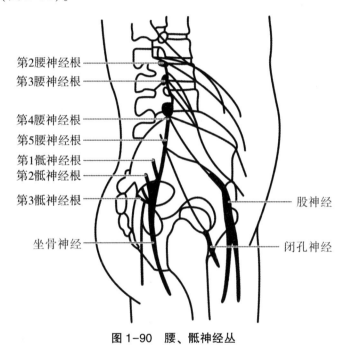

图1-90　腰、骶神经丛

3. 腰丛神经及其分支

（1）股神经：是腰丛最大的分支，来自第2~4腰神经，于腰大肌与髂肌之间下行，经腹股沟韧带中点外侧到达大腿，分散成若干分支（图1-91）。股神经先在腰大肌内下行，在腰大肌外侧缘的下份穿出，行于腰大肌与髂肌之间的沟内、髂筋膜的深面，经腹股沟韧带后方进入股部。在腹股沟韧带后方，它同股动脉之间隔有腰大肌的一部分。股神经腹内段发出的分支有支配髂肌的小支、耻骨肌神经和至股动脉上段的一分支。股神经肌支支配髂腰肌、耻骨肌和大腿肌前群（缝匠肌和股四头肌）。所谓副股神经，是腰丛于股神经和闭孔神经之间发出的额外支，在腰大肌的浅面、髂腰筋膜深面，下行入股部，分支分布于股神经的分布区，或发出与股神经的分支吻合。

股神经前皮支分布于大腿前面大部的皮肤，皮支中有一支特长，称为隐神经，与大隐静脉伴行，分布于小腿内侧面和足内侧缘的皮肤。

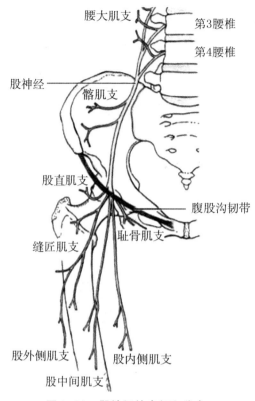

图 1-91　股神经的走行和分布

（2）股外侧皮神经：自腰大肌的外侧缘斜向外下方，达髂前上棘附近，经腹股沟韧带外侧端深面到达大腿，分前、后两支。前支较长，一直下降到膝关节附近，分布于大腿外侧面下部的皮肤；后支较短，斜向后方，分布于大腿外侧面上部的皮肤。

（3）闭孔神经：来自第 2 至第 4 腰神经，自腰大肌走出即降入小骨盆内，经闭孔闭膜管出骨盆分为两终支。①前支：自闭孔外肌之前出骨盆行于耻骨肌、长收肌之后和短收肌之前，末梢为皮支，分布于大腿内侧间的皮肤，有时过膝到小腿内侧。②后支：行于短收肌及大收肌之间。闭孔神经支配闭孔外肌、耻骨肌、内收肌及股薄肌，并分支到髋关节（图 1-92）。

4. 骶丛及其分支　骶丛由腰骶干和全部骶神经及尾神经前支构成。骶丛发出的分支有长的坐骨神经、股后侧皮神经及一些短的神经。

坐骨神经来自第 4、5 腰神经根和第 1~3 骶神经根，是全身最粗大的神经，经梨状肌下孔出骨盆到臀部。在臀大肌深面下行，依次横过闭孔内肌、上下孖肌及股方肌的后方并支配这些肌肉。沿大收肌后面半腱肌、半膜肌、股二头肌之间下行，途中发出肌支至大腿的屈肌。坐骨神经在到腘窝以前，分为胫神经和腓总神经，支配小腿及足的全部肌肉，以及除隐神经支配区以外的小腿与足的皮肤感觉（图 1-93）。

骶丛发出的短神经有：①臀上神经，支配臀中、小肌及阔筋膜张肌；②臀下神经，支配臀大肌；③阴部神经，支配会阴和外生殖器的皮肤与肌肉；④肌支，支配梨状肌、闭孔内肌和股方肌等。

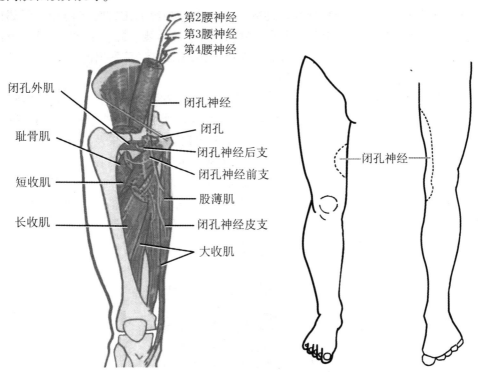

图 1-92　闭孔神经支配皮区及肌肉

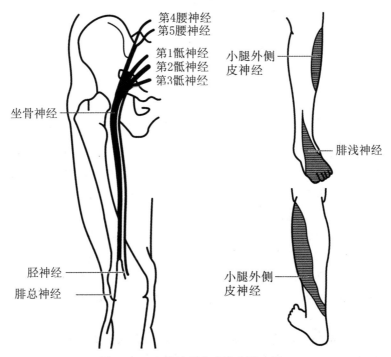

图 1-93　坐骨神经分支及支配皮区

5. 皮肤的神经节段性分布　皮节，即由一个脊神经后根及其神经节供应的皮区。身体各部皮肤感觉的神经分布分为根性的节段分布及神经周围性分布两种。颈部、胸部、腹部、上肢、臀部及会阴部的皮肤，分别由颈、胸、腰、骶、尾神经的皮支支配。下肢的脊神经根性分布主要为第 12 胸神经至第 3 骶神经节发出的皮支。

（二）腰骶脊神经病变及其临床表现

1. 马尾病变及其临床表现　马尾根与椎间盘之间关系特殊，在马尾穿出椎间孔之前，神经根绕过椎弓根形成近于 45° 角的转折，由于椎弓根位于椎体的上 1/3，故神经根并不从该椎体的下缘经过，该椎体下方的椎间盘脱出并不能累及从其椎弓根转折离去的神经根。例如，第 5 腰神经根在第 4、5 腰椎间隙经过，然后在第 5 腰椎椎弓根转折，并在抵达第 5 腰椎与第 1 骶椎间隙之前就自椎管离去，到达椎间孔。第 5 腰神经根只能受第 4、5 腰椎间盘突出的影响，而不受第 5 腰椎与第 1 骶椎间盘突出的影响。因此，如果患者有第 5 腰神经根受压症状，椎间盘脱出的部位可能是第 4、5 腰椎之间，而不是第 5 腰椎与第 1 骶椎之间（图 1-94）。

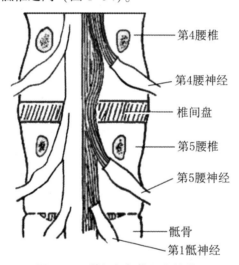

图 1-94　神经根与椎间盘的关系

马尾完全为神经纤维，属下神经元的周围神经，当椎间盘突出位于第 1、2 腰椎之间时，腰椎受到突然外力冲击，使椎间盘受到挤压而突出或脱出进入椎管，压迫马尾，影响脑脊液循环，造成局部血液循环障碍或神经水肿、变性，从而导致马尾损伤而发生下肢瘫痪，多表现为松弛性瘫痪、二便功能障碍。

当马尾完全断裂时，可导致损伤平面以下感觉功能、运动功能、反射功能消失，膀胱无张力。若马尾为不完全断裂或断裂后进行缝合，经过神经再生，功能可完全恢复或大部分恢复；脊髓损伤表现的截瘫平面相对整齐，在完全性截瘫时两侧对称或基本对称，即发生 Brown-Sequard 综合征和不完全性损伤等都具有明显的中枢性损伤临床特点。

（1）完全性马尾损伤：运动功能方面，包括股四头肌在内的腹部以上肌肉功能不受损害，膝关节及其以下诸肌受累。膝、踝关节及足部功能障碍，步态明显不稳，由于足伸、屈功能消失，跨步时须高抬膝关节，呈"涉水样步态"；感觉功能方面，可出现损伤平面深浅感觉丧失，表现为大腿后部、小腿后部、足部及马鞍区感觉减弱或消失；肛门反射和跟腱反射消失，阴茎勃起功能障碍。

（2）不完全性马尾损伤：需要根据各个神经根支配的感觉区域、肌肉运动、肌腱反射来确定马尾损伤的数量和程度。在腰椎侧方脱位，损伤某几个神经根而其余马尾仍完好时，则仅损伤神经根支配的感觉区及运动区发生障碍，而其远侧的马尾支配区的感觉及运动仍然存在。下腰椎板或骶管以及神经孔部位的骨折块下陷可仅压迫或损伤某个马尾或神经根，而其余完好。对各种马尾或神经根损伤，其早期诊断要通过对双下肢皮肤感觉、不同部位深感觉、肌肉的肌力和腱反射（浅反射及病理反射）等神经系统检查，才能推断出马尾或神经根损伤的水平、数量及程度。

脊髓和马尾损伤在车祸和地震等大的外伤中常常遇到，主要表现为脊髓受损平面以下的支配区域运动和感觉障碍。患者可出现受伤平面以下运动障碍，皮肤无感觉，若1~3周后恢复正常，称为脊髓休克。若受损平面以下弛缓性截瘫，须解除对脊髓和马尾的压迫后才能恢复正常。压迫不能解除者可引起脊髓变性、破坏，甚至出现不完全性马尾综合征（partial cauda equina syndrome）。脊髓发生结构和性质的破坏后3~6周可逐渐变为痉挛性瘫痪。临床可见上肢瘫痪而下肢正常的患者，这是因为支配上肢的锥体束纤维在脊髓中偏外，而下肢偏内的缘故。

马尾综合征（cauda eguina syudrome，CES）临床表现多数为第3腰椎以下神经根受损。一般先出现腰部自发性疼痛症状，渐变为根性疼痛，向一侧或两侧下肢放射，有时局限于肛门周围、会阴部或膀胱部。患者下肢及臀部肌力减退，可伴肌萎缩及肌束震颤，排尿障碍。马鞍区出现完全性感觉缺失即知觉迟钝或消失，性功能减退，跟腱反射减退且左右多不对称。本征尚有与疼痛无关的麻木，多自足部开始，逐渐向上延升至臀部等。腰椎管狭窄、腰椎椎体骨质增生、黄韧带及其他组织肥厚，在轻度压迫马尾时，就可出现马尾综合征。

2. 窦椎神经病变及其临床表现　窦椎神经起于背根神经节之上，通过椎间孔后又重返椎管。窦椎神经主干在颈部位于椎间盘之后，因此，颈椎间盘突出或骨质增生时可直接刺激窦椎神经干。椎间孔内的脊神经根周围结缔组织和细微的动静脉均有窦椎神经的分支。当关节突关节变性或慢性损伤时，可刺激这些部位的窦椎神经导致不同程度的疼痛。即使不存在椎间盘突出，只要椎管内压增加，如咳嗽、打喷嚏等，都可使原来已有的疼痛加重。窦椎神经含有痛觉纤维，在急性腰椎间盘突出时刺激它可引起腰背痛。

3. 股外侧皮神经病变及其临床表现　股外侧皮神经自腰大肌的外侧缘斜向外下方，达髂前上棘附近，经腹股沟韧带外侧端深面到达大腿，分前、后两支。当股外侧皮神经炎时，可发生皮肤分布区域内的感觉异常，如麻木或刺痛、感觉缺失。

4. 多神经根病变及其临床表现　腰椎间盘突出症常累及单一神经根，突出物主要压迫同节段的下位神经根；如突出物较大或偏内时，可同时压迫两条神经根；特殊类型如神经根畸形，则可同时累及多条神经根。多神经根受累的腰椎间盘突出症常见的有以下五型：大块突出物型、游离型、极外侧型、腰骶神经根畸形合并椎间盘突出型、背根神经节异位症。其中以前三类较多见。

（1）大块突出物型：突出物可压迫患侧相邻的同序数和下一序数两个神经根，患者表现为肌力减弱及麻木范围大。直腿抬高试验多为阳性，CT诊断准确率高。

（2）游离型：因髓核脱入椎管内，可压迫马尾和下一序数同侧或双侧神经根，多表现为马尾受损的症状和体征。如脱出物偏向一侧，则产生相应受压神经根的症状和体征。此类脱出物常向下移行且低于病变间隙，故CT检查应包括病变间隙下一椎体，否则可能误诊或对突出程度估计失误。MRI检查可以清晰显示脱出物的部位、范围、程度及脊髓和神经根受压情况，显示范围广泛，是诊断本症的较好方法。

（3）极外侧型：多发于第3/4、4/5腰椎间隙，多表现为较高神经节段受损的症状及体征。当其合并后外侧突出时，可同时累及同侧相邻的同序数和下一序数两个神经根，肌萎缩、膝反射减弱发生率高，股神经牵拉试验阳性率高，直腿抬高试验阳性率低，薄层高分辨率CT检查可以清晰显示椎间孔和椎间孔外髓核脱出或突出部位范围、程度，是诊断本症的较好方法。

（4）腰骶神经根畸形：种类多，易受到退变因素的压迫，其中丛状神经根及联合根畸形合并腰椎间盘突出时，常产生相应多条神经根受累的症状及体征。

（5）背根神经节异位症：表现为直腿抬高试验阳性及相关支配区域皮肤麻木感，合并腰椎间盘突出时，常有剧烈的"坐骨神经痛"症状。当背根神经节异位发生于第5腰神经神经根时，可表现为第5腰神经、第1骶神经两条神经根受压，症状较为严重，CT、MRI检查无特异性表现。

5. **腰丛病变及其临床表现**　腰丛由第12胸神经前支一部分、第1~3腰神经前支和第4腰神经前支一部分组成，约有半数的人有肋下神经参加，位于腰大肌深后方，横突的前方。由于位置较深，所以本身不易受损，有时可因腰椎骨折、结核、髂腰肌脓肿或盆腔肿物（包括妊娠的子宫）等压迫而损伤。

股神经损伤后的运动障碍，主要表现在屈髋伸膝障碍和大腿前群肌肉萎缩方面。因为屈髋关节的肌肉包括髂腰肌、股直肌（属股四头肌的一部分）、缝匠肌、耻骨肌和阔筋膜张肌，除后者外均由股神经支配，所以在股神经损伤后不能屈大腿，若损伤平面在髂腰肌支以下，屈大腿时比较困难无力。伸膝关节的肌肉仅为股四头肌，因此股神经损伤后，必然不能伸小腿，膝反射消失。由于不能屈髋和伸膝，患者走路时呈假跨阈步态，并常用手固定病侧下肢。股神经损伤的感觉障碍表现为大腿前面和小腿内侧面的感觉麻木或感觉迟钝（图1-95）。

闭孔神经损伤后，由于内收肌群瘫痪和萎缩，大腿不能内收，外旋无力（因闭孔外肌瘫痪），因此两下肢交叉困难。虽能行走，但病侧下肢外斜。可能有大腿内侧面中部小块皮肤感觉障碍，但一般症状不明显。

病因有第2~4腰椎间盘突出、神经根炎、腰椎结核等；腰大肌处的创伤、水肿、血肿、瘢痕；腰大肌脓肿；神经纤维瘤及肿瘤压迫等。

支配肌完全或部分运动障碍，主要表现为屈髋、伸膝、大腿内收、腹肌、提睾运动力量减弱或消失；臀外侧、腹股沟、下腹部、阴囊（大阴唇）、大腿内外侧、小腿和踝内侧感觉减退或消失；支配肌萎缩，膝腱反射减弱或消失。

6. **骶丛病变及其临床表现**　骶丛由第5腰神经、第1、2骶神经根在骶髂关节前方组成。骶丛常见的主要变异：①前置型，由第4腰神经根加入骶丛；②后置型，主要由第5腰神经根参与形成腰丛，故骶丛病变常合并腰丛病变。

病因有骶骨骨折及骨盆骨折，骶前肿瘤，盆腔炎症、脓肿。

胫神经损伤常见于腘窝和小腿部；在股骨髁上骨折时，因其位置深，所以被直接暴力损伤的机会较腓总神经多见。胫神经损伤后的主要症状：运动障碍表现为小腿肌瘫痪萎缩，足不能跖屈和内翻，但拮抗肌受腓总神经支配而健全，足过度背屈和外翻，即仰趾外翻足（图1-96）。足趾不能跖屈和收展，也不能以足趾站立（但能以足跟站立），步行困难以及足弓加深，跟腱反射消失。感觉障碍表现为分布区域感觉迟钝或感觉缺失，但主要表现在足底（图1-97）。刺激性病变或不全损伤时，表现为剧烈的疼痛。自主神经功能障碍常可发生足部水肿、变色、发冷、趾甲变形或足部的营养性溃疡等。

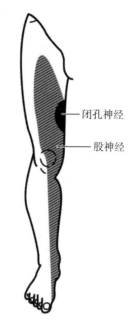

图1-95　股神经损伤的感觉障碍区

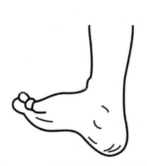

图1-96　仰趾外翻足（侧面观）

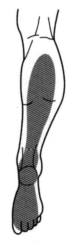

图1-97　胫神经损伤的感觉障碍区

腓总神经主要包括腓肠外侧皮神经、腓深神经、腓浅神经。腓总神经分布于小腿肌前群、外侧群和足背肌，以及小腿外侧面和足背的皮肤。腓总神经损伤多发生在绕腓骨颈处，此处常被直接暴力、腓骨颈骨折或石膏绷带压迫而损伤。运动障碍表现为：足不能背屈而下垂，各趾不能伸直，足不能外翻而呈内翻位，即所谓马蹄内翻足（图1-98）。由于足下垂，患者步行时必须用力提高患肢，髋、膝关节高度屈曲而呈"跨阈步态"。感觉障碍为足背和小腿外侧面的皮肤感觉迟钝和缺失（图1-99），刺激性疼痛不明显。

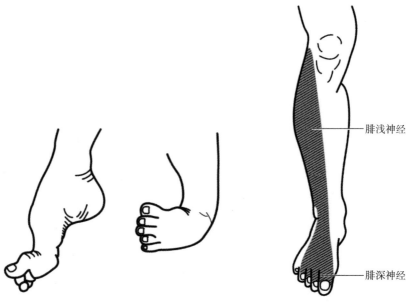

图 1-98 马蹄足（左）与马蹄内翻足（右）　　图 1-99 腓总神经损伤的感觉障碍区

腓浅神经

腓深神经

坐骨神经含有大量的自主神经纤维，所以坐骨神经有病变时，除出现运动和感觉障碍外，还可出现自主神经症状，如皮肤的温觉异常及出汗异常等。坐骨神经干损伤，因位置较高，不仅发生胫神经和腓总神经损伤的全部运动及感觉症状，还有坐骨神经干肌支所支配的肌肉瘫痪引起的症状，即膝关节不能屈曲和旋内、旋外（主要大腿后群肌肉瘫痪），足和足趾完全丧失运动（小腿肌和足肌瘫痪），患者不能用足尖或足跟站立，但步行较股神经损伤时稳定，因其维持直立和人体重心的重要肌肉股四头肌健全，但跟腱反射和跖反射消失。小腿和足的感觉缺失，但其内侧面受隐神经支配而例外。刺激性疼痛症状和自主神经功能障碍症状同胫神经损伤。如果坐骨神经干损伤的位置较低，股二头肌支和半腱肌支未受损，则膝关节仍能屈曲。

臀上神经损害所支配的臀中肌、臀小肌和阔筋膜张肌麻痹，表现站立行走无力，单腿站立不能，大腿外展后伸肌力减弱。

臀下神经损害所支配的臀大肌麻痹、萎缩，大腿后伸力明显减弱或不能。

臀上、下神经同时损害臀肌全部麻痹，站立、行走困难或不能。

阴部神经损害：肛神经损害致肛门外括约肌、提肛肌麻痹，便秘或失禁，肛门周围的皮肤感觉减退或消失。会阴神经损害致会阴部诸肌麻痹，阴囊或大阴唇皮肤感觉减退或消失。阴茎或阴蒂神经损害会发生阳痿，阴茎不能勃起、无感觉，无法性交；女性则无性要求或性交时无快感。阴部神经全损害致大便失禁或便秘，会阴部及阴茎（大阴唇及阴蒂）无感觉，阳痿，无性要求或无快感。

股后皮神经损害大腿后部直到腘窝皮肤感觉减退或消失。

全骶丛损害临床少见，多发生于骨盆后壁骨折，特别是骶骨骨折和盆腔巨大肿瘤如骶骨脊索瘤、神经纤维瘤等；其次是女性的盆腔炎、骶丛神经炎等。其临床表现除出现坐骨神经、腓总神经、胫神经损害症状和体征外，还会有髋部外旋肌群、臀肌、肛门括约肌等肌力减小、站立不稳、肌肉萎缩，以及臀部、股后和会阴部皮肤感觉减退（图1-100）。

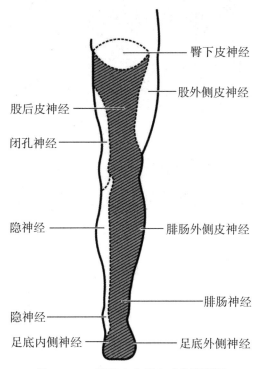

图1-100　骶丛完全损害感觉障碍区

附：定位诊断

（1）骶丛多个神经功能（运动、感觉）受累，主要表现是坐骨神经症状和体征。

（2）如果只出现坐骨神经及臀上、臀下神经受累症状，损害部位在坐骨大孔或盆腔。

（3）如果除以上神经受累外，阴部神经也受累，损害部位在骶丛或腰骶干、骶神经（第1~4骶神经）根。

电生理学定位可见骶丛所支配肌肉的肌电图呈神经源性损害改变。

（张红岩）

第三节　腰椎间盘的解剖、生理及生物力学

一、腰椎间盘的解剖

腰椎间盘亦称腰椎间关节，是两个椎体之间的一层弹性软组织垫。椎间盘由软骨终板、纤维环和髓核三部分构成（图1-101），三种组织的细胞结构不同，且随年龄有

所变化。

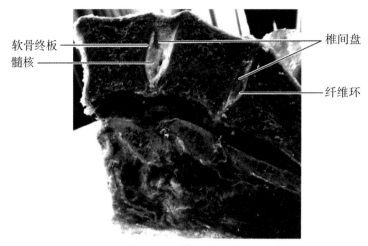

图 1-101 椎间盘结构

1. 软骨终板 位于椎体骺环之内，是紧密附着于椎体上、下面的一层透明软骨。新鲜状态下软骨板呈乳白色，平均厚度约 1 mm，中心区较薄，呈半透明状，略具弹性。软骨终板与椎体骨终板相连，起着生长板的作用。软骨终板的形状，在第 1、2 腰椎椎体呈肾形，第 3~5 腰椎椎体为椭圆形，同一椎体的上、下软骨终板面积是不同的。自第 1~4 腰椎椎体的下软骨终板前后径和面积要较上软骨终板的大，第 5 腰椎椎体的软骨终板则相反。

婴幼儿时期，软骨终板有微血管穿过，8 个月后血管开始逐渐关闭，30 岁前完全闭塞，但遗留许多微孔，这些微孔具有半透膜的特征，是髓核的水分和代谢产物的通路。软骨终板内亦无神经组织，因此当软骨终板损伤后，无疼痛症状，修复亦非常困难。椎体上下无血管的软骨终板如同关节软骨一样，可以承受压力，防止椎骨遭受超负荷压力而破坏。另外，软骨终板周围有纤维环的纤维穿过，使相邻的两个软骨牢固地连接在一起，将胶状的髓核密封，使髓核不能突入椎体。如软骨终板损坏破裂而不完整，髓核突入椎体后形成 Schmorl 结节。

2. 纤维环 由较粗而丰富的胶原纤维、纤维软骨及少量蛋白多糖复合体组成，分为外、中、内三层（图 1-102）。外层由胶原纤维带组成，内层由纤维软骨带组成。外层纤维在两个椎体骺环之间，内层纤维在两个椎体软骨板之间。外、中层纤维环通过 Sharpey 纤维连于骺环，纤维环后侧部分多为内层纤维，附着于软骨板上，最内层纤维进入髓核内并与细胞间质相连，与髓核之间无明显界限。整个纤维环几乎呈同心环状多层结构。纤维相互交叉重叠为 30°~60° 角排列，呈弹簧状规则地位于椎体之间和髓核的周围。这种分层交错的弹簧状结构具有良好的弹性和韧性，各层之间又牢固地黏合在一起。纤维环连接相邻椎体，使椎间盘与诸椎体连接成一个稳定坚固的整体，使相邻椎体可以有轻度活动，但运动到一定限度时，纤维环紧张又能限制脊柱过度运动。

3. 髓核 多位于椎间盘的中央偏后，在切面上观察占椎间盘横断面的 50%~60%。髓核呈胶冻状，有较强的弹性。水分可占髓核总量的 75%~90%。年龄越小含水量越

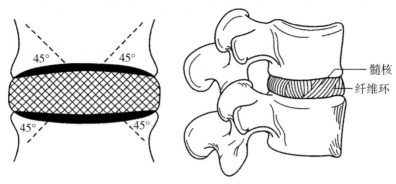

图 1-102　纤维环结构

高，体积也越大。出生时的髓核比较大而软，位于椎间盘的中央，不接触椎体。在幼儿时，椎间盘内层纤维环形包绕在脊索细胞的周围。10 岁后脊索细胞消失，仅有软而呈胶冻样的髓核。12 岁时髓核几乎完全由疏松的纤维软骨和大量的胶原物质构成。随着年龄增长，胶原物质则被纤维软骨逐渐取代。儿童的髓核结构与纤维环分界明显，老年髓核水分减少，胶原增粗，髓核与纤维环分界不明显，成年人髓核由软骨细胞样细胞分散在细胞间质内。

　　髓核具有可塑性，虽然不能被压缩，但在压力下可变为扁平，其受力可以平均向纤维环及椎体软骨终板各个方向传布，起到分散应力的作用。在相邻脊椎骨间的运动中，髓核具有支点作用，如同滚珠，随脊柱屈伸向后或向前移动。此外，髓核在椎体与软骨终板之间，起液体交换作用，其内含物中的液体可借渗透压扩散至椎体。直立时压力增大，平躺时由于上面施加的压力消除，肌张力减小，液体经软骨板渗透至髓核。

二、腰椎间盘的生理功能

　　脊柱是整个运动系统较重要的部分之一，它承受着身体躯干部分以上的重量，又是四肢肌肉、骨骼的稳定支柱中心，使整个身体保持正常的生理姿势和躯干的各种运动，还有保护脊髓和脊神经的作用。在脊柱如此重要的功能中，椎间盘组织发挥着特殊的功能。它连接上、下椎体，并使脊柱在一定范围内伸屈、旋转和缓冲由上体传来的压力和下肢传来的震动，具有维持脊柱的生理高度和屈度等重要功能。在椎间盘的整体功能中，各种成分又具有不同的功能及特性。

　　1. 软骨板的功能

　　（1）保护椎体骨质在承受压力时免受直接磨损或创伤；

　　（2）防止髓核突入椎体松质骨内的重要屏障；

　　（3）软骨板上有许多微小孔道，具有半透膜的生物特性，是椎间盘营养物质供应和代谢产物排出的通道；

　　（4）在椎体发育成熟之前，是软骨细胞生长源之一，与骺环一起对椎体的生长发育起着无可替代的作用。

　　2. 纤维环的功能

　　（1）纤维环与上下软骨板及骺环坚固连接，保持脊柱在各种运动时的稳定性；

（2）纤维环围绕髓核分层排列，并且略有弹性，既能维持髓核的生理位置和形状，也能使脊柱的每个椎骨间有一定的活动度；

（3）纤维环与前、后纵韧带紧密结合，具有限制脊柱过度前伸、后屈、侧倾和旋转的功能；

（4）吸收髓核在各种压力下的传导应力，并将所受的压力均匀地分布于纤维环各部分，起到缓冲震荡或压力的作用。

3. 髓核的功能

（1）髓核在承受突然外力时，通过改变形态将应力传送到纤维环的各部分，起到吸收和传递外力震荡的作用；

（2）髓核虽不能收缩，但能变形，将压力均匀地传递到周围的纤维环，避免椎间盘的某一部位因过度承载压力而发生损伤，具有平衡应力的作用；

（3）髓核具有可塑性，其形态可随脊柱做各种运动时重心不同而改变。如脊柱前屈时，髓核的大部分移向椎间盘的后部；脊柱背伸时，髓核的大部分又移向椎间盘的前部；脊柱做旋转动作时，髓核的大部分位于中央。

三、腰椎间盘的生物力学

生物力学是研究能量和力对生物系统影响的一门分支学科，它将这些学科的基本原理和方法有机地结合在一起。

腰椎间盘作为腰椎连接的重要组织，无论静止或运动都对其产生各个方向的应力，使之成为最早退变的组织之一。腰椎间盘的生物力学研究有助于提供劳动保护、改善劳动条件，更深刻地了解其功能，并进一步从功能的变化推知生理或病理含义，从而进行预防和治疗。

纤维环的结构特点使得其可以承受强大的弯曲和扭曲，并形成了位移极小的稳定连接结构，防止髓核的突出，也决定了纤维环承受扭曲的载荷低于承受压载与拉载，因为当其被扭转的时候承载的仅仅是其中的一部分纤维。由于纤维环呈密封包围髓核，所以无论椎间盘承受何种载荷，纤维环的某一部分总会产生相应的张应力，而前部的纤维环比后部的纤维环承受更大的拉力系数和破坏张力。当腰椎向前外侧弯曲和压缩时，纤维环后部压力在局部集中，这成为髓核向后部突出较多的重要原因。通常纤维环允许有部分的裂解，但当裂解成碎片的时候，即使在最小的负荷下椎间盘也有可能突出。

髓核与纤维环之间没有明显的界限，其内产生的压力能够通过髓核均匀地分布到椎体的上、下面及周围的纤维环上。由于椎间盘将上下椎体分开的同时，已经使纤维环和韧带处于一定的张力下，同时髓核在正常的情况下就已经承受有压力，故人体在负重或运动的时候，椎间盘受到的压力将升高，致使髓核成为腰椎间盘的应力分布中承载压缩应力最大者。

在高负荷下，髓核能够发生永久性的变形，但却无法造成纤维环的破裂和髓核的突出，即使切开外侧纤维环亦无济于事。当加大压缩载荷甚至超过极限，最先发生破裂的始终是椎体，而与椎间盘正常与否无太大关系。当脊柱做耦合性动作时，才易发生髓核的突出。

髓核能完成三种类型的运动：①倾斜运动，无论从矢状面或额状面，均能顺利完成脊柱的伸展和屈曲；②旋转运动，指在两软骨板间的旋转运动；③滑动或剪切运动，指在软骨板间的滑移运动。三种运动都有椎间关节同时参与协同动作。髓核具有蠕变和滞后特性。蠕变性是指在不变的负荷作用下，持续一定时间后，变形会持续，时间是一个延续因素。蠕变使髓核的流体静水压降低了13%~36%，髓核内水分减少使负荷从髓核转移到纤维环。滞后性是指在反复作用下，椎间盘能吸收震荡力量的特性，人在跳跃时震荡从脚传到脑，基本上被椎体和椎间盘所吸收，体重轻的年轻人滞后力大，即吸收震荡力强，体重重和年龄大的人其椎间盘滞后力就小。震荡力反作用于同一椎间盘，其滞后力就会变小，易发生椎间盘破裂。随着年龄增长，髓核的水结合力下降，弹性功能逐渐减退，滞后性降低，逐渐丧失能量储存、传递和扩散应力的能力。

　　Nachemson发现人在坐位时一个椎间盘所承受的压力比躯干体重大3倍，站立时可以减小50%，仰卧硬板床减少80%~90%，而当跳跃时椎间盘所承受的压力比人静止时大2倍，由于椎间盘纤维环的排列方式，髓核所承受的压力比整个椎间盘压力大50%，外面纤维环的压力比整个椎间盘的压力小50%。当椎间盘受压向四周膨胀时，纤维环张力增大，如后侧方后纵韧带不完整，则腰椎间盘的形状可使其后侧方所受压力比椎间盘高1.5倍，故腰椎间盘突出以后侧方突出最多见。

　　正常情况下，当椎间盘承受长期的高水平的载荷，比如长时间的站立，组织实体会将间质水分挤出椎间盘，因此椎间盘的高度下降，当椎间盘上的载荷消失或减少时，比如睡眠时的卧位，水分回流进椎间盘内，使其体积恢复，有利于椎间盘的滞后性继续发挥。腰椎间盘突出症患者夜间长时间卧床，液体向椎间盘中央流动，导致椎间盘体积增加，一旦患者起身，椎间盘的压力会突然增加导致腰椎间盘突出，因此腰椎间盘突出通常发生在早晨。

　　在腰椎的各种生理活动中，以屈伸活动范围最大，前屈运动范围大于后伸范围。腰椎后伸使得椎间盘纤维环后外侧的应力升高，这成为椎间盘退行性改变纤维环破裂的重要原因。腰椎后伸时，上下关节突关节面对合，棘突靠近，甚至相邻两棘突相抵而使后伸运动受限，此时后部结构应力水平显著提高。较中立位增加了1.7倍，比前屈位增加了2.6倍，可能与关节突关节的异常有关，将引起关节软骨的损伤和（或）加速其退变过程。由此而产生的关节突增生肥大均可使神经根产生卡压，如合并椎间盘突出将会使临床症状进一步加剧。

　　腰椎前屈椎间盘纤维环后侧应力减少，纤维环的前侧虽然在腰椎前屈时应力达到最大，但由于其韧性较大，因此发生退变和损伤的机会相对较少。腰椎的前屈还可使髓核内更多的水分经椎间盘上、下方的软骨终板微孔排出，以加强液体的交换，而液体也更容易向纤维环的后侧弥散，使其得到更充分的营养。

　　然而当弯腰提物时，腰椎承受的负荷根据提物的重量和方式不断变化，此时，韧带、肌肉因其姿势不同而做出不同反应。人弯腰时，脊柱好像固定在骨盆上的带有枢轴的悬梁，骶骨相当于枢轴，第5腰椎及其与骶骨相连结的椎间盘位于悬梁的根部，所承受的压力最大。弯腰并维持平衡的时候，第5腰椎和第1骶椎间盘上所承受的压力与背部肌肉的作用力基本相等，减轻压力的最有效办法是让所提之物尽量靠近身体。

（张慧俭）

第四节 腰椎间盘突出症疼痛的发生机制

腰椎间盘突出症导致腰腿痛的机制，主要有机械受压学说、化学介质学说、细胞因子学说和自身免疫学说等。

1. 机械受压学说 突出的椎间盘压迫相应的神经根，引起神经根炎症和水肿，导致神经功能障碍，引起神经根痛；窦椎神经及其末梢分布在椎间盘的后纵韧带及纤维环的外层，椎间盘退变或纤维环撕裂松弛时，新生的神经末梢部分长入纤维环内层、软骨板内，病变的椎间盘产生机械刺激引起疼痛。

2. 化学介质学说 退变的椎间盘中可产生多种炎症介质，如磷脂酶 A_2、乳酸、糖蛋白、氢离子等，神经根局部炎性反应组织可释放内源性化学物质，包括缓激肽血清素、组胺、乙酰胆碱、前列腺素 E_1 和 E_2、白三烯等，这些物质可刺激敏感的神经末梢、神经根或神经根梢、窦椎神经而引起疼痛。

3. 细胞因子学说 在椎间盘病变的炎症发展过程中，有多种细胞因子参与。Takahashi等在突出椎间盘组织中检测到了 IL-1α、IL-1β、IL-6、TNF-α、G-MCSF（集落刺激因子）等细胞因子，这些因子在炎症级联反应中起信号传导作用。Cunha 等将 IL-1、IL-6 和 TNF-α 等炎性细胞因子分别注入鼠的前脚掌，两侧脚掌均诱发明显的痛觉过敏，其强度与药物剂量呈正相关，在局部注入这些细胞因子的抗血清后，上述作用明显减弱。

4. 自身免疫学说 神经根炎症也可能通过暴露的椎间盘组织所致的自体免疫反应而产生。Liu 等证实，随着椎间盘老化或退变，髓核中基质降解酶增加，使糖蛋白及连接蛋白裂解为高度异质性分子，在退变纤维环出现裂隙后，这些分子逸漏出来，介导自体免疫反应引起椎间盘和神经根的损伤。Spilliopoulou 等对突出的人椎间盘进行免疫球蛋白的定量分析，显示 IgM 呈有意义的升高。由于免疫反应，一个节段的椎间盘变性还可以引起其他节段的椎间盘变性和疼痛。但有关神经根痛的免疫反应机制尚须进一步研究。

（杨　军）

第二部分 腰椎间盘突出症的诊断与鉴别诊断

第一章 腰椎间盘突出症的诊断

第一节 临床表现

腰痛和（或）下肢放射性疼痛是腰椎间盘突出症的主要症状，重者可累及双下肢、马尾，出现双下肢疼痛和麻木、大小便障碍、鞍区麻木、足下垂、足大趾背伸无力等。病程长或累及自主神经者，其相应部位可出现皮肤麻木、凉感、蚁行感、烧灼感等。

（一）疼痛

1. 腰痛　因下腰部承受的压力大，故下腰部疼痛多伴一侧或双侧的臀部疼痛。其机制为腰椎间盘突出时，刺激外层纤维环及后纵韧带中的窦椎神经纤维所致。其性质为钝痛、刺痛或放射痛，程度轻重不一，也可出现急性疼痛、慢性持续性疼痛、反复发作性疼痛。

2. 骶尾部疼痛　若第4和第5腰椎间盘、第5腰椎与第1骶椎间盘脱出物游离后移入骶管，压迫骶管内骶神经，可出现骶尾部疼痛。或因为腰骶神经丛发育变异，突出的椎间盘刺激而导致疼痛。

3. 下腹部疼痛及下肢放射痛　腰丛各神经根在下腹部及下肢有相应的支配区域，腰椎间盘突出压迫神经根，产生相应神经根支配区域的放射痛。如第12胸椎与第1腰椎间盘突出，压迫第1腰神经根，出现腹股沟区疼痛；第1/2腰椎间盘突出，压迫第2腰神经根，出现大腿前外侧疼痛；第2与第3腰椎间盘突出，压迫第3腰神经根，出现大腿前内侧疼痛；第3与第4腰椎间盘突出，压迫第4腰神经根，产生向大腿前方的放射性疼痛；第4与第5腰椎间盘突出，累及第5腰神经根，其疼痛多在大腿外部、小腿前外侧、足背内侧及足蹈趾；第5腰椎与第1骶椎间盘突出，可累及第1骶神经根，其疼痛部位多在大腿后侧、小腿后侧、足背外侧及外侧的3个足趾。

4. 其他疼痛　臀部疼痛也不能排除腰椎间盘突出症的可能，腰椎间盘突出压迫骶神经，也可引起罕见的阴囊痛。

（二）麻木及其他感觉异常

腰椎间盘突出症患者，若突出物压迫刺激本体感觉和触觉纤维，会出现麻木症状。麻木的感觉区域也按神经根受累区域分布，可有一过性、间断性或持续性表现，所以不能作为判断腰椎间盘突出症轻重的重要依据；但若麻木兼有肌力下降者，说明病情较重。

患者除麻木外，也可出现蚁行感、烧灼感等异常感觉，也有出现患肢发凉、酸沉无力等症状。其机制为突出的椎间盘刺激了椎旁的交感神经纤维所致。

（三）肌肉萎缩

腰椎间盘突出物压迫神经根较重、较久者，神经根会出现缺血、缺氧、变性，导致神经麻痹，其支配的肌肉出现功能障碍，继而可导致肌肉萎缩。

（四）脊髓圆锥综合征和马尾综合征

脊髓末端变细呈圆锥状，称为脊髓圆锥，其下极位于第12胸椎至第1腰椎之间，其中大多数在第1腰椎平面，周围有马尾包围，包含膀胱中枢和肛门直肠中枢。马尾由第2腰神经根至尾节共10对神经根组成。若腰椎间盘突出较大或髓核脱出压迫硬膜囊可引起脊髓圆锥损伤或马尾损伤。

第二节　体格检查

（一）一般体征

1. 步态　为了减轻疼痛，行走时患者多将腰固定于某种舒适的姿势。症状轻者，步态可与常人相同；较重者，身体僵硬、姿势拘谨；严重者，行走时可出现跛行（身体前倾而臀部凸向一侧）。

2. 脊柱侧弯畸形　腰椎间盘突出症患者有不同程度的脊柱侧弯（图2-1）。

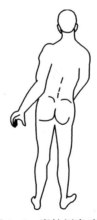

图2-1　脊柱侧弯畸形

脊柱可以向患侧侧弯，也可向健侧侧弯。侧弯的方向取决于突出物与神经根的位置关系（图2-2）：突出物在神经根的内侧称为腋下型，此时向患侧弯时突出物远离神经根，疼痛减轻，向健侧弯时突出物压迫神经根，疼痛加剧，久之形成保护性姿势，故腰椎凸向健侧；相反若突出物在神经根外侧，称为肩上型，此时向患侧弯时突出物压迫神经根，疼痛加重，向健侧弯时突出物远离神经根，疼痛减轻，久之形成保护性姿势，故腰椎凸向患侧。

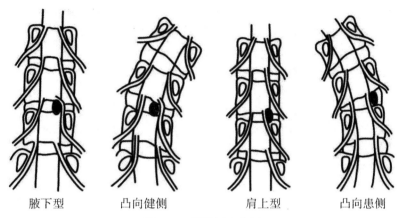

| 腋下型 | 凸向健侧 | 肩上型 | 凸向患侧 |

图 2-2　脊柱侧弯分型

3. 腰椎活动度　正常的腰椎活动范围为：前屈 90°，后伸 30°，侧弯 30°，左右旋转各 30°。

在腰椎间盘突出症中，腰椎的活动度在各个方向都会不同程度的受限。后伸时，椎间隙后方变窄而使突出物更为后突，加重了对神经根的刺激，疼痛更明显。

4. 压痛点　腰痛的压痛点一般在腰椎棘突下及棘突旁开 2 cm 左右的位置，臀部的压痛点多在环跳穴处（定位：侧卧屈曲下肢，股骨大转子最高点与骶管裂孔连线的外与中 1/3 交点处），下肢的压痛点一般在相应神经的传导路线上。

5. 神经系统体征　每块肌肉都有相应的神经支配，故在腰椎间盘突出症中，神经根的损伤会引起其支配区感觉、肌力、肌容积及腱反射的异常。

（1）感觉异常：多见浅感觉异常，针刺觉的检查方法是：患者闭目，医生用针头轻刺患处及相应健侧，请患者进行对比，说出具体的感受及部位。

（2）肌容积改变：在两下肢同一部位测量，做对比，并确定萎缩的范围和程度。

（3）肌力及肌张力异常：嘱患者放松，通过触摸肌肉的硬度及被动伸屈患肢时所感到的阻力来判断。根据肌肉力量的情况，肌力分为 6 级：0 级，完全瘫痪，无肌肉收缩；Ⅰ级，肌肉有收缩，但不能移动；Ⅱ级，肢体能平行移动，但不能对抗地心引力而移动；Ⅲ级，肢体能对抗地心引力而移动，但不能对抗阻力；Ⅳ级，肢体能对抗阻力，但力量较弱；Ⅴ级，肌力正常，行动自如。腰椎间盘突出症可出现下肢肌力的下降。肌力检查操作方法是：把患肢放置于可抬至的高处放开，根据患肢旋即下落（轻者）或立即下落（重者）可作评定，轻者有一部分功能活动，重者不能进行任何功能活动。

（4）腱反射异常：膝腱反射和跟腱反射的减弱或消失，与相应神经功能障碍的严重程度密切相关。膝腱反射减弱或消失是由于第 2、3、4 腰神经根受累，提示第 1/2、2/3、3/4 腰椎间盘突出；跟腱反射减弱或消失是由于第 1 骶神经根受累，提示第 5 腰椎与第 1 骶椎间盘突出。检查膝、跟腱反射时，叩诊锤敲击的强度不同，反射的强度也不同，故检查时力度要适度，两侧对比，反复检查。膝腱反射的检查（图 2-3），坐位较卧位时更敏感。跟腱反射的检查（图 2-4），跪位时较敏感。

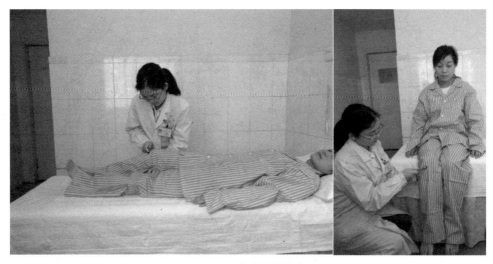

图 2-3　膝腱反射检查

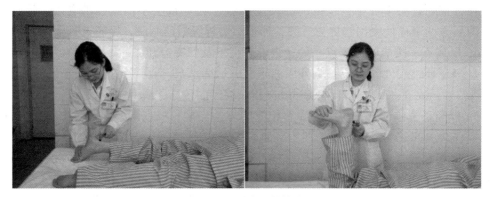

图 2-4　跟腱反射检查

（二）特殊检查

1. 直腿抬高试验和直腿抬高加强试验　患者仰卧位，双下肢对比检查，医生一手握住患者踝部，另一手置于其大腿前方，使膝关节伸直（正常下肢的抬高活动度大于60°，在这个范围内一般不会引起腰痛及下肢放射痛）。一般先抬高健肢，再抬患肢，抬起时若患者感到腰痛及下肢放射性疼痛为直腿抬高试验阳性（图 2-5），记录此时抬高角度。接着将患肢下落至疼痛消失，然后将患者足背伸，若再度出现下肢放射性疼痛为直腿抬高加强试验阳性（图 2-6）。若仅出现腰痛或腘窝部不适，或放射痛不过膝关节，则为阴性或可疑阳性。

两者均提示腰部神经受压，因为髂胫束损伤及腘绳肌紧张时直腿抬高试验也可出现阳性，而直腿抬高加强试验阳性是单纯坐骨神经受牵拉紧张的表现。所以后者较前者对腰椎间盘突出症的诊断更有临床价值。

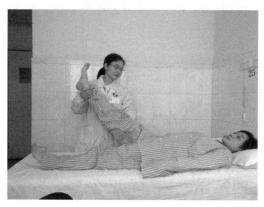

图 2-5　直腿抬高试验

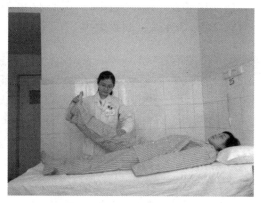

图 2-6　直腿抬高加强试验

2. 屈颈试验　患者仰卧位，也可站立或坐位，检查者一手置于患者胸前，另一手置于枕后，缓慢、用力地抬其头部，使颈前屈，若下肢出现放射性疼痛，则为阳性（图 2-7）。其机制为：屈颈时，硬脊膜上移，使脊神经根被动牵扯，加重了突出的椎间盘对神经根的压迫，因而出现下肢的放射性疼痛。有颈椎外伤者禁用此法以防脊髓损伤。

3. 仰卧挺腹试验　患者仰卧位，双下肢伸直，嘱患者腹部挺起，腰部离开床面，若出现腰痛及患侧下肢放射性疼痛，即为阳性（图 2-8）。如不能引出疼痛，可在保持上述体位的同时，用力咳嗽或用双手压迫颈静脉或深吸气并保持 30 s，也可同时用双手在腹部用力下压，若患肢有放射性疼痛即为阳性。其原理是通过增加腹内压力而增加椎管内压力，以刺激有病变的神经根，引发腰痛及患侧下肢放射性疼痛。

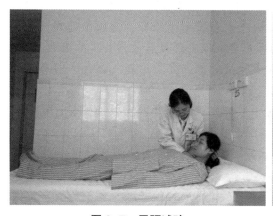

图 2-7　屈颈试验

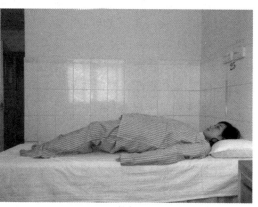

图 2-8　仰卧挺腹试验

4. 屈髋屈膝试验　患者仰卧位，双腿靠拢，嘱其尽量屈曲髋、膝关节，检查者也可两手推膝使髋、膝关节尽量屈曲，使臀部离开床面，腰部被动前屈，若腰骶部发生疼痛即为阳性（图 2-9），提示有腰部闪挫、劳损，或者有腰椎椎间关节、腰骶关节、骶髂关节等病变。腰椎间盘突出症患者该试验阴性，故可初步鉴别。

5. 股神经牵拉试验 患者俯卧位，将患肢的膝关节屈曲90°，将其小腿上提，出现大腿前面疼痛即为阳性（图2-10），提示第3腰神经根或第4腰神经根受刺激，多考虑有第2/3、3/4腰椎间盘突出。

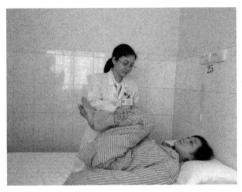
图2-9 屈髋屈膝试验

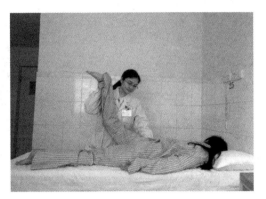
图2-10 股神经牵拉试验

（乔　敏）

附：诊断腰椎管内病变的两项体格检查

（一）股四头肌牵拉试验

腰椎管内病变的诊断比较复杂，沿用传统检查，如直腿抬高试验等，常对此症有漏诊。近年来，宣蛰人介绍的胸腹部垫枕试验诊断腰椎管内病变，检出率较高。在此基础上西安仲德骨科医院柳健院长通过对腰腿痛患者大腿前部及腹股沟处疼痛的观察比较，提出股四头肌牵拉试验，对判定腰脊神经根受累有明显的特异性。

1. 检查方法 患者俯卧位，两下肢伸直，垫置软枕于下腹部，使腰椎前屈，医生一手握住患肢足踝部，使足跟尽量后伸，询问患者大腿前部及腹股沟处疼痛有无加剧、减轻或消失，最后将软枕挪至患者前胸部，使腰椎后伸，重复检查一遍，询问患者大腿前部及腹股沟处疼痛有无加剧、减轻或消失。

2. 临床意义 根据上述检查结果，判定下肢痛来自腰椎管内或腰椎管外，或者两者兼有。

（1）疼痛在腰椎前屈位时（垫腹）减轻或消失，而在腰椎后伸位时（垫胸）加剧，考虑疼痛来自腰椎管内病变，视为本试验阳性。

（2）疼痛在腰椎前屈位时（垫腹）加剧，而在腰椎后伸位时（垫胸）减轻或无变化，应考虑疼痛来自股四头肌的炎症刺激，视为本试验阴性。

（3）下肢有明显压痛点，但腰椎屈伸位时无变化。此时，可能为腰椎管内和椎管外病变皆有之。常见于腰椎间盘突出症病程长者伴有严重腿部软组织损伤，这种情况也视为本试验阳性。

3. 作用原理 传统观点认为，当坐骨神经走行上出现明显压痛点时，对诊断脊神经受压有一定的价值，但此类压痛点在临床上出现率较低，常属非特异性，不能鉴别坐骨神经痛的性质和产生部位，但股四头肌牵拉试验能准确地反映腰椎管内的神经根压迫及炎性病变，是腰椎管内病变的必要体征。

据力学研究结果发现，腰椎前凸可减少椎管容积，相反前凸减少或轻度后凸能使椎管容积增加。因此腰脊柱伸位时椎管容积减少，脊神经根在腰椎管内受到压迫，下肢放射痛加剧；反之下肢放射痛则减轻。且当股四头肌受到牵拉后可带动髂腰肌收缩，使盘内压力增大，诱发或加重神经根的炎性刺激，由此产生损害性冲动，导致神经根所分布的肌肉组织发生痉挛，引起臀部及下肢放射痛。

（二）颈内静脉压迫试验

1. 检查方法

（1）常规试验：患者均匀呼吸，取站立或仰卧位，用单手或双手压迫双侧颈静脉 $1 \sim 3 \, min$，使脑脊液压力升高，刺激蛛网膜下腔内的脊神经根，若出现下肢麻木、疼痛者为试验阳性。

（2）加强试验：在颈静脉压迫基础上，医生嘱其屏气或一手掌用力压迫患者上腹部，使下腔静脉及胸腰段硬脊膜外静脉充血，可引起脑脊液压力的迅速上升，若原有腰腿痛加重，即本试验阳性。

（3）单侧颈静脉压迫试验：压迫一侧颈静脉引起腰腿痛加重，但压迫另侧颈静脉时压力无变化，称为单侧颈静脉压迫试验阳性，提示该侧神经根受压迫。

2. 禁忌证　严重的颅内压增高、颅内肿物、出血者。

3. 假阳性原因　操作不当；患者病情时间较长，椎管内突出物与神经根产生宽容效应；椎间盘突出为中央型；导致神经根压迫的突出物不是肩上型或侧隐窝型。

4. 操作要点　压迫期间应密切观察患者表情，若出现面色苍白，眼球转动不利应立即停止试验，并询问患者有无面部发胀，若无此现象则应调整压迫部位。

5. 作用原理　颈内静脉为颈部最大的静脉干，参与脑脊液循环，压迫颈静脉后，造成暂时性的颅内静脉系统充血和颅内压增高，脑脊液、椎管内静脉丛回流暂时受阻，使硬囊压力增高，硬脊膜膨胀，刺激压迫神经根，产生放射症状。这种压力的增加与颅腔和椎管腰段蛛网膜下腔的通畅程度密切相关。

（柳　健）

第三节　影像学检查

影像学是诊断腰椎间盘突出症的常用检查方法，有着重要的临床价值，常用的检查方法包括 X 线、CT、MRI 等。不同的检查方法有不同的适应证和优缺点，故临床医生应熟悉各项影像检查的适应证、优缺点，以便选择合适的检查方法。

一、X 线诊断

X 线是腰腿痛患者必不可少的检查手段之一，其对椎体大小形态、序列、小关节、棘突、横突、椎间孔的情况、椎间隙高度、腰大肌阴影等都能较为直观显示，不仅可以为腰椎间盘突出症的诊断提供参考，还可以排除腰骶椎有无骨性畸形（如骶椎腰化、腰椎骶化）、腰椎炎症、结核、肿瘤、转移癌及椎体骨折等。

常用的腰椎 X 线平片为腰椎正、侧位片，必要时加拍左、右斜位片或过伸过屈位片。

（一）腰椎 X 线表现

1. 正常腰椎 X 线表现　如图 2-11 所示。

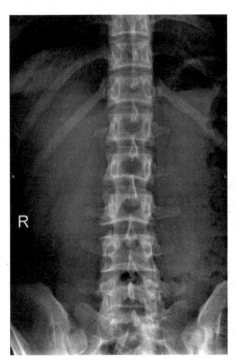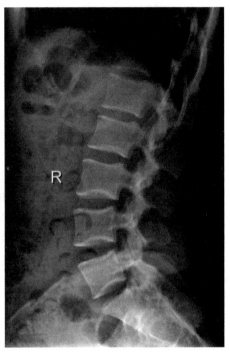

图 2-11　正常腰椎 X 线表现

2. 异常腰椎 X 线表现

（1）正位片：可看到椎间隙左右宽窄不等、腰椎侧弯、骨质增生（图 2-12）。

（2）侧位片：

1）腰椎生理曲度改变（图 2-13），严重者可出现后凸，提示腰椎序列不稳。

2）腰椎间隙后窄前宽（图 2-14），提示椎间盘突出。

3）多个椎体前缘骨质增生（图 2-14），表现为椎体前缘呈不同程度的磨角样改变。

4）第 4、5 腰椎椎体后上缘有骨性突出于椎体（图 2-15），考虑为椎体增生或软骨骨质增生或韧带附着处骨化而形成的骨化突起物。

5）Schmorl 结节（图 2-16）：椎体的软骨板破裂，髓核可经裂隙突入椎体内，造成椎体内出现半圆形缺损阴影，称为 Schmorl 结节。

3. 双斜位片　腰椎双斜位片可看到椎间孔变小，提示椎间盘突出或椎体旋转（图 2-17）。

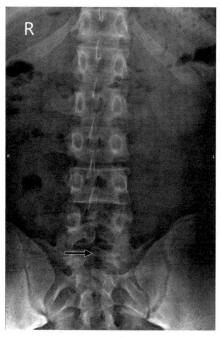

图 2-12　异常腰椎 X 线正位片

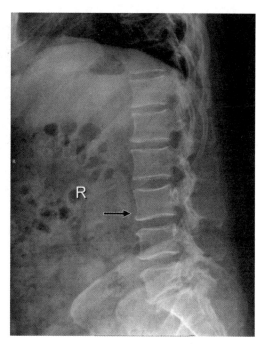

图 2-13　腰椎生理曲度改变

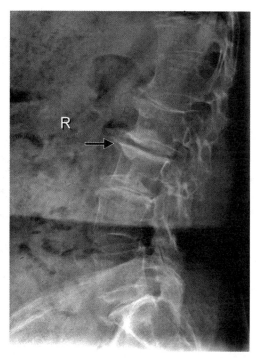

图 2-14　椎体骨质增生

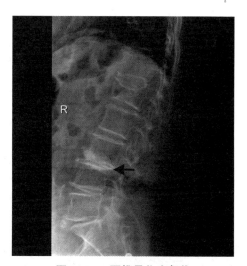

图 2-15　腰椎骨化突起物

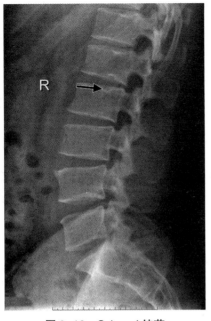

图 2-16　Schmorl 结节

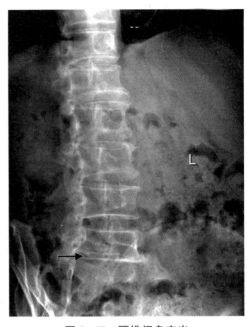

图 2-17　腰椎间盘突出

4. 过伸过屈位　腰椎过伸过屈位可看到椎体后缘是否在一条弧线上，若不在一条弧线上，提示椎体不稳或椎体滑脱（图 2-18）。

（二）X 线平片的优点和不足之处

X 线平片可以直观地看到椎体、椎间隙的改变，而不能呈现椎间盘的形态，诊断腰椎间盘突出症有一定困难，但对腰腿痛患者的初步检查、指导 CT 定位扫描均有一定的价值。椎间盘突出的程度和突出物与神经根的关系，还需采用 CT 或 MRI 进一步确诊。

二、CT 检查

CT 检查是诊断腰椎间盘突出最可靠的方法之一，可辨别突出物的大小和部位。

（一）腰椎间盘 CT 表现

1. 正常腰椎间盘 CT 表现　首先要看其定位片（图 2-19），才能确定椎间盘的节段。水平位

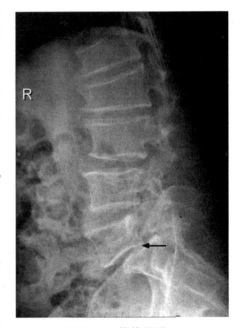

图 2-18　椎体滑脱

扫描分为软组织窗和骨窗（图 2-20），软组织窗能清晰地看到椎间盘、韧带等软组织的状况，骨窗能清晰地显现各腰椎椎体的影像。其中第 1~4 腰椎椎体之间的各个椎间盘（图 2-21）后缘正常是平直或稍向前凹；第 5 腰椎与第 1 骶椎间盘（图 2-22）正常是后凸的，与椎体后缘形状一致。

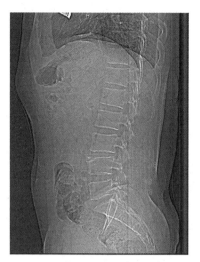

图 2-19　定位片

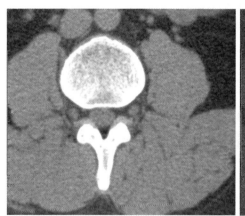
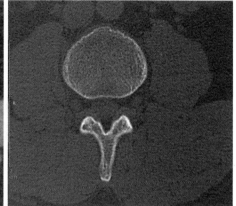

图 2-20　水平扫描

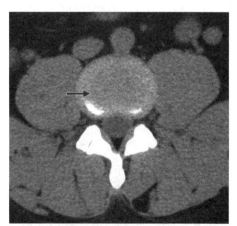
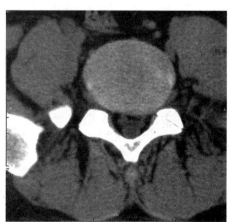

图 2-21　第 1~4 腰椎间盘　　　　图 2-22　第 5 腰椎与第 1 骶椎间盘

2. 常见异常腰椎间盘的 CT 影像　异常的腰椎间盘有膨出、突出与脱出的区别。腰椎间盘膨出（图 2-23）是髓核因压力而向椎体周围均匀的隆起，呈帽状影；突出（图 2-24 至 2-27）是髓核突向椎管内，仅有后纵韧带或薄的纤维环覆盖，表面高低不平；脱出是髓核掉入椎管内或完全游离。膨出、突出、脱出只反映了椎间盘突出的程度，只有出现相关的症状、体征等，才可诊断为腰椎间盘突出症。

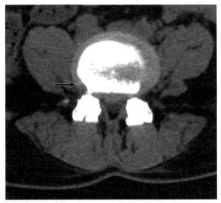

图 2-23　腰椎间盘膨出

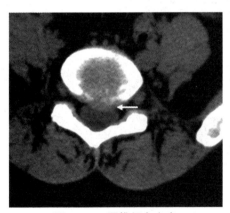

图 2-24　腰椎间盘突出

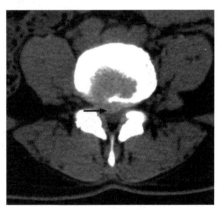

图 2-25　腰椎间盘突出

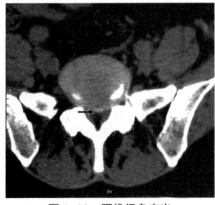

图 2-26　腰椎间盘突出

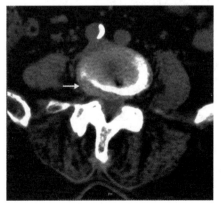

图 2-27　腰椎间盘突出

3. 伴随椎间盘突出的其他异常

（1）椎管或侧隐窝狭窄：CT能观察到关节突关节退变（图2-28）的程度、骨质增生、黄韧带肥厚（图2-29）、椎管的先天发育程度等。

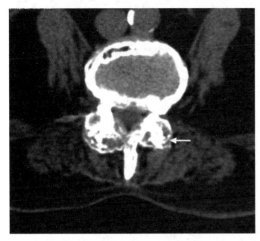

图2-28　腰椎关节突关节退变

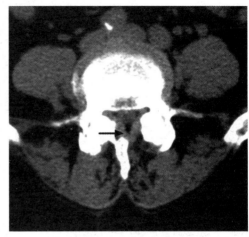

图2-29　黄韧带肥厚

（2）椎间盘真空征：CT上表现为不规则斑片状、散在的低密度气体影（图2-30）。多为髓核变性、脱水碎裂后，血液中的气体向椎间盘弥散所致。

（3）Schmorl结节：是断裂的软骨板向上或下嵌入椎体内形成不规则的钙化影（图2-31），为腰椎间盘脱出的一个类型（纵向脱出）。

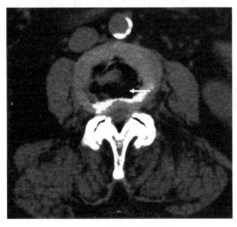
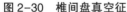

图2-30　椎间盘真空征

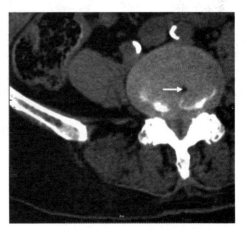

图2-31　Schmorl结节

（4）软骨板撕裂：需与突出物钙化相鉴别，软骨板撕裂（图2-32）在软组织窗和骨窗均表现为高密度影，突出物钙化（图2-33）在软组织窗表现为高密度影，在骨窗表现为低密度影。

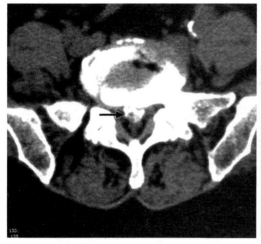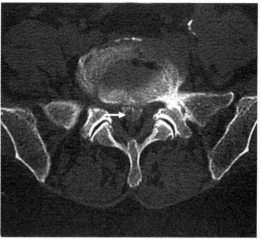

图 2-32　软骨板撕裂

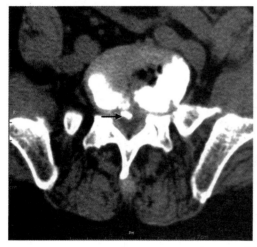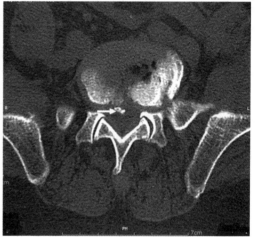

图 2-33　腰椎间盘突出钙化

（二）CT 的优点和不足之处

CT 扫描能清晰地显示腰椎各横断面的骨和软组织结构，尤其是椎间盘、关节突、侧隐窝和椎管内外结构的情况，是诊断腰椎间盘突出症较为可靠的检查方法。但 CT 不能了解整个腰椎形态，对椎间盘脱垂、椎间盘游离、严重脊柱畸形、椎管内肿瘤等病变的诊断有一定困难。

（乔　敏）

附：腰椎间盘 CT 扫描的定位线及图像特点

（一）定位线

CT 扫描腰椎间盘时，一般取侧位定位像，定位线有 5 条且应与椎间盘平行（图 2-34），每条定位线对应层面的图像如图 2-35 所示。

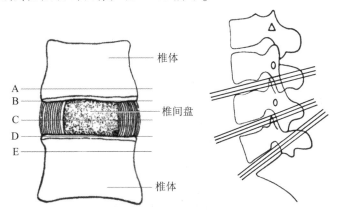

图 2-34　定位线

A—上终板下；B—上软骨板；C—盘黄间隙；D—下软骨板；E—下终板下

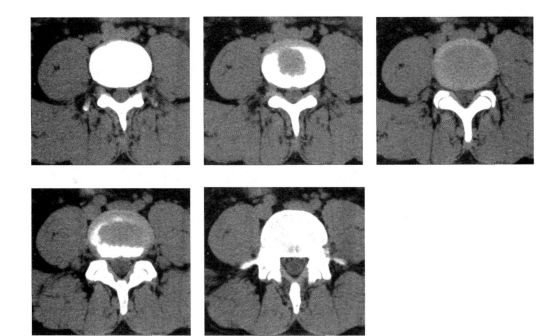

（1）第 4/5 腰椎间隙

图 2-35　椎间盘层面 CT 表现

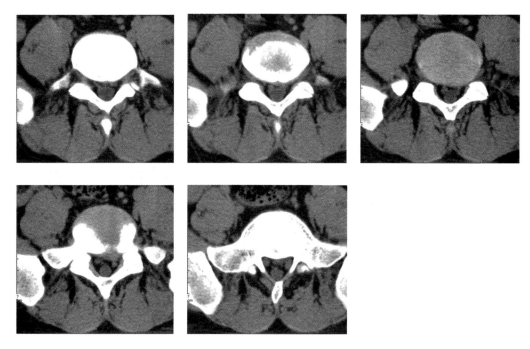

（2）第5腰椎与第1骶椎间隙

图2-35（续）　椎间盘层面CT表现

A层面为椎间盘上软骨板上层面，此处上关节突还未显现，同节段神经根从侧隐窝下端发出，神经根显影为断状面，游离度小，此层主要看突出物是否上翻压迫神经根，显示椎间孔上切迹的最大位置。B层面为椎间盘上软骨板层面，此处上关节突刚显现，椎体边缘垢环影，椎间孔变小，同节段神经根向前方走行，为斜坡影，此层面主要看椎间孔处是否压迫同节段神经根，第1骶神经根一般起于此层面。C层面为盘黄间隙（椎间盘与黄韧带之间的间隙），是软组织影，椎间孔变得越来越小，主要查看有无突出物水平移位压迫硬膜囊及下位神经根。D层面为侧隐窝入口处，椎间孔下切迹的位置，下位神经根由此向下穿出椎间孔，查看突出物在此是否压迫神经根。此层压迫神经根游离范围较小，往往症状较重，第5腰神经根一般起于此层面。E层面为下位椎体椎弓根层面，查看突出物有无向下移位对下位神经根造成压迫，第4腰神经根一般起于此层面。

（二）正常盘黄间隙扫描图

1. 第3/4腰椎间盘层面（图2-36）　主要特点为：后缘平直或内凹；矢状径大于横径；无效腔。

2. 第4/5腰椎间盘层面（图2-37）　主要特点为：后缘平直或内凹；矢状径大于横径；无效腔。

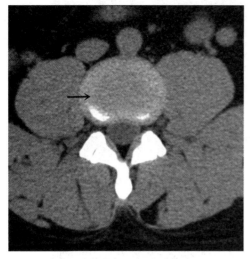

图 2-36　第 3/4 腰椎间盘层面

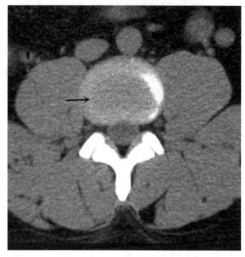

图 2-37　第 4/5 腰椎间盘层面

3. 第 5 腰椎与第 1 骶椎间盘层面（图 2-38）　主要特点为：后缘平直或略外凸；横径大于矢状径；没有无效腔。

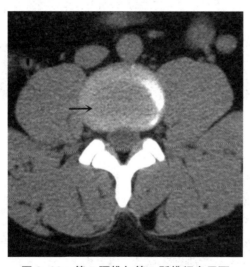

图 2-38　第 5 腰椎与第 1 骶椎间盘层面

（柳　健　孙　飞）

三、MRI 检查

MRI 检查方法包括普通检查和增强检查，前者采用不同脉冲序列、不同方位，对病变部位进行扫描；后者借助造影剂进行扫描。

（一）常见的腰椎 MRI 影像

1. 正常腰椎 MRI 表现（图 2-39）

2. 异常腰椎 MRI 表现

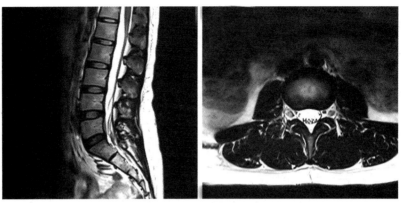

图 2-39 正常腰椎 MRI 影像

（1）腰椎间盘突出（图 2-40）：

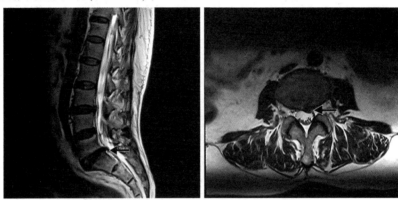

图 2-40 腰椎间盘突出

（2）腰椎间盘脱出（图 2-41）：

（3）腰椎椎体退变（图 2-42）：

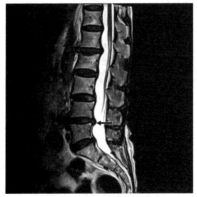
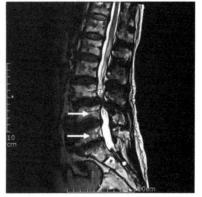

图 2-41　腰椎间盘脱出　　　　　图 2-42　腰椎椎体退变

（4）黄韧带肥厚（图 2-43）：

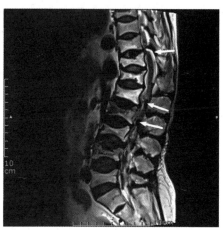

图 2-43　黄韧带肥厚

（5）终板变性（图 2-44）：

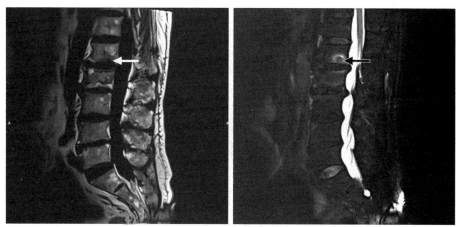

图 2-44　椎体终板变性

（6）椎体滑脱（图 2-45）：

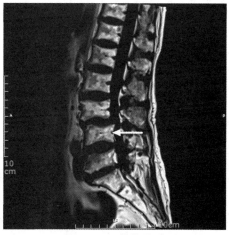

图 2-45　椎体滑脱

（二）MRI 检查的优点和不足之处

MRI 检查能区分出肌肉、脂肪、体液、肌腱和韧带等，对软组织的分辨率明显优于 X 线及 CT，且无电离辐射。但其对骨和钙化的识别不及 CT 灵敏，体内有金属物时不能行 MRI 检查。

四、特殊造影检查

造影检查是诊断腰椎间盘突出最常用的方法，临床上有很高的应用价值。其包括脊髓造影、腰椎磁共振脊髓成像等。

1. 脊髓造影　又称椎管造影，是将水溶性碘剂等显影剂注入蛛网膜下腔，然后通过 X 线片或 CT 以显示病变的检查方法（图 2-46）。多在第 3/4 或 4/5 腰椎间隙进针，待脑脊液流出后缓慢持续注入造影剂。脊髓造影后 CT 扫描，称为 CT 脊髓造影（CT myelography，CTM）（图 2-47）。

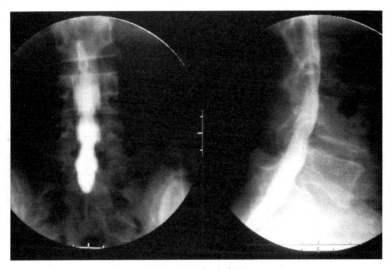

图 2-46　脊髓造影

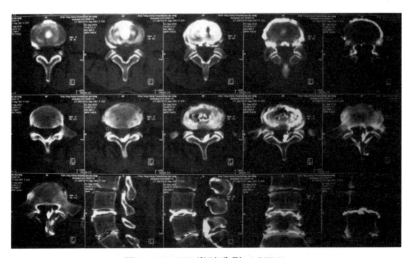

图 2-47　CT 脊髓造影（CTM）

脊髓造影可以明确椎管内病变、确定病变节段水平和病变范围，可以协助诊断椎间盘突出症，也可鉴别椎间盘突出、椎管内肿瘤及其他占位性病变；能更好地分辨累及椎管的椎间盘、黄韧带、脊髓、蛛网膜下腔和神经根鞘袖等。但 CTM 检查耗时长、价格高、造影剂神经毒性强等，且 CT 平扫已能解决大部分椎间盘的诊断，所以，只有 CT 平扫不能解决诊断时方考虑 CTM 检查。

2. 腰椎磁共振脊髓成像　又称磁共振椎管水成像，是利用相对静止的液体具有长 T_2 弛豫时间的特点，用重 T_2 加权技术使流动缓慢或相对静止的液体呈高信号，而使实质性器官及流动的血液呈低信号，从而使含液体的器官显影（图 2-48）。

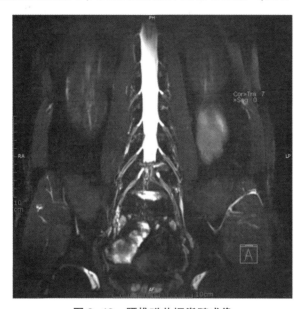

图 2-48　腰椎磁共振脊髓成像

腰椎磁共振脊髓成像技术安全、无创伤，能真实、准确地诊断腰椎管内病变，可间接显示硬膜囊受压及神经根移位程度，是常规 MRI 检查的有效补充。

第四节　诊断标准及定位诊断

一、诊断标准

采用胡有谷《腰椎间盘突出症》（第四版）2011 年制定的标准，综合临床症状、体征和影像学检查做出腰椎间盘突出症的诊断。具体标准如下。

（1）腰痛、下肢痛呈典型的腰骶神经分布区域的疼痛。

（2）存在按神经支配区域表现的肌肉萎缩、肌力减弱、感觉异常和反射改变四种神经障碍体征中的两种征象。

（3）直腿抬高试验或股神经牵拉试验阳性。

（4）影像学检查包括 X 线片、CT、MRI 或特殊造影等异常征象与临床表现一致。

二、定位诊断

定位诊断是通过患者的症状、体征来明确的。如腰骶痛，髋痛，大、小腿外侧放射痛、麻木，踇趾、足背麻木，偶有足下垂等症状；体征为直腿抬高加强试验阳性，若有肌力改变，则表现为踇趾的跖屈无力，结合症状、体征，提示第 4/5 腰椎间盘突出压迫第 5 腰神经根，定位病变椎间盘为第 4/5 腰椎间盘，病变神经根为第 5 腰神经根。另外，若一节椎间盘突出物较大者，也可以影响其相邻的神经根，所以临床中还要用 CT 或 MRI 等来验证此判断是否正确，症状、体征、影像学检查结果三者相符，才能明确诊断。

（乔　敏）

第二章　腰椎间盘突出症的鉴别诊断

一、腰椎管狭窄症

腰椎管狭窄症是由于黄韧带肥厚、小关节增生内聚、椎间盘膨隆突出、椎体滑脱、骨性退变等导致腰椎管、神经根管或侧隐窝狭窄引起其中内容物——马尾、神经根受压而出现的相应神经功能障碍。在临床上，腰椎管狭窄症是引起腰痛或腰腿痛常见的疾病之一。其主要临床特点是间歇性跛行，以及臀部、大腿、小腿的无力和不适，在行走或后伸后加重；另一临床特点是鞍区（会阴部）感觉异常和大小便功能异常。腰椎管狭窄症的主要症状和体征如下。

1. 下腰痛　多数患者有下腰痛的病史或伴有下腰痛。疼痛一般比较轻微，卧床休息则减轻或消失，腰椎前屈正常，后伸受限，也有患者疼痛局限在腰及臀部。此外，患者常描述下肢有放射性烧灼、麻木、胀痛感或无力。

2. 神经根压迫症状与体征

（1）间歇性跛行：患者站立或行走时，下肢有逐渐加重的疼痛、麻木、沉重、乏力等感觉，以至于不得不改变姿势或停止行走，蹲下休息片刻后症状减轻或消失，继续站立或行走时症状再次出现而被迫再次休息。因反复行走与休息，其行走的距离逐渐缩短。在爬山、骑自行车时，可不出现间歇性跛行。

（2）持续性放射性神经根症状：多为酸痛、麻痛、胀痛、窜痛，疼痛的程度不同。

（3）其他：也有一些表现为相应的神经根分布区痛觉减退、肌力减弱及腱反射减弱或消失。

3. 马尾压迫症　腰椎管狭窄可导致马尾受压迫，出现马鞍区的症状与体征及括约肌的症状，严重时可出现大小便及性功能障碍。

间歇性跛行是最突出的症状，患者主诉多而体征少，也是重要特点，少数患者有根性神经损伤的表现。腰椎 CT 或 MRI 扫描等特殊检查可进一步确诊。

腰椎间盘突出症一般无间歇性跛行症状，但椎间盘源性椎管狭窄症可出现间歇性跛行，需结合影像学检查鉴别诊断（图 2-49、2-50）。

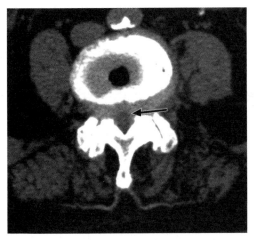
图 2-49　椎间盘源性椎管狭窄

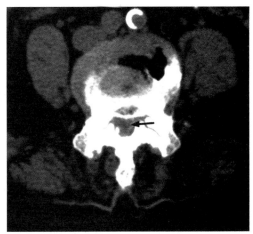
图 2-50　腰椎管狭窄

二、椎管内肿瘤

椎管内肿瘤包括起源于椎管内不同组织如脊髓、神经根脊膜的各种瘤样病变，压迫脊髓神经根引起各种神经功能障碍，压迫血管造成脊髓水肿、变性及坏死，能引起不同程度的脊髓压迫综合征。

（一）主要临床表现

椎管内肿瘤的主要临床表现是肿瘤所在平面的神经根损害及该水平以下锥体束受累的症状和体征。

1. 感觉障碍　神经根性疼痛为神经根或硬脊膜的刺激所致，部位较固定，常局限于一处并沿受累神经根分布区放射，性质如刀割、针刺或烧灼样，常呈间歇性发作。其表现为受损脊髓平面以下的感觉减退或感觉异常（麻木或蚁行感）。

2. 运动障碍　腰骶段表现为马尾损害征及肌力、肌张力、腱反射等异常。

3. 内脏功能障碍　直肠和膀胱功能障碍，表现为括约肌功能损害，可有大小便失禁。

（二）不同部位肿瘤的临床表现

1. 髓外肿瘤　病变早期症状轻，以根性放射痛为主，逐渐出现脊髓压迫症状，部分患者出现大小便功能障碍。

2. 髓内肿瘤　主要为肿瘤平面以下感觉减退，无根性放射痛，运动正常，随肿瘤的增大感觉障碍逐渐加重，并可出现运动障碍。

（三）常见椎管内肿瘤的 MRI 表现

1. 髓内肿瘤　绝大多数是胶质瘤，以室管膜瘤和星形细胞瘤最多见，在 T_1 表现为肿瘤与脊髓呈等信号或略低信号，肿瘤囊变信号更低；在 T_2 则表现为肿瘤呈高信号或略高信号，信号强度多不均匀。

2. 髓外硬膜下肿瘤　绝大多数是良性肿瘤，以神经鞘瘤、神经纤维瘤和脊膜瘤最多见，在 T_1 表现为与脊髓等信号或略低信号，T_2 则表现为肿瘤呈与脑脊液相似高信号，一般信号较均匀。

3. 硬膜外肿瘤　绝大部分是恶性肿瘤，一般以转移瘤或淋巴肉瘤最常见。肿瘤的MRI 信号多以中等强度信号为主，T$_1$呈略低或等信号，T$_2$呈等信号或略高信号，肿瘤可引起椎管及附近骨质呈浸润性改变，表现为椎体变形或骨质破坏，信号呈混杂性改变，一般椎间盘不受侵犯，而在椎管周围形成稍高信号软组织肿块，边界不清楚。

（四）椎管内肿瘤的 CT 表现

CT 检查髓内肿瘤（室管膜瘤、星形细胞瘤等）多见脊髓的局限性增粗胀大伴有蛛网膜下腔或硬膜外间隙的变窄，肿瘤密度均一，多为低或等密度，少数为高密度，肿瘤与正常脊髓界限不清，可增强或不增强。髓外硬膜下肿瘤（神经纤维瘤、脊膜瘤、脂肪瘤和肠源性囊肿）可因不同肿瘤类型表现各异：神经纤维瘤多呈等或稍高密度（图 2-51），因肿瘤的椎管外生长导致椎管或椎间孔的扩大，多见椎管内外相连的"哑铃"形肿块影；脊膜瘤多为高密度，明显均一强化；脂肪瘤（图 2-52）多呈分叶状低

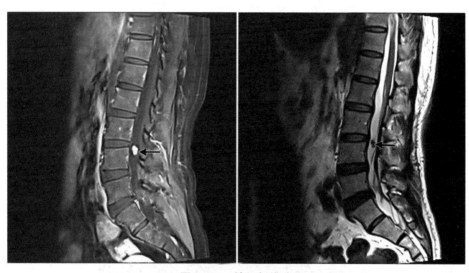

图 2-51　神经纤维瘤

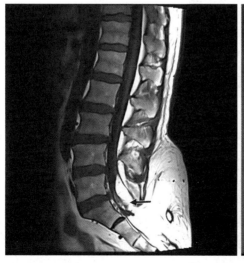
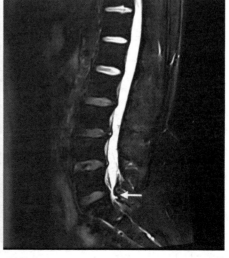

图 2-52　脂肪瘤

密度，肿块不强化；椎管内肠源性囊肿多位于颈胸髓的腹侧，边界规则清楚呈囊性，信号不强化或仅包膜轻度强化；但髓外硬膜下肿瘤有一共同的特征是：脊髓密度多正常，以受压移位改变为主。硬脊膜外肿瘤见椎管内边缘锐利的软组织肿块影，硬脊膜囊受压，脊髓呈浅弧形移位，相邻骨质可有破坏。

三、腰椎小关节紊乱综合征

相邻椎体的上下关节突构成腰椎小关节，为滑膜关节，有神经分布。当上、下关节突的关系不正常时，急性期可因滑膜嵌顿产生疼痛，慢性期可产生关节创伤性关节炎（图2-53），引发腰痛。疼痛多发生于棘突旁约1.5 cm处，可向同侧臀部或大腿后侧放射，易与腰椎间盘突出症相混。但该病的放射痛一般不超过膝关节，且不伴有感觉、肌力及反射异常等神经根受损体征。对鉴别困难的病例，可在病变的关节突注射2%利多卡因2 mL，如症状消失，则可排除腰椎间盘突出症。

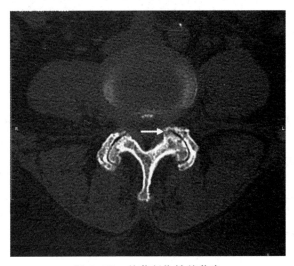

图2-53 关节创伤性关节炎

四、第三腰椎横突综合征

第3腰椎位于腰椎中部，其横突最长，多条腰背腹部的肌肉与筋膜附着其上，是腰椎活动枢纽及应力中心。因此，肌肉筋膜容易受到牵拉损伤。

第2腰神经根的后支紧贴第3腰椎横突尖端后方，当腰前屈及向对侧侧弯时，易受到牵拉与磨损而致其支配区产生疼痛、麻木等症状；并可牵涉前支引发放射性疼痛，波及髋部及大腿前侧，少数放射至会阴部。第3腰椎横突前方有腰丛的股外侧皮神经干通过，分布到大腿外侧及膝部，病变也可产生股外侧皮神经痛的症状。

第三腰椎横突综合征起病可缓可急，可有外伤史。体格检查：第3腰椎横突尖端明显压痛，局部肌肉痉挛或肌紧张。在瘦长型患者多可扪及第3腰椎横突过长。局部封闭时，当针尖达到病变区，可诱发原有症状再现，若局部封闭后疼痛立即缓解，则可排除腰椎间盘突出症。

五、腰椎压缩性骨折

腰椎压缩性骨折是指以椎体纵向高度被"压扁"为主要表现的一种脊柱骨折，也是脊柱骨折中最多见的一种类型。其临床以第11、12胸椎椎体和第1、2腰椎椎体最为常见，老年人由于骨质疏松的缘故，发生率更高。

（一）病因

1. 间接暴力　多见从高处跌落，臀部或双足着地后，力向上传导至腰部；或者是重物从高处掉下冲击头、肩、背部，力向下传导到腰部导致骨折；老年人由于骨质疏松严重（图 2-54），轻微外力如乘车颠簸，也会造成椎体的骨折。

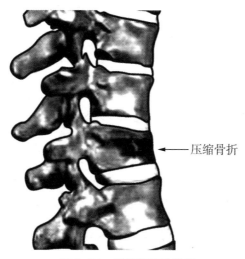

压缩骨折

图 2-54　腰椎压缩性骨折

2. 直接暴力　可见于交通事故、腰部被直接打击等，这类损伤往往伴有脊髓损伤，从而导致不同程度的瘫痪等严重后果。

3. 肌肉牵张　当腰骶部的肌肉突然强烈收缩时，可产生相当大的牵拉应力，从而造成椎体的附件如横突、棘突等骨折；破伤风或其他神经系统疾病引起的肌肉强烈收缩，也可导致胸腰椎椎体的压缩性骨折。

（二）临床分类

1. 稳定性骨折　凡单纯椎体压缩性骨折（椎体前方压缩不超过椎体厚度的 1/2，不合并附件骨折或韧带撕裂）或单纯附件（横突、棘突或单侧椎板、椎弓根）骨折均属稳定性骨折。这类骨折对脊柱稳定性影响不大，一般无韧带损伤，无明显移位倾向，在治疗上也较为简单，多用保守治疗，预后较好。

2. 不稳定性骨折　凡椎体压缩超过椎体厚度的 1/2，呈粉碎性，或骨折伴有脱位、附件骨折或韧带撕裂的均属不稳定性骨折。这类骨折多系强烈暴力造成，对脊柱的稳定性影响较大，多合并韧带撕裂及脊髓或脊神经根损伤，在治疗上较困难，大多需要手术，预后也较差。

腰椎压缩性骨折多有明确的外伤史；胸腰局部肿痛，外观可有后突畸形，局部有压痛及叩击痛，腰部活动不利，起卧过程中明显加重且拒绝帮助；伴有脊髓损伤者可有不同程度的脊髓功能障碍；X 线检查可明确骨折的类型和程度；CT 和 MRI 检查可明确脊髓受压的程度。腰部疼痛一般不向下肢放射；直腿抬高试验阴性，仰卧挺腹试验阴性；结合病史、症状、体征、影像学检查，易与腰椎间盘突出症相鉴别。

六、腰椎失稳症

正常腰椎的稳定性主要由椎间盘、关节突关节和韧带共同维持，周围神经、肌肉、腹压等因素也起辅助作用。随年龄增长、腰椎退变、创伤、感染、肿瘤、腰椎滑脱、脊柱手术等原因可造成腰椎不稳，产生一系列腰痛、腰椎活动障碍、下肢痛等症状。

腰椎失稳症是指腰椎的运动节段，即腰椎的功能性单位，两个相邻的椎体及其间的小关节、软组织稳定性降低，脊柱运动节段上产生的移位大于正常的生理范围，引发脊柱畸形，临床表现为下腰痛。

（一）临床表现

1. 症状　急性发作的下腰痛，可伴有慢性腰痛史，发作时常有明显的、非常轻微的外伤诱因，多数患者没有神经根压迫症状。疼痛常为双侧性，两侧疼痛可有不同。疼痛由下腰部或臀部向腹股沟及下肢放射，很少波及膝关节以下。不稳交锁现象、强迫体位，特别是由前屈位转为直立位时发生。疼痛剧烈，持续时间短，经休息、制动及物理治疗可在 3~4 d 缓解，易复发。

2. 体征　患者出现下腰痛时，脊柱常出现畸形，如腰椎前凸加大或消失、腰椎向侧方移位。腰椎棘突间可见和（或）可触及台阶感。

3. 动态体格检查　动态反映腰椎的活动范围，能够诊断腰椎节段性失稳。

（1）脊柱异常运动的检查：患者处于站立位并尽可能地向前弯腰，在这个过程中可能出现以下 6 种反常的运动。①弯腰的过程中经过某个位置时出现疼痛（未到或超过这个位置都不疼痛）。②伸直的过程中经过某个位置时出现疼痛（未到或超过这个位置都不疼痛）。③伸直的过程中需要用双手撑住大腿。④弯腰的过程中突然地加速或减速，或者弯腰的过程中出现脊柱的侧弯或旋转。⑤腰髋的反常运动，在回到站立位前，患者先屈曲膝关节并向前送髋。⑥弯腰<50°。只要出现其中一种反常运动，则脊柱异常运动的检查即为阳性。

（2）椎体间运动的检查：患者俯卧位，检查者将手掌的小鱼际肌侧置于检查的腰椎棘突上，然后由后向前施加压力，检查腰椎椎体与相邻椎体之间的运动，则出现过度运动和（或）引起疼痛。

（3）俯卧位腰椎失稳检查：患者处于俯卧位，将躯干置于检查台上，双足置于地上，检查者在检查的腰椎上施加压力（如椎体间运动的检查中所述），如果患者出现疼痛，则嘱患者抬起双腿，然后检查者再施加压力，如果疼痛消失则该检查为阳性。

（4）腰椎后部的剪切检查：患者处于站立位并将双手交叉置于腹前，检查者站于患者侧面，一只手臂越过患者交叉的双手置于患者腹前，另一只手的手掌置于患者的髋部以固定，然后检查者施加剪切的作用力，如果患者出现腰痛等类似的症状，则该检查为阳性。

（二）影像学检查

1. 常规腰椎 X 线正侧位片

（1）牵张性骨刺：表现为骨刺位于椎体的前方或侧方，呈水平方向突起，基底部距椎间盘外缘 2 mm；

（2）脊椎关节病：表现为爪行骨赘或模糊的骨赘；

（3）小关节病变：表现为关节突增生及椎间关节半脱位；

（4）椎间盘退行性变：表现为椎间盘高度降低；

（5）骶骨前移：表现为第 5 腰椎椎体在骶骨上向后滑移≥2 mm；

（6）退变性椎体前移：表现为上椎体在下椎体上向前滑移≥2 mm；

（7）脊柱硬化；

（8）真空现象：表现为椎间隙内出现充满气体的透明裂隙。

2. 动力位 X 线片（图 2-55）

（1）过屈过伸正侧位片：①椎体向前异常移位，腰前屈时明显。②椎体向后异常移位，腰后伸时明显。③椎间孔及椎间隙变窄。④椎弓根长度异常改变。目前，诊断腰椎节段性失稳主要依据腰椎屈伸侧位片，计算椎体在两张 X 线片矢状位上移位和成角的总和。诊断标准为：上椎体在下椎体上向前滑移或向后滑移≥4.5 mm 或≥15%，或者是第 1~4 腰椎中每两个椎体间的角度≥15°，第 4 腰椎与第 5 腰椎间隙的角度≥20°，第 5 腰椎与第 1 骶椎间隙的角度≥25°。

（2）侧弯正位片：①向一侧弯曲程度明显高于另一侧。②向一侧弯曲程度减低，同时向该侧旋转和倾斜的程度也减低。③椎间隙高度异常。④棘突和椎弓根排列异常。⑤椎体向侧方异常移位。

（3）牵拉-压缩腰椎正侧位片：牵拉时椎体向后异常移位，压缩时椎体向前异常移位。

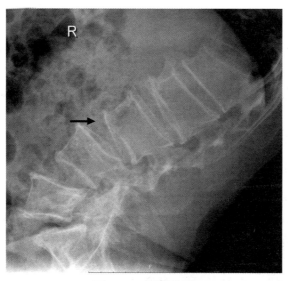

图 2-55 腰椎失稳

3. CT 扫描

（1）椎间盘膨隆，部分患者有椎间盘真空现象。

（2）黄韧带增厚骨化，两侧对称呈片状或山丘状，其厚度多超过 5 mm，黄韧带的关节囊部骨化向外延伸导致椎间孔狭窄，对神经根形成压迫。

（3）小关节突肥大，关节面边缘骨赘，以上关节突更明显，并突入侧隐窝及神经孔，关节面硬化，关节间隙狭窄，关节囊及韧带钙化。

（4）椎管中部狭窄。

CT 可清楚显示不稳定节段腰椎间盘退行性变及腰椎周围韧带和肌肉的情况。图像质量明显优于 X 线，能更清晰地显示腰椎节段性失稳在腰椎正侧位片上的表现，如牵张性骨刺、脊椎关节病、小关节病变、椎间盘退行性变、椎间盘的真空现象等。

4. MRI 扫描　由于 MRI 具有显示软组织的优势，可以通过 MRI 诊断腰椎间盘退行性变及腰椎周围韧带和肌肉的情况。

依据临床表现、体征和影像学检查的综合分析，才能对腰椎节段性失稳做出正确的诊断和与腰椎间盘突出症的鉴别诊断。

七、臀上皮神经损伤

臀上皮神经来源于第 1 至第 3 腰神经的脊神经后支的外侧支，下行越过髂嵴进入臀部时，经过腰背筋膜在髂嵴上缘附着处形成的骨纤维管，穿出到皮下，分布于臀部及股后外侧皮肤。臀上皮神经在经过深筋膜孔处受到刺激或卡压可产生一系列症状。其临床表现为腰痛及臀部疼痛，可扩散到大腿及腘窝，但极少涉及小腿；在髂后上棘外上方髂嵴缘下有明显压痛点，有时可扪及条索、结节；可伴有臀肌痉挛。局部封闭可立即消除疼痛。当腰部无体征，直腿抬高及加强试验阴性时，可排除腰椎间盘突出症。

八、骨质疏松症

骨质疏松症常表现为疼痛，一般骨量丢失 12% 以上时即可出现骨痛。以腰背痛多见，占疼痛患者的 70%～80%。疼痛沿脊柱向两侧扩散，仰卧或坐位时疼痛减轻，后伸或久立、久坐时疼痛加剧，日间疼痛轻，夜间和晨起时加重。其疼痛无明显的下肢放射，直腿抬高试验、仰卧挺腹试验、屈颈试验均为阴性；腰椎 CT、MRI 无明显的腰椎间盘突出；骨密度测定低于正常。易与腰椎间盘突出症相鉴别。

九、发育异常及神经根变异

腰骶神经根变异本身并不一定有临床症状，但在合并腰椎间盘突出或退行性改变如小关节增生、椎间孔狭窄、黄韧带肥厚等情况下，因畸形神经根活动性比较差，受压时难以移位，从而容易产生症状。神经根变异的分型根据其形态特点许多学者提出了不同的分类方法。Canon 分为 3 型；Potacehini 等由脊髓造影分为 5 型；Chotigavanich 将神经根畸形分为 6 型。而国内的吴汝舟建议分为以下 7 型。

1. 共根型　两支神经根在同一根袖内，高位或低位自硬膜穿出一段距离后再分为两支从各自椎间孔穿出。

2. 同根型 两支神经根从上位或下位的同一椎间孔穿出。

3. 邻根型 相邻神经根在硬膜外或内有纵向交通支相连。

4. 近根型 神经根从硬膜穿出的起点变异，相邻两神经根穿出硬膜的位置靠近，但根袖分开，可分为3个亚型：上一神经根低位发生；下位神经根高位发生；神经根与硬膜融合一段距离后在横位走行。

5. 双根型 一支神经根分为各自独立根袖的两条神经根穿出椎间孔。

6. 分支型 神经根穿出硬膜后又分出一支从邻位椎间孔穿出。

7. 混合型 两种以上的神经根畸形联合存在。硬膜内交通支型只有在尸体解剖中才能发现。

根据神经根自上一椎间盘上方或下方的硬膜水平发出这一解剖特点，在正常情况下，椎间盘突出一般为下位神经根受压的表现。而畸形的神经根，特别是联合根及紧贴神经根等神经根变异时，单纯椎间盘突出症状可表现为不同神经根受压的症状，甚至出现多根受压的症状和体征。由于神经根畸形容易受到压迫，所以即使在突出或增生比较轻微，也可表现出比较严重的症状。因此合并神经根变异的腰椎间盘突出的症状和体征往往显示出多变性和多样性。如果对此没有充分的认识，不仅非手术疗法中的暴力牵引和推拿易造成神经根的损伤，而且在手术中也会将异位神经根误认为神经纤维瘤或椎管内肿物切除，以致造成永久损害。对于非典型的椎间盘突出，应想到神经根变异的可能，借助脊髓造影、高分辨率CT及MRI以鉴别。

十、臀上筋膜脂肪疝

在髂嵴以下臀肌表面的深筋膜称为臀筋膜，沿髂嵴后部外缘处，有腰神经后外侧支的皮神经支及小血管穿出，脂肪丰富的人，特别是女性，常有脂肪球经此裂孔疝出至皮下，如果发生嵌顿，形成痛性球形包块，称为臀筋膜脂肪疝嵌顿，简称臀上筋膜脂肪疝或皮下脂肪疝。臀部皮下脂肪球在女性臀部检查时常见，正常情况下无痛；当伴随的血管或神经受到卡压、组织缺血及炎症刺激时，会产生疼痛。疼痛常呈酸痛、钝痛或锐痛，限于骶外侧部及臀部，可涉及大腿后，弯腰劳累时易发作。触诊可发现疼痛的球形肿块，多不能还纳；推拉或按压肿块，疼痛加剧，直腿抬高及"4"字试验阴性。利多卡因肿块根部封闭，可立即止痛。本症应与椎间盘突出症的骶后疼痛区别，主要鉴别点为局部球形肿块及推挤肿块引起疼痛。

十一、盆腔肿物

盆腔肿物鉴别主要包括子宫肉瘤和卵巢肿瘤。子宫肉瘤好发于老年妇女，生长迅速，侵犯周围组织，妇科检查可见子宫增大变软或有息肉状质脆赘生物脱出，其主要临床表现为阴道不规则出血、腹痛、腹部包块、腰腿疼痛等。如压迫膀胱或直肠可出现尿频、尿急、尿潴留、大便困难等症状；晚期可出现全身消瘦、贫血、低热或出现肺、脑转移相应症状。宫颈肉瘤或肿瘤自宫腔脱垂至阴道内常有大量恶臭分泌物。

卵巢恶性肿瘤主要症状为腹胀、腹部肿块和腹水。症状的轻重取决于：肿瘤的大小、位置、侵犯邻近器官的程度，肿瘤的组织学类型，有无并发症。若肿瘤向周围组织浸润或压迫神经，可引起腹痛、腰痛或下肢疼痛；若压迫盆腔静脉，出现下肢水肿；晚期可出现消瘦、严重贫血等恶病质征象。

十二、女性生殖系统炎症

腰椎间盘突出症主要与慢性盆腔炎相鉴别。慢性盆腔炎主要表现有：慢性盆腔痛（下腹部坠胀、疼痛、腰骶部酸痛等），月经失调，全身症状如乏力、低热、易疲劳等。若炎症沿宫骶韧带扩散到盆腔，可有腰骶部疼痛、下腹坠痛，但一般无明显的下肢放射痛，直腿抬高试验亦阴性。

（周　斌）

第三章　腰椎间盘突出症并发症的诊断

腰椎间盘突出症常易合并马尾综合征、腰椎管狭窄、退变性腰椎不稳、腰部肿瘤、骶管内神经根袖囊肿等。

一、腰椎间盘突出症合并马尾神经综合征

马尾通常支配盆腔内脏及会阴部的组织结构。马尾受到压迫时，早期可出现双侧严重坐骨神经痛，有时坐骨神经痛可双下肢交替出现，易与腰椎间盘突出症混淆，但马尾综合征还会出现会阴部麻木及排便、排尿无力，同时表现为阴部痛觉减退或消失，大小便功能障碍，进而导致急性尿潴留和肛门括约肌肌力下降，排便不能控制。女性患者可有假性尿失禁，男性患者可出现阳痿。

椎间盘与马尾关系密切，当侧隐窝狭窄或黄韧带肥厚时，突出的椎间盘可将马尾挤向椎管后外侧壁，致使马尾受压。

腰椎间盘突出症合并马尾损伤的发病基础是椎间盘退变、膨出或突出，在此基础上对马尾及神经根造成机械压迫，发生脑脊液、血液循环障碍，导致神经根水肿、渗出、出血，严重者可以出现变性、增生、瘢痕化、蛛网膜粘连等炎症改变，从而出现相应的马尾及神经根损伤的症状。

腰椎间盘突出症合并马尾神经综合征的诊断依据主要有以下几个方面。

（1）患者有反复发作的腰椎间盘突出症病史。

（2）临床症状突然加重，腰部剧痛伴单侧或双侧下肢剧烈放射性痛麻及鞍区麻木，在当时或数日后出现括约肌障碍，小腿肌肉瘫痪及（或）性功能障碍症状。

（3）发病前有明显的诱因，如闪挫、颠簸等外伤史。

（4）脊髓造影显示相应椎间隙造影剂中断，或中央旁有较大压迹，CT扫描显示椎间盘组织呈中央或偏一侧有较大的突出压迫硬膜囊、神经根的改变、或合并椎管侧隐窝狭窄。

二、腰椎间盘突出症合并腰椎管狭窄

腰椎管狭窄分为腰椎管中心型狭窄和侧隐窝狭窄。

1. 腰椎间盘突出症合并腰椎管中心型狭窄　据文献报道，腰椎间盘突出症合并椎管狭窄者约占腰间盘突出症的37.6%。腰椎间盘突出症合并椎管狭窄的主要临床表现为腰腿痛、间歇性跛行、下肢麻木、感觉障碍、括约肌功能障碍等典型症状。腰椎管狭窄症好发于中、老年，起病缓慢，主要症状是腰痛、腿痛和间歇性跛行，腰痛在下

腰部，站立、行走时加重，坐位及侧卧屈髋时减轻，其体征不明显，这与椎间盘突出所引起的马尾综合征有所不同。

腰椎管中心型狭窄的诊断要点：诊断主要依靠影像学检查，X 线表现腰椎退行性改变、椎间隙变窄、无特异性；CT 平扫能准确测出椎管正中矢状径，但由于硬膜囊、神经根、黄韧带及椎间盘均为软组织，彼此比值较接近，有时不易分清。MRI 和 CT 对诊断有互补作用，但 MRI 对椎管狭窄的诊断不如 CT 敏感。因此对于经过上述检查诊断仍不能明确者采用 CT 脊髓造影，有助于提高诊疗率。

2. 腰椎间盘突出症合并侧隐窝狭窄　根据资料统计，腰椎管狭窄多为侧隐窝狭窄合并椎间盘突出。

侧隐窝狭窄多发生在三叶形椎管，患者发病年龄一般较椎间盘突出症大，有人认为 40 岁以下者椎间盘突出较多，40~50 岁间则椎间盘突出与侧隐窝狭窄骨性嵌压参半，50 岁以上者则骨性嵌压刺激增多。在症状方面，骨性嵌压不一定产生跛行性痛，而是在某一特定姿势活动时加重。本症病程长，检查中虽有坐骨神经痛，但直腿抬高受限轻，多发狭窄时可有多条神经根受累。

腰椎间盘突出症合并侧隐窝狭窄的发病原因在于椎间盘纤维环破裂后髓核突出，尤其以侧方突出为主，除可以直接挤压神经根外，同时可因相邻两椎体间关系及脊柱生物力学失衡、椎间关节及椎体后方应力增加，导致椎间关节突和椎体后缘骨质增生、黄韧带肥厚等，从而引起侧隐窝狭窄，甚至完全闭塞，进而卡压神经根而引发的一系列症状。

侧隐窝狭窄症病理类型复杂，与腰椎间盘突出并存时，既有典型的椎间盘突出引起的坐骨神经痛，又有椎管狭窄所致的间歇性跛行的特点，症状较单纯椎间盘突出为重，应综合分析病史、症状、体征、影像学检查和特殊检查来进行诊断。

腰椎管侧隐窝狭窄的诊断要点如下。

（1）患者年龄偏大，病史长，症状反复发作；

（2）常伴有间歇性跛行；

（3）症状多、体征少（腰部体征不明显，直腿抬高试验常为阴性）；

（4）CT、MRI 影像学检查呈现椎间盘突出、小关节突增大及内聚，黄韧带增厚之征象；

（5）保守治疗效果不佳。

三、腰椎间盘突出症合并退变性腰椎不稳

腰椎间盘突出症合并退变性腰椎不稳所致腰腿痛的现象日趋常见。腰椎不稳是腰椎间盘退变到一定程度的自然结果。腰椎间盘退变首先是髓核水分减少和纤维化，纤维环内层和中层破裂，外层纤维环变薄松弛并向周边膨隆，上下椎体间出现异常活动，出现影像学上的不稳，如伴有临床症状则诊为腰椎不稳症。腰椎间盘退变与腰椎不稳呈正相关。

目前，对于退变性腰椎不稳症的诊断尚无统一标准。贺学军等结合多位学者对腰椎不稳的表述认为其诊断标准为：①腰部严重的酸痛和（或）伴有下肢牵涉痛，劳累后加重，休息时好转。②腰部无力感，久站、久坐症状加重，有时出现"不稳交锁现象"。

③站位时竖脊肌明显紧张呈索状，而卧位呈明显松弛状态。④X 线表现椎间隙明显狭窄或前侧狭小而后侧开大，椎体前缘牵引性骨刺或真空现象，腰椎功能位 X 线片示椎体水平向前或向后滑移超过 3 mm 或成角大于 15°。⑤CT 显示明显的椎间盘及椎间关节退变。

四、腰椎间盘突出症合并腰部肿瘤

腰椎间盘突出症合并腰部肿瘤较少见，容易误诊，在诊断中应注意以下几个方面。

1. 体征 腰椎间盘突出症一般都有典型的体征，而腰部肿瘤的表现则多无特异性。

（1）直腿抬高试验：大部分腰椎间盘突出症患者直腿抬高试验阳性，腰部肿瘤、急性腰扭伤、强直性脊柱炎等亦可呈阳性，通过加强试验可以区分真假根性痛，若腰椎间盘突出症和腰部肿瘤合并存在，应注意鉴别。

（2）腰部外形及活动度：腰椎间盘突出症患者为减轻突出的椎间盘组织对神经根的压力或张力，常表现为腰椎侧弯或（和）生理前凸消失，腰椎活动时以某一方向受限为主。如腰椎各个方向活动均受限及疼痛者，应考虑合并肿瘤的可能。

（3）肌肉萎缩：腰椎间盘突出症患者神经根受压时间较长者可出现局限性的肌肉萎缩，多与神经分布区域相对应。若病史短而出现普遍性的肌肉萎缩，应考虑合并肿瘤等疾病。

（4）感觉改变：巨大的中央型椎间盘突出压迫马尾可引起马鞍区及会阴部感觉减退，但常不是消失，如果此区感觉消失，应高度怀疑合并硬膜内特别是髓内肿瘤。

2. 实验室检查及影像学检查 腰椎间盘突出症合并腰部肿瘤的实验室检查如甲胎蛋白定性阳性，碱性磷酸酶升高，血沉增快等；怀疑合并肿瘤者，MRI 是最有价值的检测手段；CT 能清楚显示腰椎管狭窄、腰椎间盘突出及合并侧隐窝狭窄和椎弓根断裂等。目前这些检查已普遍用于临床，虽在诊断椎体肿瘤时可发生误诊，但结合脊髓造影提高对软组织分辨率，从而能发现除腰椎间盘突出以外的椎管内、外占位性病变。

五、腰椎间盘突出症合并骶管内神经根袖囊肿

骶管内神经根袖囊肿也是引起腰腿痛的原因之一。一般于中年后发病，其发展与脑脊液的压力作用有关。骶管内神经根袖囊肿其囊壁与神经根毗邻，只有当其扩大并具有张力时，才对神经根压迫产生腰腿痛等症状。

骶管内神经根袖囊肿一旦出现症状，其临床表现酷似腰椎间盘突出症，根据症状、体征，有时两者难以鉴别。此病常有下腰痛，下肢乏力，小腿麻木，排尿困难及性功能障碍，有的发病较突然，常与体位改变有关，常因咳嗽、弯腰、大便等腹压增高而起病或症状加剧，平卧休息后症状缓解较快，病程多较长。

腰椎间盘突出症患者有下列特征者应考虑合并骶管内神经根袖囊肿可能。

（1）突然发作经短期卧床休息能迅速缓解的腰腿痛；

（2）症状随体位改变而有所改变；

（3）有以上特征者应做 MRI 检查以确诊。

（李伟峰　周　斌）

第三部分　腰椎间盘突出症的中医治疗技术

第一章　中医治疗技术的发展及现状

中医治疗技术是腰椎间盘突出症非手术治疗的主要手段之一，且具有简便、安全、疗效确切、患者依从性高的优势，在临床上广泛应用。

一、历代中医文献记载的治疗技术

腰椎间盘突出属中医"腰痛""腰腿痛"等的范畴，中医治疗该病有着悠久的历史，秦汉之前多以导引、砭灸等治法为主，形成了"牵引""针灸"治疗该病的雏形。《素问·血气形志篇》"经络不通，病生于不仁，治之于按摩醪酒"是中医推拿、外用药酒疗法的最早记载。内服中药治疗始于《金匮要略》中所载肾着汤和肾气丸。汉代华佗创编的"五禽之戏"中"引挽腰体，动诸关节"是预防和康复锻炼的最早记载。《诸病源候论·腰背痛诸候》将腰背痛分为肾虚、风痹、劳伤、闪挫、卧湿五种，较系统地进行了病因分类。唐代孙思邈《备急千金要方》不仅记载了筋伤的内外用药，还记载了老子按摩法、天竺国按摩法，归纳了擦、捻、抱、推、振、打、顿等治疗手法，丰富了推拿学的治疗内容，并提出了内外用药结合推拿的综合治疗理念，对当今该病的治疗仍有指导意义。唐代《仙授理伤续断秘方》强调动静结合、筋骨并重、内外兼治，首次强调患者除配合治疗外，养护和功能锻炼的重要性。到宋代逐步确立了活血化瘀、养血舒筋和培元固肾的三期用药，配合以辛热芳香、温经散寒和活血定痛为主的洗药、熨药、贴药和敷药等外治方法，奠定了内外用药治疗的基本原则和方法。清代《张氏医通》进一步把腰痛部位同内脏紧密联系起来，并应用经络和气血学说使之成为一个整体，用以论述其生理、病理和治疗。清代王清任《医林改错》根据不通则痛、"痛久必有瘀血"，首创了身痛逐瘀汤活血化瘀，逐步使腰痛病因、病机、立法、方药的理论体系更趋完善。

二、中医治疗技术的理论基础

中医理论的精髓是整体观念和辨证论治。中医认为人是一个有机的整体，以五脏为中心，与六腑相表里，完成气血津液的生成和气化，五脏与五体通过经络相合属，经行于四肢百骸而络于五体，"脉行其中而濡养之"，形成表里互动的有机整体。

1. 腰痛与脏腑　五脏的功能又称脏象，"脏象学说"认为"脏居于内，象现于外"，即藏于体内的五脏，决定其表现于外的生理病理现象。如壮年肾气充盛，则真牙生、筋骨坚、体盛壮、发长极。老年肾气虚衰，则面憔、发坠、齿槁、天癸竭、行体皆极。"以象猜脏"是中医认识疾病、诊断疾病的基本思维方法，《灵枢·本藏》篇说："视其外应以知其内脏，则知其所病矣。"朱丹溪曰："欲知其内者，当以观乎外；诊于外者，斯以知其内，概有诸内者必形诸外。"《正体类要·序》指出："肢体损于外，则气血伤于内，营卫有所不贯，脏腑由之不和。"因此，腰痛关乎肾虚和脏腑不和。

"脏象学说"认为筋、脉、骨、肉、皮是五脏之外合。肾在体合骨，肾主骨、生髓、通脑，诸髓皆为肾中精气所化生，肾不生精则髓不能满，肾虚则骨髓空虚，髓不养骨，骨不坚则易闪挫。腰为肾之府，乃肾之精气所溉之域，腰椎、腰部筋脉有赖于肾之精气的充养，肾虚则腰软无力。肝在体合筋，肝主筋，筋司关节，肝血不足，血不养筋，筋脉失养，筋不束骨。肝肾同源，肝肾亏虚，筋骨不坚，不荣则痛，所以中老年人成为椎间盘变性、膨出、突出症的高发人群，多见腰痛、膝软、胫酸、足跟痛，甚至腰脊不举、足不任身等症，国医大师张磊教授善用独活寄生汤治疗中老年腰痛，每获良效。脾在体合肉，脾为后天之本，脾虚运化不及，气血生化无源，肾失后天气血的充养，脾虚及肾，则肌肉萎软无力。现代年轻人过食肥甘厚味，久坐不动，缺乏锻炼，导致脾肾两虚，使椎间盘突出症的发病呈年轻化趋势。国家名老中医李发枝教授，常用补中益气汤加减治疗腰椎间盘突出症疗效颇佳。

2. 腰痛与经络　经络内络属于脏腑，外结聚于十二经筋，散于十二皮部。经络具有联络脏腑、运行气血、沟通上下，并有感应传导信息的作用。经筋是十二经脉连属的筋肉体系，皮部是十二经脉功能活动反映于体表皮肤的分区。《灵枢·本脏》："经脉者，所以行气血而营阴阳，濡筋骨，利关节者也。"《素问·痿论篇》："宗筋主束骨而利关节也。"《类经》提出经筋有"联缀百骸""维络周身"，维护关节的稳定，主导关节屈伸功能。"腰为肾之府"，肾与膀胱相表里，《灵枢·经筋》曰"肾足少阴之脉……上股内后廉，贯脊属肾络膀胱。是主肾所生病者……脊股内后廉痛"。《灵枢·经别》曰足少阴经筋"循脊内挟膂"。《灵枢·经别》又曰足少阴经别"至腘中，别走太阳而合"。"膀胱足太阳之脉……其直者，循肩膊内，挟脊抵腰中，入循膂。其支者，从腰中，下挟脊；其支者……挟脊内，过髀枢。是主筋所生病者……项背腰尻腘腨脚皆痛"。《普济方》中所说："夫足少阴肾之经也，属于腰而主于骨，足厥阴肝之经也，内藏血而主于筋，若二脏俱虚，令腰脚痛，筋脉挛急，不得屈伸也。"故肾之经脉病变常可引起腰臀部向下肢放射性疼痛。从经络角度阐释腰痛的病机、病性及病位，凸显了经络辨证的重要性。经络辨证是根据五脏与五体、气血、经络的相互关系归纳出的辨证方法，是指导中医治疗技术如推拿、针灸、筋针、小针刀、刺络拔罐等在腰痛诊治中的重要理论基础，在辨证组方取穴中亦发挥着重要的指导作用。

3. 腰痛的辨证体系　西医有人认为两个腰椎和其中间的椎间盘及周围肌腱、韧带和关节囊构成脊柱运动的最小功能单位。中医把整个腰脊作为身之大关节，由骨骼、肌肉、经筋参与构成。清代《医部全录》提出："腰脊者，身之大关节也，故机关不利而腰不可以转也。"腰部经络气血运行失常，运行气血受阻，经筋失去濡养，不通则痛、不荣则痛。外在筋、骨、肉病症，同时反映肝、肾、脾的脏腑功能及经、筋、肉病变。"肌肉解利"是经筋的生理常态。因此中医治疗腰痛有别于一般的内科疾病，其治疗是以脏腑辨证还是经络辨证，临床上也众说不一，有的认为按脏腑辨证，和肾虚有关；有的认为按经络经筋辨证，和筋伤有关，其理论基础一直困扰着临床工作者。根据中医相关文献整理，认为在局部针灸、推拿、针刀及中药局部外用治疗时，以经络辨证为主，一是循经选穴和局部取穴；二是兼顾脏腑辨证，远道取穴，涉及合穴、下合穴、经穴、络穴、郄穴、交会穴等特定穴。在内服、外用中药组方时，根据寒凝、瘀血、痰滞、肝肾亏虚等病因病机，以脏腑辨证为主，祛寒通络、活血化瘀、补益肝肾，兼顾经络辨证，加用引经药，均取得较好疗效。在脏腑理论的指导下，结合经络辨证，或以经络经筋辨证基础上，参考脏腑辨证，发挥整体观念和辨证施治的各自优势。

中医认为阴阳平衡是人体正常的生理状态，筋骨平衡也是阴阳平衡的一个组成部分，阴阳失去了平衡易导致疾病发生。中医治病理念，不是去除病灶，而是顺应自然，发挥机体自身调节能力，从而建立新的动态平衡。运用传统推拿手法疏通经络，遵循筋骨并重的原则，在脊柱前屈后伸旋转过程中松解粘连，调整病变微观结构，治筋与正骨相结合，从而达到筋归槽、骨归位，"筋柔骨正，骨正筋柔"的筋骨新平衡，纠正脊柱内外力学失衡，降低椎间盘内压力等作用，使突出的髓核达到恢复或无害化，帮助机体建立新的动态平衡。利用中药、针灸改善神经的内环境，消除神经根水肿和无菌性炎症，干预疼痛传导信号，从而使临床症状得以改善。中医治疗技术虽然不能溶掉髓核，去除骨刺，甚至不能使形态学发生改变，但能让临床症状改善或消失，其理论有几种假说：后纵韧带紧张致髓核回纳；神经根逃逸适应；突出髓核组织的脱水和退变；突出髓核组织被巨噬细胞吞噬、吸收等。这些均能起到消除病灶的作用，也是扶正祛邪的治疗。

三、中医治疗的主要技术

在脏腑理论和经络理论指导下，发挥整体观念和辨证施治的优势，为从脏腑、经络、气血调理治疗腰椎间盘突出症提供了理论依据，无论中药的内治、外用，还是针灸、推拿、整脊疗法、埋线疗法、割治或挑治、拔罐等只是方法不同而已。随着现代科学技术的不断发展，中医治疗技术也不断创新，增加了小针刀疗法、中药离子导入、中药针剂硬膜外腔灌注等技术。在中医望诊、触诊的基础上，借助影像 X 线、CT、MRI 等检查，提高中医治疗技术的客观性和精准性，也降低了治疗风险，提高了治疗的安全性。

随着对各种中医治疗技术机制的进一步研究发现，针灸能调整增强皮质的兴奋和抑制过程，还可以影响边缘系统、影响中脑的网状结构，下行能抑制脊髓背角传递痛觉信号，上行抑制丘脑束旁核的痛敏细胞放电；针灸刺激还可以激发神经细胞释放多种神经递质，如5-羟色胺、乙酰胆碱、内源性吗啡肽等，提高组织痛阈，参与镇痛过程。推拿、正脊和牵引等手法能松解筋骨、缓解局部的肌肉痉挛，使筋归槽、骨归位，纠正椎小关节紊乱，降低椎间盘内压力，纠正脊柱内外生物力学平衡，通过手法使神经根相对移位以改变神经根和突出物的解剖位置，减轻或消除突出髓核对神经根的刺激与压迫，松解突出椎间盘与神经根之间的粘连，调整神经通道，从而改善或解除疼痛，缓解临床症状。

　　腰椎间盘突出症的病因病机较为复杂，近年来笔者根据辨证论治思想和中药"相使、相须"配伍理论，也吸取西医疼痛治疗的上阶梯、下阶梯疗法，根据腰椎间盘突出症不同辨证分型和发病机制，以及各种中医治疗技术适应证，进行不同中医方法的优化组合，取长补短，发挥其相辅相成的协同作用，多靶点联合治疗，不仅缩短了病程，疗效也得到了较大提高。大多数患者治疗后，症状得到改善或临床治愈，这种组合治疗方案形成的临床路径，具有可重复性。例如对肌肉急、慢性损伤引起的疼痛，针灸加推拿手法效果明显；椎间盘内压力大引起的椎间盘源性腰痛用推拿、针灸加牵引；对腰椎间盘突出症、小关节紊乱、神经根压迫症状，在针灸推拿基础上加用整脊手法；对长期慢性炎症损伤形成的条索和粘连采用小针刀局部松解配合推拿，效果更佳。若感受风寒或病程日久加温针灸或拔罐或中药熏蒸，年龄偏大加用补肾壮骨药物。腰椎间盘突出急性期症状较重压迫神经严重，除用中药内服外用、针灸、推拿等技术外，可加用整脊、牵引及正清风痛宁针骶管治疗等；患者临床症状缓解后，给予中药进行调理。临床上有多例严重腰椎间盘突出症患者，影像学腰椎间盘突出较大，查体神经根压迫出现踝背屈肌力下降，踇背伸肌力下降，患者拒绝手术，经综合治疗后，下肢疼痛麻木减轻及肌力恢复，后期随访，患者能正常生活。

四、中医治疗技术的现状及对策

　　中医治疗技术是非手术疗法治疗腰椎间盘突出症的主要手段，有着广泛的前景。但中医治疗腰椎间盘突出症目前尚缺乏统一规范的诊疗标准，临床常见同一个患者到多家医院给出的治疗方案各不相同，也有些医生用一种治疗方法治疗所有类型的腰椎间盘突出症，疗效良莠不齐，致使治疗无重复性和可比性，业内认可度低，严重影响中医治疗技术进一步提高和推广。因此需要规范统一诊疗标准，分证型、分病程、分病位优化临床诊疗路径，规范中医治疗技术适应证选择，提高中医治疗技术合理配伍，严格疗效评价体系，这是今后中医诊疗的发展方向，也正是该书探讨的重要方面。

　　首先从临床诊疗规范化着手：现在的教科书和学术论文中医命名不一，腰痛的中医诊断、证候辨证分型缺乏统一规范。如内科教材以腰痛命名，《中医筋伤学》以腰椎间盘突出症命名，症候诊断也不规范，本书根据辨证与辨病相结合，将腰椎间盘突出症按中医命名分为腰痛和腰腿痛，更接近临床实际。

　　其次提高中医诊疗技术：在中医望、闻、问、切四诊合参的同时，借助现代科技的特殊检查设备和仪器，应用X线、CT、MRI等现代影像技术，显示腰椎、椎间盘、神经根、椎管等结构，使得腰椎间盘的微观结构也进一步直观化，扩大望诊的视野范围，提升中医诊断疾病、辨证分型、病位和病性准确度，真正做到精准辨证。

随着中医治疗技术作用机制的进一步研究，严格操作规范，掌握治疗技术的适应证、科学配伍、辨证施治各种中医治疗技术，筋骨并治，恢复经筋"肌肉解利"的生理状态，恢复腰椎生物力学结构，使中医治疗技术的疗效进一步提高，安全性和可重复性越来越好。

根据临床实践经验，腰椎间盘突出症中医治疗技术的规范选择，是保障疗效的关键。中医治疗技术效果好的适应证有：①椎间盘源性腰痛；②椎间盘突出较轻、发病时间不长的椎间盘突出者；③最外层纤维环没有断裂者；④突出没有突破后纵韧带者；⑤病程较长，但症状或体征较轻者；⑥椎管较宽大者；⑦神经根卡压没有影响运动功能者；⑧没有马尾损伤者；⑨年龄较大或身体疾病不能耐受手术者；⑩手术后仍有部分临床症状者；⑪手术后复发不愿再次手术者；⑫临床症状体征与影像检查结果不符，难以确定责任椎间盘者；⑬手术禁忌证者。而巨大椎间盘突出椎管严重狭窄、椎间盘脱出、椎间盘突出钙化、腰椎间盘突出合并二度以上腰椎滑脱的患者尽可能选择手术治疗。

其三，中医有三千年的发展史，进一步收集整理散落在民间的治疗腰椎间盘突出症的经方、验方、特色疗法，去伪存真，继承、改进、传承、发展中医治疗技术，还有很多工作要做，力求对临床有更多的帮助。

（周淑娟）

第二章　中药治疗

中药治疗腰痛历史悠久，有内服、外用两种方法。内服始于《金匮要略》中所载肾着汤和肾气丸。晋代《肘后备急方》系统记载了用中药外敷、药酒、药醋涂擦患处以缓解症状的外用方法。唐宋时期已经形成比较系统的临床分型和辨证施治，如外感腰痛用羌活胜湿汤加减，湿热腰痛用二妙散、当归拈痛汤，肾虚腰痛用独活寄生汤，虚劳腰痛用金匮肾气丸，闪挫腰痛用复元通气散等。

第一节　内　服

一、汤剂

辨证论治和整体观念是中医学诊疗疾病的精髓，个性化的诊疗方案使得每个病人的治疗方法各不相同，因此出现了针对腰椎间盘突出症同病异治的治疗体系。在腰椎间盘突出症处于不同的阶段，在同一阶段出现不同的临床症状，而要用不同的药物或方剂进行治疗，这也正是中医治疗腰椎间盘突出症的辨证论治和整体观念思想的具体体现。笔者将腰椎间盘突出症根据病程和证候分型进行论述，更有利于初学者结合自己的临床情况施治。

1. 辨病程　参考古代筋伤病活血化瘀、养血舒筋和培元固肾的三期治疗用药原则。临床上习惯将腰痛分期立法治疗，各家虽有不同，但都大同小异，韦坚义根据中医辨证将腰椎间盘突出症的发病过程分为急性疼痛期、整复期、缓解期及后期；毛锦龙则分为急性期、缓解期和康复期；尚忠麟则分初、中、后三期。根据不同时期的临床表现、四诊资料，结合笔者的临床经验将腰椎间盘突出症分为急性期、缓解期和恢复期三期。

（1）急性期：见于腰椎间盘突出症的急性损伤，或慢性病程急性发作、炎性水肿期，多在急性发病后 7 d 左右。病理特点为脉络损伤，瘀血阻滞，为肿为痛。症见腰腿部疼痛或麻木，痛处拒按，强迫体位，咳嗽、排便等腹压增高时疼痛剧烈。治疗以活血化瘀、消肿止痛为主，以身痛逐瘀汤加减（秦艽、川芎、桃仁、红花、羌活、没药、当归、灵脂、香附、牛膝、地龙、甘草等）或活血止痛汤加减（当归、苏木末、落得打、川芎、红花、乳香、没药、三七、炒赤芍、陈皮、紫荆藤、地鳖虫），配温经活血止痛的中药熏洗、塌渍外治法。调护：卧硬板床休息。

（2）缓解期：经过急性期治疗后，剧烈疼痛得以缓解，为病后 7～20 d。病理特点为脉络损伤、瘀肿渐消。症见腰腿疼痛减轻而未消失，劳累后加重，治宜益气活血、舒筋通络。常用补中益气汤合小活络丹加减（黄芪、炙甘草、人参、白术、当归、川芎、白芍、乳香、没药、地龙、香附、胆星）。或用补阳还五汤加减：（黄芪、当归、赤芍、地龙、川芎、桃仁、红花、牛膝、乌梢蛇），补气活血、通络止痛。调护：腰背肌康复锻炼。

（3）恢复期：腰椎间盘突出症经综合治疗后，腰腿痛症状基本消失，偶有隐痛，腰脊酸软无力或麻木，不耐久坐立，甚则下肢痿痹，为病后 3～4 周以后。病理特点为久病耗伤气血，肝肾亏虚，筋脉不荣，筋骨失于濡养，肉不充，筋不强，骨不坚。治以补肝肾、益气血、强筋壮骨、宣痹通络为主，常用独活寄生汤加减（独活、寄生、杜仲、牛膝、细辛、秦艽、茯苓、桂心、防风、川芎、人参、甘草、当归、芍药、干地黄）。若肾亏腰痛、膝软无力、小便频数，治以壮腰健肾、养血祛风湿为主，用壮腰健肾丸加减（狗脊、黑老虎、千斤拔、桑寄生（蒸）、女贞子（蒸）、鸡血藤、金樱子、牛大力、菟丝子）。调护：腰背肌及下肢康复功能锻炼。

临床分期是根据腰椎间盘突出症诊治的普遍规律总结而成，但各期之间没有严格的界限，病程不能截然分割，还应根据个体差异、发病缓急、病程长短、痛势轻重及临床表现辨证施治。

2. 辨证分型　结合临床经验并参照《中药新药治疗腰椎间盘突出症的临床研究指导原则》的分型，笔者根据症状将腰椎间盘突出症分为如下四型：寒湿型、湿热型、瘀血型、肾虚型四型。

（1）寒湿型：症见腰腿冷痛重着，自觉腰部怕冷拘紧，屈伸不利，疼痛遇寒加重，得温减轻，多有下肢怕冷麻木感，苔白腻，脉沉而迟缓。治则：祛风除湿，通络止痛。寒邪重用乌头汤加减；湿邪重用甘姜苓术汤加减；湿久痰瘀内阻用小活络丹或独活寄生汤加减。常用药物：独活、细辛、秦艽、黄芪、桂心、川断、杜仲、茯苓、防风、川芎、人参、当归、芍药、牛膝、制附子、苍术、乌梢蛇、甘草。

（2）湿热型：症见腰腿沉滞困痛，转侧屈伸不利，热天或阴天加重，胸闷纳呆，口苦便溏，小便赤短，苔黄腻，舌质偏红，脉濡数。治则：清热利湿，通络止痛。方用当归拈痛汤加减或宣痹汤加减。常用药物：茵陈、防风、知母、泽泻，升麻、白术、黄芩、黄柏、葛根、人参、甘草、苦参、苍术、薏苡仁、牛膝、地龙、当归、连翘、落得打、防己、猪苓、羌活等。

（3）瘀血型：症见腰腿疼痛剧烈，痛有定处，痛处拒按，强迫性体位，转侧困难，舌质紫红或舌边瘀斑，脉涩。治则：活血化瘀、通络止痛。方用身痛逐瘀汤合活络效灵丹加减。兼痰瘀型：症见腰腿酸困疼痛，或冷痛，或疼痛夜甚、体胖懒动，腰部屈伸不利，纳呆便溏，舌淡暗边有齿痕，苔厚腻，脉沉细。治则：化痰除湿，活血止痛。方用小活络丸加减或双合汤加减。常用药物：赤芍、桃仁、红花、鸡血藤、乳香、没药、五灵脂、香附、胆南星、制附子、橘络、地龙、地黄、当归、川芎、半夏、茯苓、陈皮、甘草、白芥子、竹茹、生姜。

（4）肾虚型：症见腰背酸痛反复发作，遇劳更甚，喜按喜揉，有时伴耳鸣、耳聋或面色㿠白、畏寒肢冷、小便清长，舌淡或少苔，尺脉细弱。治则：补益肝肾，强筋壮骨。肾阳虚者，方用右归丸或金匮肾气丸加减，以温补肾阳，药用：地黄、山药、山茱萸（酒炙）、茯苓、牡丹皮、泽泻、桂枝、制附子、牛膝、车前子（盐炙）；肾阴虚者，方用左归丸加减，以滋阴补肾，药用：枸杞子、龟板胶、鹿角胶、牛膝、山药、山茱萸、熟地黄、菟丝子；疼痛明显者，加当归、红花、丹参。

腰椎间盘突出症以肾虚为本，以经络不通为标。"久痛多瘀、久痛入络、久病多虚、久病及肾"，治疗原则以补益肝肾、兼活血通络为法，标本同治，国医大师张磊教授善用独活寄生汤为基础方进行治疗，张老指出寄生、杜仲、牛膝、干地黄补肝肾、强筋骨；独活、细辛、秦艽、防风祛风通络；川芎、当归、芍药、干地黄补血活血；人参、茯苓、桂心、甘草益气健脾。如疼痛严重或麻木者，加地龙、土鳖虫、乌梢蛇、蜈蚣、全蝎等通络止痛；腰膝酸软者，加狗脊、补骨脂，以补肝肾、强腰膝，重建阴阳平衡。名老中医李发枝教授则善用补中益气汤加杜仲、川断、补骨脂治疗腰椎间盘突出症，也获得良好疗效。李老认为"气为血之帅"，腰痛患者多久坐少动，伤气伤肉，补中气可帅血行，补中益气汤又可健脾以生化气血，充养先天肾精，兼健脾强壮肌肉，加川断、杜仲、补骨脂，以补肝肾、强筋骨，具体药物：黄芪、炙甘草、人参、当归、橘皮、升麻、柴胡、白术、杜仲、川断、补骨脂、威灵仙。若疼痛较重者，加制乳香、没药、红花、地龙、川牛膝、乌梢蛇等。

二、成药

腰椎间盘突出症引起的腰腿部疼痛往往病程较长，中药汤剂煎煮、储存、携带不便，影响患者使用；而中成药是中医药的重要组成部分，其疗效确切，且携带、使用方便，临床应用广泛，历史悠久，易于推广。

1. 寒湿型

（1）腰息痛：

主要成分：白芷、续断、防风、川加皮、杜仲、红花、三七、千年健、防己、海风藤、制草乌、对乙酰氨基酚等。

功用：舒筋活络，祛瘀止痛，活血祛风。

用法用量：口服，一次2粒，一日3次，饭后服。

（2）腰痛宁：

主要成分：马钱子粉（调剂）、土鳖虫、川牛膝、甘草、麻黄、乳香（醋制）、没药（醋制）、全蝎、僵蚕（麸炒）、麸炒苍术。

功用：消肿止痛，疏散寒邪，温经通络。

用法用量：黄酒兑少量温开水送服，一次4~6粒，一日1次，睡前半小时服用或遵医嘱。

（3）舒筋活络丸：

主要成分：五加皮、威灵仙、羌活、豨莶草、胆南星、川芎、独活、桂枝、木瓜、当归、牛膝、地枫皮。

功用：祛风除湿，舒筋活络。

用法用量：口服，用温开水或姜汤送服，一次1~2丸，一日1~2次。

（4）大活络胶囊：

主要成分：红参、白术、甘草、熟地黄、当归、何首乌、龟甲、乳香、没药、血竭、赤芍、肉桂、两头尖、麝香、冰片、安息香、沉香、木香、丁香、香附、水牛角浓缩粉、乌药、青皮、制草乌、麻黄、细辛、羌活、防风、蕲蛇、乌梢蛇、松香、骨碎补、天麻、天南星等。

功用：祛风止痛、除湿豁痰、舒筋活络。

用法用量：口服，每次6粒，每日2次。

2. 湿热型

（1）活络止痛丸：

主要成分：鸡血藤、何首乌、过岗龙、牛大力、豨莶草、豆豉姜、半枫荷、两面针、臭屎茉莉、走马胎、威灵仙、连钱草、千斤拔、独活、穿破石、薏苡仁、土五加、钩藤、山白芷、宽筋藤。

功用：活血舒筋，祛风除湿。

用法用量：口服，一次2量杯，一日3次，20 d为一疗程。

（2）当归拈痛丸：

主要成分：羌活、甘草、茵陈、防风、苍术、当归身、知母、猪苓、泽泻、升麻、白术、黄芩、葛根、人参、苦参。

功用：利湿清热，疏风止痛

用法用量：口服，一次9 g，一日2次。

（3）四妙丸：

主要成分：苍术、牛膝、黄柏（盐炒）、薏苡仁。

功用：清热利湿。

用法用量：口服，一次6 g，一日2次。

3. 痰瘀型

小活络丸：

主要成分：胆南星、制川乌、制草乌、地龙、乳香（制）、没药（制）。

功用：祛风散寒，化痰除湿，活血止痛。

用法用量：黄酒或温开水送服，一次1丸，一日2次。

4. 肾虚型

（1）强筋健骨丸：

主要成分：川乌（制）、草乌（制）、马钱子（制）、续断、木瓜、川牛膝、天南星（制）、半夏（制）、陈皮、党参、石斛、钩藤。

功用：祛风散寒，化痰通络。

用法用量：用黄酒或温开水送服，一次10~15粒，一日2次。

（2）益肾蠲痹丸：

主要成分：骨碎补、熟地黄、当归、徐长卿、土鳖虫、僵蚕（麸炒）、蜈蚣、全蝎、蜂房（清炒）、广地龙（酒制）、乌梢蛇（酒制）、延胡索、鹿衔草、淫羊藿、寻骨风、老鹳草、鸡血藤、葎草、生地黄、虎杖。

功用：温补肾阳，益肾壮督，搜风剔邪，蠲痹通络。

用法用量：口服，一次 8~12 g，一日 3 次。

（3）丹鹿通督片：

主要成分：丹参、鹿角胶、黄芪、延胡索、杜仲。

功用：活血通督，益肾通络。

用法用量：口服，一次 3 片，一日 3 次。

（4）壮腰补肾丸：

主要成分：熟地黄、山药、泽泻、茯苓、肉苁蓉（制）、红参、麦冬、菟丝子（炒）、车前子（炒）、菊花、远志（制）、白术（炒）、龙骨（煅）、牡蛎（煅）、续断、当归、黄芪、首乌藤、合欢藤、五味子（制）。辅料为蜂蜜。

功用：壮腰补肾，益气养血。

用法用量：口服，一次 1 丸，一日 2 次。

（5）壮腰健肾丸：

主要成分：狗脊（制）、金樱子、黑老虎根、鸡血藤、桑寄生（蒸）、千斤拔、牛大力、菟丝子、女贞子。

功用：壮腰健肾，养血，祛风湿。

用法用量：口服，浓缩水蜜丸一次 3.5 g，大蜜丸一次 1 丸，一日 2~3 次。

（6）藤黄健骨丸：

主要成分：熟地黄、鹿衔草、骨碎补（烫）、肉苁蓉、淫羊藿、鸡血藤、莱菔子（炒）。

功用：补肾，活血，止痛。

用法用量：口服，一次 1~2 袋，一日 2 次

5. 瘀血型

（1）舒筋活血片：

主要成分：红花、香附（制）、狗脊（制）、香加皮、络石藤、伸筋草、泽兰叶、槲寄生、鸡血藤、自然铜（煅）。

功用：舒筋活络，活血散瘀。

用法用量：口服，一次 5 片，一日 3 次。

（2）三七伤药片：

主要成分：三七、草乌（蒸）、雪上一枝蒿、骨碎补、红花、接骨木、赤芍、冰片。

功用：舒筋活血，散瘀止痛。

用法用量：口服，一次 3 片，一日 3 次，或遵医嘱。

（3）瘀血痹片：

主要成分：威灵仙、川牛膝、乳香（炙）、没药（炙）、红花、丹参、川芎、当归、姜黄、炙黄芪、香附（炙）。

功用：活血化瘀，通络止痛。

用法用量：口服，一次 5 片，一日 3 次，或遵医嘱。

三、秘验方

1. 风寒腰痛方　用川乌头 3 个生捣为末，加少许盐水调和，摊于纸帛上，贴痛处，须臾止。治风冷寒痹《太平圣惠方》。

2. 腰伤方（经验方）　当归、赤芍、续断、秦艽、苏木、延胡索、枳壳、木香（后下）、丹参。用法：水煎服，每日 1 剂，早晚分服，具有行气活血、通络止痛功效，用于腰部扭伤、积瘀肿痛、小便不利。

3. 腰痛新方（经验方）　紫河车，蜈蚣。将上药焙干研末，装入胶囊，每次口服 2 粒，日 2~3 次。治疗腰部酸痛、久治不愈者。

4. 腰痛（经验方）　狗脊、白芍、川芎、延胡索、牛膝、独活、酒大黄，上药共煎约 600 mL，将适量三七粉分 3 次冲服。治疗血瘀气滞、脉络痹阻等引起的腰痛。

四、食疗方

腰椎间盘突出症除要积极口服、外用药物治疗外，食疗是一种的辅助治疗方法，在日常生活中合理安排饮食，补足营养，服用高钙低脂精蛋白的食物，如核桃、黑芝麻、黑豆、黄豆、鱼虾类、牛奶、海鲜，并配合食用蔬菜类食品，以补肝肾、强筋骨、培固元气。但急性期卧床的患者，活动少，胃肠蠕动慢，多吃蔬菜水果及豆类食品，保持大便通畅，因在用力排便时可诱发或加重病情。以下介绍 4 种食疗配方。

1. 杜仲核桃猪腰汤　猪肾（猪腰）1 对切片，大枣 2 个去核，与杜仲 10 g、核桃肉 20 g、生姜 3 片、米酒 3 mL 同入炖盅，加水共煎沸后改小火炖 1 h。饮汤吃肉，每日 1 剂。功效：益气补肾，壮腰助阳。主治肾气不足型腰痛。

2. 当归生姜羊肉汤　当归、生姜各 30 g 切大片，羊肉 500 g 焯沸水、晾凉、切块，红枣 10 个。同入砂锅，加适量水共煎，沸后撇沫，改小火慢煮至羊肉熟烂。饮汤吃肉，隔日 1 剂。功效：温经散寒，活血定痛。主治阴寒内盛、气血凝滞型腰痛。

3. 芝麻粥　芝麻 15 g，大米 100 g。将芝麻用水淘净，轻微炒黄后研成泥状，加大米煮粥。每日 1 剂，供早餐食用。功效：补肝肾，益精血，润肠燥。可以缓解肾精亏虚型腰痛。

第二节　外　用

中药外用法是指将中药制成一定的外用制剂，按规定的方法施置于人体患部皮肤，使药物透过肌肤以达到治疗疾病的目的。外用药物虽然施置于人体患部，但理法方药和内治法相同，清代吴师机指出"外治之理，即内治之理，外治之药，即内治之药所异者法耳。"中药外用具有安全、简便、易行、价廉和效优的优点，是古今骨伤临床治疗的重要手段。常用的有熏洗、膏药和穴位贴敷等。

一、熏洗

熏洗在《仙授理筋续断秘方》中有"淋洗"或"淋浴"的记述，是将药置于锅盆中加水煮沸后熏洗患处的治疗方法。随着科技的进步，利用现代电子技术生产的电脑控制熏蒸床对局部疾患有特殊熏蒸疗法，有温通经络气血，活血止痛的作用。对风寒湿邪型、瘀血型腰痛引起的肌肉拘急、酸痛麻木效果明显。

药物组成：秦艽、狗脊、牛膝、木瓜、元胡、白芍、泽兰、透骨草、鸡血藤、老鹳草、桑寄生、川断、红花、川芎、桑枝、威灵仙、儿茶、冰片、制马钱子、制川乌、制草乌、细辛。

方法：取上方1剂置于熏蒸槽中，加水适量，电动水煎30 min。治疗时患者仰卧于治疗床上，暴露腰部，腰部距离液面20~30 cm，熏蒸温度以患者能耐受、腰部温热无灼痛感为宜。熏蒸时间为每次25~30 min，每日1次，10 d为一疗程。

注意事项：控制药液温度，防止烫伤皮肤。

二、膏药

膏药是用植物油或动物油加药熬成胶状物质，涂在布、纸或皮的一面，常温时为坚韧固体，用前预热软化，可以较长时间粘贴在皮肤上，起局部或全身性的治疗作用。通过外贴起到内治作用，可祛风寒、和气血、通经络、祛风湿等，如狗皮膏、万应膏、止痛膏等。注意事项：局部皮肤有创口、发生感染或有皮肤病的患者禁忌贴膏药；含有麝香类药物的膏药，孕妇不宜使用。

1. 驱风通络止痛膏

药物组成：天南星粉、半夏粉、川芎粉、草乌粉、薄荷脑、樟脑、胡椒粉、松香、蜂蜡、花生油。

制作方法：先将松香、蜂蜡、花生油熬至滴水成珠，加入前四种药粉至不黏手为度，入冷水1周后加后三种药粉即成。每贴用3~5日。

主治范围：风湿腰痛及瘀血腰痛。

2. 新型黑膏药

药物组成：①麻黄、豨莶草、海风藤、羌活、桂枝、生马钱子、田七、生龙骨、炮甲、白附子、乳香、没药、荜茇、山柰、独活、玄参、当归、荆芥、双花、川椒、干姜、急性子、木瓜、川芎、牛膝、杜仲、生川乌、生草乌、生南星、生半夏、牙皂、雪上一枝蒿。②公丁香、血竭、土鳖虫、炒白芥子、煅自然铜、红花、川断、蜈蚣、全虫、五倍子、水牛角粉、乳香、没药。

制作方法：将处方①的药物水煎三次，前两次煎3 h过滤，第三次煎2 h过滤，合并三次滤液熬成流浸膏。医用压敏热溶胶1 000 g，放入锅内加热融化，先将处方②细研的药粉徐徐加入，搅拌均匀，然后再加入流浸膏、50 mL氮酮，继续搅拌，然后摊膏。

主治范围：跌打损伤、腰椎间盘突出症。

注意事项：忌食鱼腥、牛肉、狗肉、鸡、竹笋等发物。

3. 痹痛膏

药物组成：川乌、草乌、川芎、威灵仙、土元、乳香、透骨草、没药、大黄、杜仲、川断、僵蚕、白芷、丹参、骨碎补、远志、黄芩、黄柏、冰片、姜黄、地龙、苦参、干姜、防己、甘草。

制作方法：诸药共研极细末，加入2%的72-6透皮剂，采用水凝胶技术制成水凝胶痹痛药贴，贴患处，每48 h一贴，20 d为一疗程。

主治范围：腰腿痛、腰椎间盘突出症。

4. 通络蠲痹膏

药物组成：生川乌、生草乌、生南星、生半夏、乳香、没药、肉桂、葛根、玄胡、丹参、川牛膝、蜈蚣、红花、桃仁、生大黄、三七、麻黄、狗脊、土鳖虫、威灵仙、桂枝、赤芍药、水蛭、桑枝、石菖蒲、川椒、白胡椒、血竭、樟脑、冰片、氮酮、远红外陶瓷粉。上述药材除血竭、樟脑、冰片、氮酮外，共同研成细粉，过100目筛，混合均匀，密封备用。

制作方法：取芝麻油、蜂蜡、松香放入锅内，依次溶化，加入药粉，混合均匀，加入血竭、樟脑、冰片、氮酮，完全搅拌均匀后即可摊膏。装袋密封，阴凉处保存，3 d后使用。

贴敷方法：先清洁所贴部位皮肤，再用生姜将皮肤擦红，根据病变部位大小选择适当型号的膏药，揭去膏药衬纸，贴在患部或相应的穴位上，用手捂2 min，不需用火烤，在人体热力的作用下，膏药表面软化，紧紧地吸附在皮肤上。每贴可用8~10 d，如需要洗浴可以揭下，浴后可以再贴。如此可以反复揭贴数次。膏药不流不走、不污染衣物，方便清洁。3贴为1个疗程，一般治疗2~3个疗程。

注意事项：①膏药所贴部位应无毛发，有毛发者须将毛发剃去再贴。②孕妇禁用。③皮肤溃烂的地方禁贴。④需要长期使用膏药的，每3日揭1次，休息1夜，给局部皮肤透气透湿和休息时间，避免膏药连续贴对皮肤产生刺激。⑤贴上膏药后如症状加重，可根据病证和方药进行分析，如不对症不可再贴。⑥贴上膏药后如出现药疹，轻症揭去膏药后可自行消失，重症可擦抗过敏的药膏，待药疹消失后再贴。⑦使用膏药时可配合其他疗法协同治疗，以提高疗效。慢性病膏药起主导作用，急性病膏药起辅助治疗作用。

三、穴位贴敷

穴位贴敷是将特制的膏药贴敷在穴位上，兼具针灸穴位和中药治疗的双重作用。

1. 蠲痹散

处方：川乌、草乌、南星、川芎、杜仲、乳香、没药、干姜、白芷、甘松、冰片。

方法：以上方药共研为细末，避光保存备用。治疗时取药末适量，醋调后敷于腰部肾俞、大肠俞、秩边、命门穴，局部无纺布胶布固定，1日换药1次。7 d为1个疗程。

2. 消痛散

处方：甘遂、白芷、延胡索、千金子、地龙、地鳖虫、牙皂、威灵仙、全蝎、蜈蚣、丁香、肉桂、雄黄、冰片。

方法：以上方药共研极细末，取3 g醋调成膏状，制成直径约1.5 cm的药饼，置无纺布膏药贴中外敷环跳、承扶、委中、承筋、阳陵泉等穴，3日换药一次。

3. 敷贴药饼方

处方：羌活、独活、桑枝、京三棱、木瓜、川芎、桂枝、当归、海风藤、丹参、乳香、没药。

方法：以上方药共研细末，用醋调匀，制成饼状。贴敷时根据病情分别选取足太阳膀胱经或足少阳胆经经穴，如大肠俞、环跳、阳陵泉、委中、绝骨等穴，一般取患侧穴，用追风膏将药饼固定于穴位上，2日换药一次。

4. 伤筋散

处方：芫花根、川乌、威灵仙、草乌、炮山甲、樟脑。

方法：先将前五味药研成粉末，过100目筛，再将樟脑研细混合备用。每50 g药粉加入30 g鲜姜捣碎，调和均匀，敷于痛点，盖上纱布，用胶布固定（胶布过敏者可用绷带缠绕），然后在药上敷以热水袋或红外线照射，热度以局部皮肤能耐受为宜。若敷药已干，可在纱布上洒以适量热水，保持湿度。48 h取下。

附：发泡疗法

天灸膏

主治：寒湿腰痛，腰部冷痛，重着麻木，转侧不利，阴雨天则疼痛加剧，舌苔薄白，脉沉。

取穴：肾俞、委中、腰阳关、腰眼、三阴交。

药物：白芥子、甘遂、白芷、延胡索、威灵仙，黄酒。

治法：将上述药共研为细末调匀，取药末适量（5~10 g），用黄酒适量调和药末成厚膏状。取药膏如黄豆粒大2~3粒，贴于2~3穴上，盖以纱布，胶布固定。4~6 h后，局部有烧灼、麻痛感时揭下。局部出现小水泡，可用注射器针挑破，涂以碘伏。每次贴2~3穴，诸穴轮流使用。每隔3~5 d贴药一次，3~5次为一疗程。本方具有强烈的发泡作用，对皮肤有较强的刺激，故皮肤过敏者，不宜使用。

（周淑娟）

第三章 中医治疗技术

第一节 针灸疗法

一、针刺疗法

针刺疗法是在中医基础理论指导下，利用特定的针具，刺激人体腧穴，通过经络系统，对脏腑器官进行良性调控，从而达到治病目的的疗法，是临床中手法较丰富、应用较广泛的治疗方法之一。对于针刺治疗腰腿痛，祖国医学早有记载，如《素问·刺腰痛篇》就对各种腰痛的症状、特点、辨经选穴、针刺方法等方面做了较详细的论述，对临床诊治腰痛有着十分重要的指导意义。

（一）治疗作用

1. 行气止痛　经络不畅，可致气机郁滞、血脉不通，进而影响脏腑功能。腰椎间盘突出症常因跌仆损伤或寒湿侵袭，使腰部经筋、经络受损，气血阻滞，不通则痛。针刺治疗可行气止痛，使经络通畅，气血通行，邪去正复，通则不痛。

2. 活血通络　气血是维持人体生命活动的基本物质，是脏腑功能正常发挥的物质保障。气血调和，经脉通畅，则阴平阳秘，精神乃治；反之，则阴阳离决，精气乃绝。腰椎间盘突出症后期，经常表现为瘀血停滞、肌肤不荣、麻木不仁、肢体乏力、肌肉萎缩等症状。针刺具有活血通络的作用，能活血祛瘀、通络止痛，瘀去络通则气正血平，阴阳乃复。

3. 理筋整复　针刺治疗能调整椎体周围韧带、肌肉的功能状态，进而有助于椎间盘突出的回纳。针刺对组织器官具有双向调节作用，在腰椎间盘突出症的急性期，针刺的治疗作用主要是缓解局部肌肉痉挛，消炎止痛，促进局部血液循环，降低椎间盘内压力；当局部神经根无菌性炎症消退后，施以针刺治疗，可使椎体旁的肌群产生反射性收缩，增加对椎间盘的推压作用，有助于突出物的回纳。相对于手法推挤的外力而言，针刺内力虽然作用较小，但系自身调节，持久而无损伤。

（二）适应证与禁忌证

1. 适应证　针刺治疗腰椎间盘突出症具有操作简便、疗效确切及安全性高等优点，大多数腰椎间盘突出症患者均可采用针刺治疗。

对于腰椎间盘突出症急性发作期，针刺可快速缓解症状；对于持续发作伴腰腿痛、麻木等症状者，可单独使用或与拔罐、艾灸等其他疗法配合使用，以取得较好的疗效。

2. 禁忌证

（1）合并有结核、肿瘤及造血系统疾病者；

（2）髓核脱出，有严重神经功能障碍，符合手术指征者；

（3）局部有外伤及感染者；

（4）由于所选腧穴多在腰骶部，故妊娠期妇女不宜采用针刺治疗。

（三）操作方法及注意事项

1. 选穴

主穴：肾俞、大肠俞、阿是穴、委中、局部夹脊。

配穴：寒湿证配腰阳关；瘀血证配膈俞；湿热证配阴陵泉；肝肾亏虚配志室、太溪。督脉证配命门、后溪；足太阳经证配昆仑；腰骶疼痛配次髎、腰俞；腰眼疼痛配腰眼穴；下肢疼痛配环跳、阳陵泉。

2. 操作　患者取俯卧位或侧卧位，常规消毒皮肤，用 1.5 ~ 3 寸毫针，针刺深度由穴位所在部位及患者体质决定。一般腰部腧穴刺入 1 ~ 2 寸，臀部及大腿部腧穴刺入 1.5 ~ 3 寸，垂直进针，以针刺部位出现酸麻胀感为度，留针 30 min，每隔 10 min 行针一次，每日治疗 1 次。也可在毫针刺的基础上配合电针治疗，用 50 Hz 的连续波，增强镇痛作用，电流强度以患者耐受为宜。

3. 注意事项　①针刺前做好解释工作，消除患者紧张、恐惧心理。选择合适的体位，尽量采用卧位，注意保暖。②患者在饥饿、疲劳、精神高度紧张时不宜针刺；体弱者不宜过强刺激。③针刺强调"气至而有效"，腰痛伴有下肢放射痛的患者，针刺时如果出现较强的酸麻胀感并循经向下肢传导，其疗效明显优于局部针感而无向下肢传导者。④对于多次治疗无效或加重的患者，应查明原因，采取综合措施。

（四）易出现的并发症及对策

1. 晕针　立即停止针刺，拔针，使患者平卧，头部放低，松解衣带，注意保暖。轻者静卧片刻，饮用温水，即可恢复；重者，刺激人中、素髎等急救穴，也可灸百会、气海、关元、神阙等穴。晕针缓解后，仍需适当休息；若仍不省人事，呼吸细微，脉细弱者，可考虑配合其他治疗或采用急救措施。

2. 滞针　若因患者精神紧张，局部肌肉过度收缩所致，可稍延长留针时间，或于滞针腧穴附近，进行循按或叩弹针柄，或在其他部位再刺一针，以转移患者注意力；若因行针不当或单向捻针所致，可向相反方向捻针，即可消除滞针。

3. 弯针　如针身轻度弯曲，可缓缓将针退出；若弯曲角度过大，应顺着弯曲方向将针退出；因患者体位改变所致者，应嘱患者缓慢恢复体位，使局部肌肉放松后，再缓慢退针，切忌强拔针、猛退针。

4. 血肿　表现为针处出血，局部出现青紫、硬结等，多是因为刺伤血管所致；可先做冷敷以防继续出血，24 h 后再行热敷，使局部瘀血消散即可。

5. 刺伤神经干　表现为出现触电样针感，当神经受损后，多出现麻木、灼痛等症状，甚至出现神经分布区域所支配脏器的功能障碍，或末梢神经炎等症状，多因行针手法过重，出现触电感后仍然大幅度地提插，造成神经的损伤。一旦出现神经损伤症状，勿继续提插捻转，应缓慢出针。可应用 B 族维生素类药物治疗，严重者可在相应经络腧穴上，用 B 族维生素类药物穴位注射或根据病情需要应用激素冲击疗法以对症治疗。

（五）典型病例分析

患者，女性，45 岁。主诉：腰痛伴右下肢放射痛 2 周，加重 3 d。病史：患者 2 周前弯腰提重物时扭伤腰部，当即腰痛不能活动，卧床休息后稍有缓解。3 d 前咳嗽时，腰部剧烈疼痛，并沿右下肢放射至足部，行走困难，需人搀扶。体格检查：右侧直腿抬高试验 15°，脊柱左侧弯，第 4、5 腰椎右侧棘突旁压痛并沿臀部、大腿后外侧放射至小腿部。舌质暗，苔薄白，脉弦紧。CT 示：第 4/5 腰椎间盘突出。西医诊断：第 4/5 腰椎间盘突出症。中医诊断：腰痛。辨证分型：瘀血证。治疗：取相应夹脊穴、肾俞、大肠俞、膈俞、次髎、环跳、阳陵泉、昆仑等穴，行平补平泻法，留针 30 min，起针后检查右侧直腿抬高试验 45°。经巩固治疗 3 周痊愈，随访半年未复发。

分析：疼痛是腰椎间盘突出症的主要症状，治疗的关键是消除神经根充血水肿，解除对神经根的机械压迫和炎性刺激。腰部夹脊穴位于各腰椎棘突下旁开 0.5 寸，腰夹脊穴和神经根距离很近，针刺突出部位同侧的腰夹脊穴，可以直接刺激相应脊神经，影响自主神经而调节内脏功能，促进代谢和血液循环，改善组织营养，消除神经根水肿，从而缓解症状。该患者因提重物，扭伤腰部，致经络受损，气机郁滞，血液瘀积，不通则痛，故取膈俞以理气活血、疏通经络，从而达到通则不痛的目的。患者所表现出的放射性疼痛或压痛点与足少阳胆经、足太阳膀胱经的循行路线相吻合，采取循经取穴的针刺方法，故能取得较为满意的临床效果。

（任　珊）

二、踝三针疗法

踝三针疗法是由周友龙教授根据经络皮部理论，结合神经分布区，按照"循经分部，通督化瘀"的原则，采用"以经刺皮"的针法，结合临床疗效，反复实践，筛选出的一组治疗腰椎间盘突出症根性痛的穴位，分别为根痛 1、根痛 2、根痛 3。该疗法是国家中医药管理局第一批中医临床适宜技术推广计划项目，现在临床得到广泛应用。踝三针在腰椎间盘突出症根性痛镇痛方面具有以下优点：①镇痛起效快速，疗效显著，维持时间长。②操作简便、经济、无不良反应。③选穴简便、易掌握。

（一）治疗作用

根据标本根结理论，踝三针穴位于人体踝部，属于根、本，腰部属于标、结，通过针刺本部（踝部）穴位，达到对标部（腰部）经脉气血的调整作用。踝三针通过作用于人体浅层，调节皮部经气，发挥通经活络、行气活血止痛的作用。

（二）适应证与禁忌证

1. 适应证　腰椎间盘突出症具有典型的下肢放射痛症状的患者。

2. 禁忌证　①精神高度紧张、过于疲劳及饥饿者不宜针刺。②有出血性疾病的患者，或常有自发性出血，损伤后不易止血者，不宜针刺。③皮肤感染、溃疡、瘢痕和肿瘤部位不宜针刺。

（三）操作方法及注意事项

1. 取穴　分别是根痛 1、根痛 2、根痛 3。定位：足三阳经（足阳明胃经、足少阳胆经、足太阳膀胱经）经脉循行线在外踝上 4 寸处各 1 个腧穴，即根痛 1、根痛 2、根痛 3（图 3-1）。第 3/4 腰椎间盘突出症，取根痛 1；第 4/5 腰椎间盘突出症取根痛 2；第 5 腰椎与第 1 骶椎间盘突出症取根痛 3。混合性突出，根据具体情况，综合选穴。

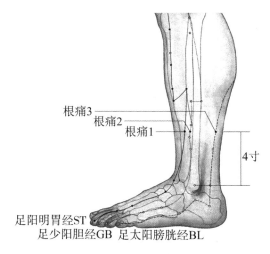

图 3-1　踝三针

2. 操作　患者侧卧位，患侧下肢在上，选定穴位后，皮肤常规消毒。医生左手固定进针点上部（拇示二指绷紧皮肤），右手持针，拇指在上，示中指在下，通过消毒棉球夹持针尖上 1 cm 处的针体，针体与皮肤呈 15°夹角，快速进入皮下，然后卧倒针身，贴近皮肤表面，针体沿皮下浅表刺入，针刺方向向心（图 3-2），针刺深度为 2.5 寸，快速捻转 200~300 次/min，幅度 360°~720°，每次连续捻转 3 min，不提插，留针期间每 10 min 行针一次，留针 30 min，观察 24 h。

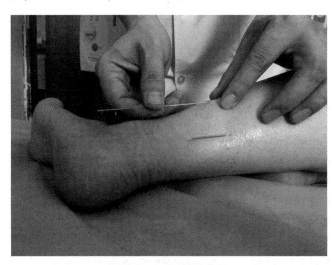

图 3-2　踝三针的进针

3. 注意事项　踝三针镇痛效果与操作手法密切相关，首先，一定要沿皮刺，如果刺入太深会严重影响疗效；其次，每次行针的时间一定达到 3 min，而且行针的速度、幅度、强度都要达到要求，否则会影响效果。

（四）易出现的并发症及对策

踝三针疗法操作简便、安全，不易出现并发症。若操作不熟练可能出现以下并发症。

1. 滞针　左手轻轻拍打进针周围，使穴位周围肌肉皮肤放松，然后右手左右捻转慢慢将针退出皮下。

2. 局部感染　用碘伏局部消毒，必要时静脉滴注抗生素治疗感染。

（五）典型病例分析

患者，男，42 岁。主诉：腰痛伴左下肢放射痛 2 周，加重 1 d。2 周前因搬移重物，不慎扭伤腰部，左腿出现轻微放射痛，卧床休息，有好转。昨天因打喷嚏导致疼痛加重，由家属用担架抬着前来就诊，患者痛苦面容，呈强迫体位，查患者第 4、5 腰椎左侧压痛阳性，并沿坐骨神经走向放射至小腿部，环跳、承山穴压痛，左腿直腿抬高试验 5°（阳性），加强试验阳性，小腿前外侧及足背至第 1、2 趾蹼间皮肤痛觉迟钝，急查腰椎 CT 示：腰椎第 4/5 之间椎间盘突出。依上法予患者踝三针治疗，2 min 后腰腿痛症状开始减轻，10 min 后感觉疼痛缓解，20 min 后便可以自行站立、走动，30 min 后患者自诉疼痛减轻 80%，检查直腿抬高 80°，24 h 内症状未加重。后经综合治疗 2 周，痊愈出院。

分析：腰椎间盘突出症的主要临床表现是根性神经痛，在临床上常见第 3/4、4/5 腰椎间盘及第 5 腰椎与第 1 骶椎间盘突出，第 3/4 腰椎间盘突出压迫第 4 腰神经，主要表现为大腿前侧痛及小腿前外侧痛，相当于足阳明胃经循行路线及足阳明胃经皮部分布。第 4/5 腰椎间盘突出压迫第 5 腰神经，主要是大腿及小腿外侧面痛，相当于足少阳胆经循行路线及皮部分布。第 5 腰椎与第 1 骶椎间盘突出压迫第 1 骶神经，主要表现为大腿及小腿的后外侧痛，与足太阳膀胱经循行线及皮部相吻合。结合神经分布区，踝三针各穴可以通过神经、内分泌和循环多系统、多层次对疼痛信号进行整合，并在大脑中枢产生镇痛物质达到镇痛效果。

（刘宜军）

三、穴位注射疗法

穴位注射又称"水针"，是将药液注入穴位内，以充分发挥穴位和药物对疾病的综合效能，从而缓解症状、改善疾病的一种治疗方法。

（一）治疗作用

通过穴位注射使药物沿经络走向直达病所，达到穴位和药物的双重治疗作用，同时也为药物提供相对特异性的给药途径（穴位），能减少用药量，提高疗效。

（二）适应证与禁忌证

穴位注射疗法应用范围较广，是一种较为安全的治疗方法，并无绝对禁忌证。穴位局部有炎症、湿疹、疖肿或化脓等情况应避免选用该穴。下列情况应慎用或不用。

（1）孕妇；

（2）身体过于衰弱或有晕针史者；

（3）有严重高血压、心脏病患者；

（4）有严重过敏体质者或对所选药物有过敏情况者。

（三）操作方法及注意事项

1. 体位　一般不受限制，以便于取穴为佳。对于老年人和儿童，以及身体虚弱和晕针者，以卧位为宜。

2. 选穴　双侧肾俞，责任椎间盘所对应节段夹脊穴或膀胱经第 1 侧线上的腧穴。配穴：阿是穴，根据损伤神经根的不同选取同侧足三阳经在下肢的腧穴 2~3 个。

3. 药物　一般选用活血化瘀、通络止痛的药物，如复方丹参注射液、红花注射液、血栓通注射液等。若患者下肢出现肌力减退、麻木等神经损害症状时，可选用维生素 B_1 注射液、弥可保注射液、神经妥乐平注射液等。

4. 注射方法及用量　对腰臀部肌肉丰厚处可用 7 号腰椎穿刺针（或一次性使用无菌注射针 0.7 号，长 80 mm）替换普通注射器针头，但腰部不宜刺入过深以免伤及内脏。用无痛快速进针法迅速刺入皮下，然后缓慢推进或上下提插，待出现酸麻胀痛等针刺感应时，回抽无血后注入药物，可分层注药，但每次均须回抽。有神经及血管通过的地方应避免伤及神经与刺入血管。对腰臀部肌肉丰厚处可注入药物 4~6 mL，下肢穴位每穴可注入 2~4 mL。

5. 疗程　一般每日或隔日注射 1 次，反应强烈者可 2~3 d 注射一次。急重患者每日注射一次，慢性病及年老体弱的患者可隔日注射一次，或选配两组以上穴位，轮流使用，7~10 次为 1 个疗程，休息 3~5 d 再进行下一个疗程。

（四）易出现的并发症及对策

1. 晕针　应立即停止注射，抽出注射器，使患者头低位平卧，注意保暖，一般休息片刻，饮温开水或糖水后，即可恢复。

2. 神经损伤　应立即停止注射，抽出注射器，采取相应措施如针刺、按摩、理疗及药物对症治疗。轻度损伤或损伤小的神经分支，一般处理后短期可以恢复；若损伤大的神经干或损伤严重，应采取综合方法及时治疗。

3. 感染　如仅表现轻度发红或红肿，可在局部做消毒、消炎处理，一般短时间内可消失。对于可能感染者，应早发现，早治疗，防止化脓，已化脓者应予外科处理。

4. 变态反应　应给予抗变态反应治疗，如遇变应性休克者，须迅速抢救。

（五）典型病例分析

患者，女，46 岁。腰痛伴右下肢放射痛 5 个月余，劳累后症状加重，卧床休息后可减轻，晨起腰部酸痛不适感较重。体格检查：第 3~5 腰椎两侧竖脊肌压痛，右侧为重，叩击痛阳性，伴右下肢后侧轻度放射痛至小腿部，直腿抬高约 50°，加强试验阳性。CT 示：第 5 腰椎与第 1 骶椎间盘突出。给予复方丹参注射液双侧肾俞穴每穴 3 mL，双侧大肠俞、关元俞交替选用每穴 4 mL，右侧委中、承山每穴 2 mL。每日 1 次，治疗 7 次症状明显减轻。休息 6 d 后，又治疗 7 次后症状基本消失，随访 3 个月未见复发。

（陈建辉）

四、针刀疗法

针刀疗法是在精细解剖、立体解剖、动态解剖等知识的指导下治疗多种疾病的方法。

（一）治疗作用

针刀疗法的治疗作用既包括针刺的刺激作用，又包括手术刀的切割、剥离等松解减压作用。

1. 松解粘连的软组织　可调节人体生物力学平衡以达到以下目的。

（1）为突出的髓核还纳创建软组织力学环境；

（2）改变突出髓核与受压神经根之间的相对位置；

（3）矫正椎骨之间三维立体的解剖位置紊乱；

（4）解除或减轻脊神经后支的分支受压所致的反射性坐骨神经痛。

2. 对椎间盘周围软组织进行刺激　通过感觉神经产生"外周的抑制性会聚现象"，抑制神经根受压引起的疼痛，创造有利于修复的环境。

3. 松解椎间孔外口周围变性的结缔组织　可减轻其对神经根的压迫或牵拉等刺激，去除致病因素，缓解、消除症状。

4. 切开部分椎间孔外口中上部变性痉挛的软组织纤维　可解除对神经根的卡压，缓解、消除症状。

5. 切开部分增厚的黄韧带　可减小对椎管的压迫，缓解症状，并恢复椎管内、外的平衡。

6. 松解坐骨神经周边变性的软组织　可消除对神经的压迫或刺激。

7. 松解骶髂关节附近相关的劳损变性软组织，并配合手法复位　除可松解粘连和对神经的卡压外，还可以消除骶髂关节微小移位所致的丛性神经压迫。

（二）适应证与禁忌证

1. 适应证

（1）腰椎间盘突出症合并慢性腰肌劳损，不伴有严重疾病者；

（2）顽固性慢性腰椎间盘突出症，表现时轻时重，间断发作者；

（3）经过各种其他非手术方法治疗无效者；

（4）手术后未愈、复发腰腿疼痛者。

2. 禁忌证

（1）巨大腰椎间盘突出压迫马尾，产生鞍区麻痹、大小便功能障碍者；

（2）腰椎间盘突出而髓核游离者；

（3）有骨结核、恶性肿瘤或凝血机制障碍者；

（4）有精神性疾病；

（5）有糖尿病、高血压、冠心病等疾病，未得到良好控制者；

（6）体质高度敏感者。

（三）操作方法及注意事项

1. **体位**　俯卧位，腹下垫薄枕，使腰前突变平或稍后突，达到术野开阔，以利术者操作。

2. **定点**　根据腰椎间盘突出的不同情况，治疗可按照如下定点（图3-3）。

（1）棘间点：病变节段的棘间点，即棘突间的中点，松解棘间韧带。依病变节段多少而定，一般为1～3点。

（2）横突点：不同部位的横突定点方法不同。第5腰椎横突点在平第5腰椎棘突顶点两侧25～30 mm处确定治疗点；第3腰椎横突点在平第2、3腰椎棘间水平，脊柱中线两侧25～30 mm处确定治疗点。第4腰椎横突点在第5、3腰椎横突定点连线的中点，脊柱中线旁开25～30 mm处确定治疗点。

以上定点均是横突骨面的体表投影所在，横突距皮面的深度为30～50 mm。其定点的多少与棘间点定点原则相同，目的是松解横突间韧带。

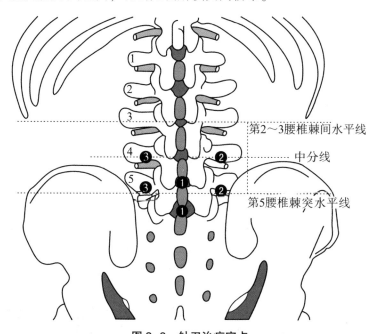

图3-3　针刀治疗定点
①棘间点；②横突点；③椎间孔外口松解点

（3）椎间孔外口松解点：定点的位置与横突点相同，可以把两点的针刀操作接连在一起进行。一般只做病变侧，以病变节段多少相应定点，其目的是松解病变节段固定在椎间孔外口神经根周围的软组织。

（4）关节突关节点：在病变节段的棘间点水平线上，距脊柱中线外8～15 mm处定点，用以松解关节突关节囊。

（5）梨状肌下孔点：在梨状肌下缘线的中、内1/3交界处的压痛点上定点，目的是松解梨状肌下缘与坐骨神经的粘连。

（6）股后和小腿后外侧点：此痛点可能系股后或腓骨后部肌损伤或坐骨神经干附近的压痛点。一般压痛点在坐骨神经投影线稍外侧的股骨与腓骨面上，各点间距为30~40 mm，一般定2~4点，此处痛点多在一条线上。

（7）脊神经后支卡压点：在棘间旁开20~35 mm，即横突根部或关节突部压痛点处定点。

（8）腰臀部肌损伤点：一般定于腰臀部的压痛点处。

3. 治疗点和治疗路径的选择　根据腰椎间盘突出的类型和病情选择治疗点及路径。

（1）中央型：第一次治疗，先做病变节段的横向松解，取棘间点、两侧横突点与椎间孔外口点，视病情可做一排或两排；隔日可行第二次治疗，可取两侧横突下缘点、椎间孔外口点、关节突关节点。

（2）侧方型：第一次治疗，先做横向松解和椎间孔外口松解，取棘间点、两侧横突点、患侧椎间孔外口点，视病情可做一排或两排；隔日可行第二次治疗，在第一次治疗点基础上，再加病变节段患侧的关节突关节点；第三次治疗，取病变节段患侧的侧隐窝点。

在治疗腰椎间盘突出症时，可同时处理坐骨神经梨状肌卡压点及腰、臀、腿等软组织损伤点。

4. 消毒和局麻　施术部位常规消毒，然后按照以下方法进行局部麻醉。

（1）棘间点：抽取0.5%利多卡因，用7号针头进行穿刺。在定点处垂直进针，穿过棘间韧带时有明显的落空感，然后再深入约5 mm，回抽无血无液便可注入麻药，每点用量约1 mL。

（2）横突点：在定点处垂直进针至横突骨面。如进针深度已深达50~70 mm仍未触及横突，则应停止进针后退至皮下，调整针尖角度再刺入，到达横突骨面，回抽无血无液后，注射麻药，每点用量约2 mL。

（3）关节突关节点：用7号80 mm长针，由定点处垂直刺入，直达关节突骨面。当针尖刺入到一定深度时，要随时回抽，如到达40 mm仍未触及骨面则应停止进针，调整进针方向直至针尖到达关节突骨面。回抽无血无液，注射麻药1~2 mL。

5. 针刀操作

（1）棘间点：刀口线与脊柱纵轴平行，刀体与皮肤表面垂直，快速刺入皮肤。匀速推进穿过棘上韧带，此时应有明显的落空感，刀锋已到达棘间韧带部位。然后将刀柄向头侧倾斜30°~45°，向下位棘突的上缘推进，达骨面。调转刀口线90°，沿下位棘突的上缘骨面铲切2~3刀，但绝不可离开骨面，纵行疏通、横行剥离，刀下有松动感后出刀。

（2）横突点：刀口线与脊柱纵轴平行，刀体与皮肤表面垂直，快速刺入皮肤，匀速推进直达横突骨面，调转刀口线90°，沿横突下缘骨面，切开横突间韧带3~5刀，其切开深度为横突骨缘的厚度（图3-4）。在切开时，一般先向外，后向内，到横突根部为止。

（3）椎间孔外口点：其操作是横突下缘点的延续。当针刀切开达横突根部后，依

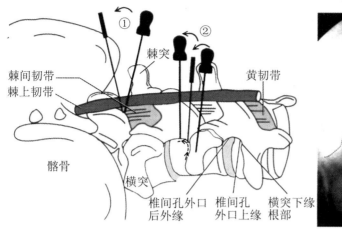

棘间与椎间孔外口（横突下缘）松解术（斜位像）

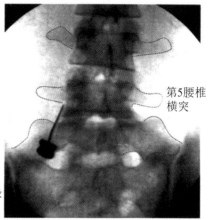

腰椎神经根外口横突根部针刀松解透视图

图 3-4 针刀操作

①、②分别为棘间点和横突点针刀松解的位置

照椎间孔外上缘的弧度逐渐调整针刀的刀口线角度，使刀刃始终与骨缘平行，即要使刀口线由平行横突下缘的状态，逐渐旋转成与横突下缘垂直状态。同时，在椎间孔外口的外后上 1/2 骨缘上，切开附着在骨缘上的组织，包括骨膜、神经根外膜和其周围的结缔组织，达到较好地松解椎间孔外口处固定神经根的各组织（图 3-4）。切开的深度与骨缘的宽度一致，不可过深，以免损伤神经根。

（4）关节突关节点：刀口线与脊柱纵轴平行，刀体与皮肤表面垂直。快速刺入皮肤，匀速推进针刀，达关节突骨面。调转刀口线 15°~30°，使刀口线与关节突关节面平行，切开关节囊 2~4 刀，每刀必须切在关节突的骨缘上。亦可应用另一方法：由病变节段下一横突点进刀，刀锋首先到达横突骨面，将刀锋移至横突上缘根部后，沿椎间孔外缘骨面向头端内上方移动刀锋，即可到达关节突关节间隙（关节囊），此时刀口线几乎与脊柱纵轴平行（与脊柱尾侧的夹角为 10°~30°），由下向上切开关节囊 2~4 刀，纵横疏通、剥离，刀下有松动感后出刀。

（5）梨状肌下孔点：刀体与皮面垂直，快速刺入皮肤、皮下组织，然后缓慢、匀速向深部推进，医生要及时询问患者是否出现窜麻感，一旦出现窜麻感（即电击感），立即停止进刀，然后稍退出 10~15 mm 后，将刀锋向外稍加移动（刀柄向内侧倾斜），再试探式向深部推进 10 mm 左右，如有酸胀感出现则为到达病位。此时刀体的深度应比出现窜麻感时稍深（约 5 mm），针尖已到达坐骨神经的外侧面附近，做纵行疏通、横行剥离，此时如出现窜麻感是正常的，如果在横行剥离时没有窜麻感，说明刀锋所处的位置不准确，应予以调整后再行剥离。在纵、横剥离中，如发现梨状肌下缘较硬韧，可切开 1~2 刀，以切开硬韧肌性组织为止；再予纵、横疏通剥离，刀下有松动感即可出刀。

（6）股后和小腿后外侧点：刀口线与肢体纵轴平行，刀体与皮肤表面垂直，快速刺入皮肤、皮下组织，直达骨面。让刀锋自然浮起，再予固定，纵行疏通、横行剥离

1~2次，刀下有松动感后出刀。

（7）第5腰神经脊神经后支卡压点：刀口线与躯干纵轴平行，刀体与皮肤表面垂直，快速刺入皮肤、皮下组织，直达髂骨骨面。调整刀锋至关节间隙处，切开关节间韧带2~4刀，刀下有松动感后出刀。

（8）腰臀肌损伤点：①臀肌束状带点，刀口线与臀大肌纤维走行一致，即与尾骨尖至股骨中、上1/3交界处的连线平行。刀体与皮肤表面垂直，快速刺入皮肤、皮下组织，然后逐渐深入，达到臀肌瘢痕硬结处，先顺肌纤维方向切开2~4刀，然后调转刀口线90°，对瘢痕组织行切开剥离，其深度以切开瘢痕为度，再做纵横疏通、剥离，幅度不可过大，刀下有松动感即止。束状带上各定点，以同样方式处理，最终达到松解的目的。②臀肌起始部松解点，刀口线与躯干纵轴平行，刀体与皮肤表面垂直，快速刺入皮肤与皮下组织，直达骨面。对臀肌起始的腱性部行切开剥离，达到松解臀大肌起始部的目的。

6. 疗效评价　腰椎间盘突出症有典型体征可做疗效判定，在针刀松解操作术后，患者取仰卧位，做直腿抬高试验检查，以直腿抬高的高度来判定疗效。

7. 注意事项

（1）若术后患者神经根水肿明显，可给予脱水剂治疗，用20%甘露醇125 mL，30 min内静脉滴注完毕。每日2次，连续3 d。视病情再予调整。

（2）术后不要求患者绝对卧床，3 d内适当减少活动，有利于刀口愈合。然后试探性恢复一般体力劳动、再恢复重体力劳动，逐渐增加活动量。如病情较重，未能痊愈，不适合重体力劳动者可建议更换劳动岗位，以利疾病康复。

（3）对于症状较重的患者，可配合骨盆牵引。牵引重量为患者体重的1/10~1/7，亦可视患者耐受程度而增加重量。每次0.5~1 h，每日1~2次，至症状消失为止。

（4）针刀闭合型手术治疗2周后，患者恢复较好时，可开始飞燕锻炼，每日2~3次，每次10~50 min，循序渐进。

（四）易出现的并发症及对策

针刀术后，须密切观察术后反应、有无并发症，同时，为继续治疗做准备，常见的术后反应及并发症有以下几种。

1. 疼痛　轻微疼痛无须处理，一般3 d后即可恢复正常。较重的疼痛可给予止痛药。如7 d后疼痛仍未缓解，则应考虑有其他并发症。

为减轻疼痛的程度，首先定点数目要适当，不可一次定点过多；其次，操作要轻柔；此外，操作中所有的疏通、剥离操作都应避免伤及骨膜引发疼痛。

2. 感染　多由于无菌观念不强所致，可参照外科感染处理。

3. 出血及血肿　一般来说，针刀施术后创口出血很少，如大量出血或出现血肿，多由于患者凝血功能障碍、女性经期或血管损伤所导致。此外，较大范围的针刀松解术，往往刀口处也会出现较多渗血。

对于一般出（渗）血，可压迫止血。四肢部出血较多，可抬高患肢减少出血。对于已发生肢体严重肿胀、血运不良或有麻木等神经功能障碍者，应及时给予止血、补充液体及输血等处理。事先考虑有出血可能者，术前可给予止血剂，术后继续给予。

防止和减少出血的有效办法是熟悉解剖，对针刀入路做合理的选择，操作轻柔，避免损伤血管，造成出血，尽量减小损伤。

4. 神经损伤　轻者，刀锋刚触及神经根，患者仅感到轻微窜麻感，一般不需处理。重者，刀锋伤及神经根，对神经根形成切割伤，患者出现强烈痛麻感伴肢体明显抽动，应及时给予镇静、止痛药，适当给予脱水剂减轻水肿，同时给予神经营养药以营养神经。对于损伤较重，症状持续时间长者，还应配合肢体的功能训练，争取肢体功能得到良好的康复。

（五）典型病例分析

患者，男，48 岁，工人。主诉：腰痛伴左下肢麻木、疼痛 2 年，加重 1 个月。体格检查：腰部活动严重受限，后伸 10°，脊柱右侧弯 10°，第 4/5 腰椎、第 5 腰椎与第 1 骶椎棘间压痛，旁开 3 cm 处均有压痛且向左下肢放射。直腿抬高试验左侧 30° 阳性，加强试验阳性。左下肢肌力 3 级，左下肢后外侧感觉迟钝。X 线片示：腰椎右侧弯，椎体前后缘骨质增生。CT 示：第 4/5 腰椎间盘、第 5 腰椎与第 1 骶椎间盘向左后突出，硬膜囊受压。诊断：腰椎间盘突出症。

治疗第一次在局部麻醉下行第 3~5 腰椎横突针刀整体松解术，针刀治疗后，立即做连续提腿复位手法，使其适当复位。

7 d 后复诊患者述左下肢麻木、疼痛明显减轻，腰部有轻松感。体格检查：左腿直腿抬高试验 60°。予以第二次针刀治疗：松解胸腰结合部和竖脊肌起点的粘连和瘢痕，即分别松解第 12 胸椎与第 1 腰椎、第 1/2 腰椎、第 2/3 腰椎的棘上韧带、棘间韧带，以及两侧的关节突韧带和竖脊肌起点。术后行腰椎斜扳法。48 h 后行俯卧位腰椎牵引治疗，牵引重量 30 kg，每次 15 min，每日 1 次，连续 3 d。

14 d 后再次复诊已下床活动，腰部感觉明显轻松，环跳、阳陵泉、悬钟处仍感胀麻。予以第三次针刀治疗：松解坐骨神经行经路线上的粘连和瘢痕，即分别松解梨状肌下孔处、臀横纹处、大腿中段坐骨神经及腓总神经行经路线上的粘连、瘢痕、挛缩。术后内服活血化瘀、通络止痛中药，每日 1 剂，连服 5 d。嘱患者 48 h 后，进行腰部康复操锻炼。

3 个月后随访患者诉左下肢麻木、疼痛完全消失。体格检查：左腿直腿抬高试验 90°。

9 个月后随访患者诉一切正常，X 线片示：腰椎右侧弯消失，腰椎曲度恢复正常，椎体前后缘骨质增生无改变；CT 示：第 4/5 腰椎间盘、第 5 腰椎与第 1 骶椎间盘向左后突出物较前有所缩小。

分析：根据腰部的生物力学特点，对腰部软组织的关键病变点进行整体针刀松解治疗，辅以手法进一步松解病变周围相关软组织，既对椎管神经根周围的粘连和瘢痕松解，也对引起腰部力平衡失调的软组织进行松解。故经第一次横突部针刀整体松解，即取得了临床症状解除大半的效果。后又经第二次松解胸腰结合部和竖脊肌起点的粘连和瘢痕，进一步调整腰部的力平衡。第三次针刀治疗，松解坐骨神经行经路线上的粘连和瘢痕。术后辅以牵引、中药、康复操锻炼帮助人体自我调节，加快代谢炎性产物，促进伤口愈合。

腰部软组织损伤是引起腰椎间盘突出症的一个重要病因，可引起腰椎错位导致力学平衡失调，直接或间接影响到椎周神经、血管、肌肉软组织的代谢及功能障碍。整体松解腰部软组织的粘连、瘢痕，可恢复人体力学平衡，达到治疗目的。本例患者，通过影像学前后对比及疗效观察可知，腰部软组织的黏连、瘢痕是本病的根本原因所在，腰椎间盘突出并不是引起临床表现的主要原因，所以运用整体针刀松解术是对本病的病理构架进行直接干预，整体调整，从而逆转了异常的力学失衡因素，恢复人体动态平衡，达到治疗目的。

（李瑞国）

五、艾灸疗法

艾灸疗法简称灸法或灸疗，是运用灸材在体表穴位上烧灼、温熨，借助灸火的热力或灸材的药力，以温通气血、扶正祛邪，从而防治疾病的一种疗法。

（一）治疗作用

1. 温经散寒　朱丹溪指出："血热则行，血冷则凝。"大凡气血凝涩、无热象的疾病，都可用温热的方法进行治疗。灸法对经络腧穴的温热性刺激，可以温经散寒，加强机体气血运行，达到治疗目的。所以灸法用于血寒运行不畅，留滞凝涩引起的痹痛证，效果显著。

2. 消瘀散结　气为血之帅，气得温则行，气行则血行。灸法能通畅气机，调和营卫，从而消瘀散结。正如《灵枢·刺节真邪》所述："脉中之血，凝而留止，弗之火调，弗能取之。"

3. 补虚防病　《灵枢·禁服》记载："陷下者，脉血结于中，血寒，故宜灸之。"说明对气血虚弱的疾患，亦可应用灸法医治。艾灸可以激发人体的正气，增强抗病、抗复发的能力。

（二）适应证与禁忌证

1. 适应证　艾灸疗法的适应证广，对于腰椎间盘突出症的治疗，无禁忌者均可应用。

2. 禁忌证

（1）实热证、阴虚发热、肝阳头痛者，不宜灸疗；

（2）孕妇的腹部和腰骶部不宜施灸；

（3）对于过饱、过劳、过饥、醉酒、大渴、大惊、大恐或大怒者，慎用灸疗；

（4）对艾叶过敏者禁用灸疗。

（三）操作方法与注意事项

1. 操作方法　根据病因病机，将腰椎间盘突出症分为四型。

（1）寒湿证：

治则：祛寒除湿，温经通络。

取穴：腰阳关、肾俞、关元俞、环跳、秩边、阳陵泉、委中、足三里、承山和阿是穴。

操作：①温和灸或回旋灸，每次选 3～5 穴，以温热而不烫伤为度，每穴灸 10～20 min，每日 1 次，10 次为一疗程。两疗程间隔 3～5 d。②隔姜灸，取 3～5 穴，将扎孔的姜片垫于穴上，置中号艾炷于姜片上，点燃施灸。每穴灸 10 壮，每日或隔日 1 次，10 次为一疗程。

（2）血瘀证：

治则：活血化瘀，通络止痛。

取穴：膈俞、阿是穴、大肠俞、关元俞、环跳、委中、三阴交、后溪、腰痛点。

操作：①温和灸，每次选 5～8 穴，经穴每穴灸 15～20 min，阿是穴灸 30 min，每日 1 次，10 次为一疗程。②隔姜灸：每次选 5 个穴位，以中号艾炷施灸，每穴灸 3～5 壮，每日 1 次，10 次为一疗程。③温灸器灸，施灸部位多选腰骶部和阿是穴，每次灸 20 min，每日 1 次，10 次为一疗程。

（3）肾虚证：

治则：补肾壮腰，舒筋通络。

取穴：关元、气海、命门、脾俞、肾俞、秩边、三阴交、足三里和阿是穴。

操作：①温和灸，每次取 3～5 穴，每次灸 20～30 min，或至局部皮肤潮红。每日 1 次，10 次为一疗程。②温灸器灸，将温灸器置于肾俞、命门处，施灸 30 min，或待艾条燃尽，温灸器稍冷却后取下。每日 1 次，10 次为一疗程。

（4）湿热证：

治则：利湿泻热，舒筋通络。

取穴：腰阳关、阴陵泉、脾俞、秩边、三阴交、足三里和阿是穴。

操作：取 3～5 穴，先寻敏感点，后行灸治。每穴灸 40 min，或至敏感消失。每日 1 次，10 次为一疗程。

古有热证禁灸之论，多因灸火或助热邪。临床发现，本证用热敏灸法更可行。

2. 注意事项

（1）施灸顺序：古人对施灸的先后顺序有明确要求。《千金要方·针灸上》记载："凡灸当先阳后阴，……先上后下。"《明堂灸经》指出："先灸上，后灸下；先灸少，后灸多。"临床上一般先灸上部，后灸下部，先灸阳部，后灸阴部，壮数要先少而后多，艾炷宜先小而后大。

（2）施灸的补泻：艾灸的补泻，始载于《内经》，《灵枢·背俞》："以火补者，毋吹其火，须自灭也。以火泻者，疾吹其火，传其艾，须其火灭也。"这是古人对施灸补泻操作方法的具体载述。临床上可根据患者的具体情况，结合腧穴特性，酌情运用。

施行灸法时也要注意灸法的量学要素，包括艾炷的大小及壮数、艾条的粗细、施灸的距离、施灸时间的长短和灸疗作用持续的时间等。一般情况下，艾条施灸距皮肤 2～3 cm，以不致灼痛为度，时间为 5～10 min。在此范围内，施灸距离越远，刺激量越小，效用多补；施灸时间越长，刺激量越大，效用多泻。在临床中注意针对不同患者，制定个体灸量方案，方可提高疗效。

此外，施灸时应注意防止艾火烧伤皮肤或衣物。用过的艾条，应装入小口玻璃瓶内灭火，防止复燃。

（四）易出现的并发症及对策

施灸后，局部皮肤出现微红灼热，属于正常现象，无须处理。对于因施灸过量、时间过长，局部出现的小水泡，只要不被擦破，一般可自行吸收；如水泡较大，可用消毒的毫针刺破水泡，放出水液，或用注射针抽出水液，再涂碘伏，并以纱布包敷；如已化脓，在灸疮化脓期间，要适当休息，加强营养，保持局部清洁，可用敷料保护灸疮，以防感染，待其自然愈合；如处理不当，灸疮脓液呈黄绿色或有渗血现象，可用玉红膏涂敷。

（五）典型病历分析

患者，男，41岁。主诉：右臀部胀痛1个月，伴右小腿外侧麻胀痛3 d。1个月前，患者淋雨受凉后出现右侧臀部胀痛，3 d前久坐后出现右小腿外侧疼痛、胀麻、发凉，间歇跛行，约50 m一歇。体格检查：腰部活动度严重受限，第4/5腰椎、第5腰椎与第1骶椎棘间隙压痛，无叩击痛，直腿抬高试验右侧40°阳性，左侧80°，腰右侧弯试验阳性，右跟腱反射稍弱。CT示：第4/5腰椎间盘向右后突出，硬膜囊及神经根受压。诊断：腰椎间盘突出症（寒湿型）。

治疗：采用温和灸和隔姜灸交替进行。温和灸选膈俞、阿是穴、大肠俞、环跳、委中、三阴交等穴，经穴灸15~20 min，阿是穴灸30 min，灸后患者诉舒适。次日患者诉症如初，改行隔姜灸，选穴同前，灸后患者诉较前减轻。3 d晨起诉较前改善。后行1周治疗，下肢发凉感消失，胀痛麻感减轻约70%，日常行走无碍。

分析：患者为寒湿型腰椎间盘突出症，灸法可散寒除湿，隔姜灸加强温散之力，故收效显著。

（林国平）

六、拔罐疗法

拔罐疗法是以罐形器为工具，利用燃烧、加热、抽气等方法排除罐腔空气，造成罐内负压，使之吸附于腧穴或体表一定部位，用以防治疾病的疗法。拔罐疗法古称"角法"，属非药物外治法之一。《本草纲目拾遗》称其为"火罐气"，《外科正宗》称其为"拔筒法"。起初主要为外科治疗疮疡时，用来吸血排脓，后流传于民间，俗称"拔罐子""吸筒"。其操作简单，不良反应少，经济安全，疗效显著，使用范围广泛。

（一）治疗作用

拔罐通过刺激经络、经筋或皮部，达到调整阴阳、脏腑和气血的功效。其具有行气通络、活血止痛、祛风除痹等作用。

（二）适应证与禁忌证

1. 适应证　拔罐疗法对于腰椎间盘突出症的治疗，只要无禁忌证均可应用，尤其适用于血瘀证及寒湿证。

2. 禁忌证　过敏、溃疡、水肿的皮肤及大血管分布部位、孕妇的腹部及腰骶部位，不宜拔罐；合并有癫痫、出血性疾患者，慎用拔罐疗法。

（三）操作方法及注意事项

1. 罐的选择 罐的种类很多，治疗本病常用玻璃罐和抽气罐。

（1）玻璃罐：是在陶罐的基础上，改用玻璃加工而成，其形如球状，罐口平滑，按大小分为数种型号。优点是质地透明、易清洗、方便观察，缺点是易碎、易破损。

（2）抽气罐：是由透明塑料制成的新型罐具，其尾部有活塞，便于抽气储压。抽气罐吸着力可调，使用安全又不易破碎。

2. 常用罐法 临床根据不同的病情，选用不同的拔罐方法，常用的罐法有以下五种。

（1）留罐法：将罐吸附在施术部位留置适当的时间后，将罐起下。此法最为常用，用罐的多少因人因病而宜。不论火罐还是抽气罐，一般留罐 10~15 min，待治疗部位皮肤充血时将罐取下。

（2）走罐法：以适量润滑剂涂抹于所拔部位皮肤或罐口，将罐吸拔至施治部位后，医者用手握住罐体，沿一定路线往返推拉，至施术部位皮肤红润、充血或瘀血时起罐。

（3）闪罐法：将罐即拔即起，反复多次，直至皮肤潮红、充血或瘀血。多用于局部皮肤麻木、疼痛或功能减退等疾患。

（4）刺络拔罐法：消毒局部皮肤后，用三棱针点刺或用皮肤针叩刺出血后，随即拔罐于其上，使络血得出，以祛瘀生新、攻毒泻热。刺络后拔罐一般留置 5~10 min。

（5）留针拔罐法：针刺留针期间，将罐拔在以针为中心的部位上，留置 5~10 min，待皮肤红润、充血或瘀血时，将罐起下，然后将针起出。此法能起到针罐配合的作用。

3. 操作方法

（1）留罐法、走罐法及闪罐法：主要于腰骶臀部，穴取双肾俞、腰阳关、环跳或承扶，下肢发凉发胀发木可以在患处施罐。

一般采用先闪罐后留罐法，闪罐至皮肤潮红后留罐，偏寒者留罐 7~15 min；偏湿者留至罐内起小水泡为佳；风邪盛者可直接走罐，至所走经部位皮肤红润、充血，甚或瘀血时起下；肾虚者单用留罐法，吸力不宜大，以舒适为宜，留罐延长至 20 min，每日 1 次，交替施罐部位，10 次为一疗程。

（2）留针拔罐法：用于血瘀腰痛、肾虚腰痛，患肢血瘀、凉麻不仁者。肾虚腰痛者主要于腰骶和臀部，穴取双肾俞、命门、腰阳关和双腰眼交替结合使用；患肢血瘀、凉麻不仁者，取双膈俞、环跳、委中和丰隆或承山等。

肾虚腰痛者吸拔力不宜大，留罐时间可延长至 20 min，施术时注意保暖，每日 1 次，15 次为一疗程；患肢血瘀、凉麻不仁者，以大力施拔、短时收效，留罐 7~15 min，每 10 次为一疗程。

（3）刺络拔罐法：主要应用于血瘀为主的腰椎间盘突出症患者，表现多固定不移、夜间加重且痛甚拒按的刺痛或固定不移的麻木。

多在腰骶臀腿部操作，穴取腰夹脊穴、环跳或承扶、委中，麻木处皮肤，刺青紫孙络或深压痛点处皮肤。出血量视血色而定，色重者出血量可酌大。每 5 d 一次，3 次为一疗程。亦可采用二次拔罐法，即先拔出罐斑，再于罐斑中心点刺后复拔罐。

4. 辨证施治

（1）寒湿证：

治则：祛寒除湿，温经通络。

治法：可先闪罐后留罐或走罐，也可用留针拔罐法和灸后加罐法，亦可四法结合交替使用，于腰背部及患肢皮部施治。

（2）血瘀证：

治则：活血化瘀，通络止痛。

治法：宜留针拔罐法、刺络拔罐和先闪罐后留罐法，于腰背部及患肢痛麻处施治。

（3）肾虚证：

治则：益肾填精，通络止痛。

治法：采用留罐法或留针拔罐法，偏阳虚，用滴火法、闪火法或投火法（针加罐除外）施拔，偏阴虚用抽气罐进行操作，以腰背部施治为主。

（4）湿热证：

治则：清热利湿，舒筋通络。

治法：本型较少，且应用罐法治疗多有争议，焦点在于以火治湿热邪是否恰当。可用抽气罐刺络拔罐法，或用留罐法拔至起泡后刺泡泻湿热。

5. 注意事项

（1）拔罐时选择适当体位和肌肉丰满的部位。若体位不当，治疗过程中患者体位变动，易致罐脱落。

（2）用火罐时应注意勿烧伤或烫伤皮肤。

（3）拔罐后 24 h 内禁洗冷水浴，以免邪气深入。有罐斑者，4 h 内不洗热浴，避免皮肤破损、感染。

（4）留罐时长，应因人因病而宜。一般而言，在 5~15 min 之间。在一定范围内，留罐时长与疗效呈正相关，过短效差，过久疗效封顶而不良反应增加。

（5）除非特定需要，短时间内不要反复在同一部位施拔，以免引起皮肤的红肿破损。

（四）易出现的并发症及对策

拔罐过程中可能会起泡。关于水泡的产生，有两种认识，一是拔起水泡为不良反应或操作差错，另一种认为是治疗需要的正常反应。拔起水泡正常与否不可一概而论，当以病情为准。对于湿邪重者，此水泡多为疾病反映；亦确有因如施拔力过大或过久导致起水泡者，这种情况当为不良反应或操作失误。对于小的水泡无须处理，防止擦破即可；水泡较大时，用消毒针具将水放出，局部涂以碘伏，或用消毒纱布包敷，防止感染。

（五）典型病历分析

患者，男，49 岁。主诉：腰痛伴右侧臀部疼痛 1 周。患者平素久坐，1 周前因久坐出现腰痛，伴右侧臀部持续痛、右下肢放射痛麻无力，久行后及弯腰时症状加重，舌质稍暗，苔薄，脉弦。CT 示：第 4/5 腰椎、第 5 腰椎和第 1 骶椎间盘右后突出，压迫硬膜囊和神经根。初步诊断：腰椎间盘突出症（血瘀型）。患者拒行药物及介入治疗，畏针喜罐。

治疗首次取双肾俞、右环跳、右阳陵泉、右承山，闪罐后留罐 15 min，罐后皆出罐斑。次日症减，于罐斑上点刺三针后加罐 10 min，出血色紫暗。后间或于委中、承扶施罐，一个疗程后症状减轻明显。

分析：患者证属瘀血，先闪罐以行气血，而后留罐使瘀血外达，并于次日在瘀斑上点刺加罐，使瘀血得除，其症自减。

（林国平）

七、刮痧疗法

刮痧疗法是以中医经络皮部理论为基础，运用刮痧板等工具在体表的一定部位刮拭以防治疾病的方法。其机制在于通过对十二皮部的良性刺激，达到行气活血、疏通经络、调整脏腑机能的作用。

（一）治疗作用

1. 祛除病邪，通经活络　通过刮拭患者皮部，使患者经筋、皮部出现充血现象，腠理得以开泄，将充斥于体表病灶、经络、穴位乃至深层脏腑组织的风、寒、痰、湿、瘀血、火热、脓毒等各种病邪透达于外，从而使经络得以疏通。

2. 调和气血，濡养脏腑　当气血凝滞或经脉空虚时，通过刮拭刺激，利于引导营卫之气输布，鼓动经脉气血，濡养脏腑经脉组织，温煦皮毛，同时使虚衰的脏腑机能得以振奋，鼓舞正气，加强祛除病邪之力，即所谓的"正气存内，邪不可干"。当脏腑、经脉气机逆乱，升降失常时，可通过刮痧刺激相关穴位，使气机恢复正常。

（二）适应证与禁忌证

1. 适应证　刮痧疗法适用于因风、寒、湿热、瘀血等原因引起的腰部及肢体的疼痛麻木症状。

2. 禁忌证

（1）危重病症，如急性感染、重症心脏病等；

（2）有出血倾向的疾病，忌用刮痧疗法治疗，如血小板减少性疾病、白血病等；

（3）传染性疾病；

（4）各种皮肤病引起皮肤破溃，如疖肿、痈疮、瘢痕、溃烂及皮肤不明原因的包块等，不宜直接在病灶部位刮拭；

（5）年老体弱、空腹、妊娠妇女的腹部，女性的面部等忌用大面积强力刮拭；

（6）对刮痧恐惧不接受或过敏者。

（三）操作方法及注意事项

1. 操作方法　根据疾病的性质与病情，确定治疗部位，并选择合适的体位。充分暴露施术部位，用毛巾擦洗干净，也可用 75% 乙醇擦拭消毒，以防感染。本病一般采用俯卧位或者侧卧位，常规刮拭腰部两侧膀胱经及腰骶部，伴有下肢症状者，痛麻在下肢后侧者加刮下肢足太阳膀胱经循行线，重点刮拭委中、承山等穴；痛麻在下肢前内侧者加刮足太阴脾经和足厥阴肝经循行线，重点刮拭阴陵泉、三阴交等穴；痛麻在下肢前外侧者加刮足阳明胃经和足少阳胆经循行线，重点刮拭阳陵泉、丰隆等穴。风寒重者加刮风池、风门等穴；湿热重者加刮尺泽、阴陵泉等穴；瘀血重者加刮膈俞、次髎等穴。

2. 注意事项

（1）刮痧工具一定要注意清洁消毒，防止交叉感染。施术者的双手也要清洁消毒。

（2）一般右手持刮痧工具，灵活运用腕力、臂力，切忌生硬用蛮力，硬质刮具的钝缘与皮肤之间角度以 45° 为宜，用力均匀，由轻到重，忌忽轻忽重，以患者耐受为度，刮拭面尽量拉长。

（3）刮痧时，要求患者体位自然舒适，在刮痧过程中，要适时变换其体位，避免患者疲劳而中断治疗。当患者疲劳时可让其做完一种体位刮痧后，休息数分钟再行刮拭。

（4）刮痧时要顺经络，按由上而下、由内而外的顺序刮拭，刮完一处，再刮另一处，以皮下出现微紫红或紫黑色痧点、斑块为度。初次刮痧，不可一味强求出痧。

（5）要辨证选取刮拭介质，一边刮拭，一边蘸介质。风寒重者宜用葱姜水，湿热重者宜用冷水，瘀血重者宜用活血祛瘀的刮痧油。

（6）操作完成后，擦干水渍、油渍。让患者穿好衣服，注意保暖，适当饮用温开水，促进身体的新陈代谢。

（7）刮痧的时限与疗程，应因时、因地、因人而异，冬春季节因腠理闭合可多刮拭几次，夏秋季节因腠理打开可少刮拭几次；北方地区可多刮拭几次，南方地区可少刮拭几次；体质强壮者可多刮拭几次，体质虚弱者可少刮拭几次。一般每个部位刮拭 10~15 次，每次刮治时间以 10~15 min 为宜，以患者能耐受或出痧为度。初次治疗时间不宜过长，手法不宜太重。第二次治疗应间隔 7 d 左右或患处无痛感时再实施，直到患处清平无斑块，病症自然痊愈。通常连续治疗 7~10 次为一疗程，间隔 10 d 再进行下个疗程。如果刮拭完成 2 个疗程仍无效者，应进一步检查，必要时改用其他疗法。

（四）易出现的并发症及对策

1. 皮肤破损　如不慎刮破皮肤，须常规消毒或包扎。

2. 晕厥　刮痧过程中，若遇有晕厥不适者（表现为面色苍白、口唇发绀、大汗淋漓或吐泻不止、脉象沉细等），应停止刮痧，嘱其平卧，休息片刻，饮温开水，一般会很快缓解；如不奏效，可针刺百会、内关、涌泉等穴位以急救。勿在患者过饥、过饱及过度紧张的情况下进行刮痧治疗。

（五）典型病例分析

患者，女，50 岁。半年前因外伤后出现腰痛及右下肢后侧疼痛，弯腰及抬腿受限，夜间痛甚。体格检查：腰椎活动度差，第 5 腰椎棘突下压痛，腰两侧肌肉僵硬，广泛压痛，右直腿抬高试验阳性，屈颈试验阳性，仰卧挺腹试验阳性，"4" 字试验阴性，屈髋屈膝试验阴性。影像学检查：腰部正侧位片示腰椎退行性变；CT 示第 5 腰椎与第 1 骶椎间盘突出（图 3-5）。诊断：腰椎间盘突出症。治疗采用刮痧疗法每周 1 次，选腰部夹脊穴、腰两侧膀胱经及右侧下肢膀胱经循行线，重点刮拭委中、承山等穴。3次后症状减轻。

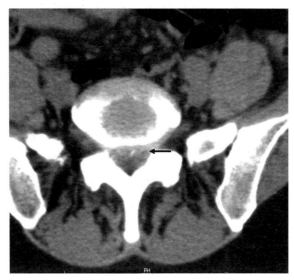

图 3-5　第 5 腰椎和第 1 骶椎间盘突出

（杨云涛）

八、刺血疗法

刺血疗法是在中医基础理论指导下，通过三棱针、采血针等针具放血以祛除邪气、平衡阴阳的治疗方法。

（一）治疗作用

《素问·调经论》说："血有余，则泻其盛经，出其血……视其血络，刺出其血，无令恶血得入于经，以成其疾。"刺络放血，可以疏通经络中壅滞的气血，协调虚实，调整脏腑的功能紊乱。即通其经脉，调其气血，调其虚实，致使经脉通畅，阴阳平衡，从而达到治病的目的。总之，损有余、祛瘀滞是刺血疗法的基本原则。

1. 损有余—血实宜决之　《素问·阴阳应象大论》提出："血实宜决之。"《素问·调经论》曰："血有余，则泻其盛经，出其血"，其法为"视其血络，刺出其血，无令恶血得入于经，以成其疾"。《素问·病能》说："气盛血聚者，宜石而泻之。"以上各论都阐释了血盛有余，刺血疗法以祛其有余，调和气血。

2. 祛瘀滞—菀陈则除之　《灵枢·小针解》指出："菀陈则除之者，去血脉也。"《针灸甲乙经》注解："菀同郁，陈积也，菀陈意为血郁滞不通。"《灵枢·邪气脏腑病形》说："有所堕坠，恶血内留。"《素问·三部九候论》说："孙络病者，治其孙络出血。"《素问·调经论》说："孙络外溢，则经有留血。""恶血""留血"皆指脉中瘀血，刺血治疗以活血化瘀、疏通气血。

（二）适应证与禁忌证

1. 适应证　以邪实为主，且正气未衰的实证。因此，对于因血实或血瘀引起的腰痛及腰腿部疼痛麻木等症状都有良好的治疗效果。对于因气血亏虚而引起疼痛麻木现象，也可选用此治疗方法，刺血宜减少出血量和刺激量，改善气血运行而又不伤正气。

2. 禁忌证：

（1）急性心、肺、肝、肾功能障碍者及贫血、低血压患者慎刺或禁刺；

（2）凡虚证、寒证等患者慎用，如需用亦需减少出血量和刺激量，增效而不伤正气；

（3）大动脉血管禁刺，出血性疾病患者如血友病、血小板减少性紫癜、凝血机制障碍者禁刺；

（4）严重创伤出血过多、虚脱患者禁刺；

（5）传染病患者、皮肤有感染或已破溃、下肢静脉曲张者，不要直接针刺患处，可在周围选穴针刺；

（6）孕妇、产后、习惯性流产者禁刺，妇人经期慎刺；

（7）过饥、过饱、大渴、大醉、情绪不稳、不接受刺血疗法者禁刺。

（三）操作方法及注意事项

刺血疗法的操作分为定位、消毒、针刺、拔罐等步骤。

1. 定位　腰部局部选取肾俞、大肠俞、夹脊穴及局部压痛点，下肢后侧疼痛麻木可选取委中、承山等穴，下肢外侧疼痛麻木可选取足三里、阳陵泉、丰隆等穴，下肢前内侧疼痛麻木可选取阴陵泉、三阴交等穴，足部疼痛麻木可选取相应趾端的井穴。下肢刺血，可选取腧穴点刺，也可选取腧穴局部的小静脉点刺。

2. 消毒　选用三棱针、采血针或刺络放血笔消毒备用，选定穴位后，局部皮肤用碘伏常规消毒。

3. 针刺　选定穴位，用右手拇指、示指和中指夹持采血针，然后快速点刺所选穴位区域一下或者数下；或右手掌握放血笔，针尖处对准刺血部位，拇指快速点按数次，以利于出血。进针要求准确、快速，针尖一定要直达病所，勿深勿浅。如果血络瘀阻不明显，治疗前可按揉拍打，使局部充血，以便操作。

4. 拔罐　针刺后快速在施术区域直接拔罐，可用火罐、抽气罐，一般选用抽气罐，既可拔出针刺部位的瘀血，减轻疾病痛苦，又可以准确控制出血量，以防施术太过。

（四）易出现的并发症及对策

1. 晕针、晕血　多由于患者紧张或对疼痛敏感而引起。对此，在治疗前要与患者充分沟通，使患者精神放松，对医者信任，能接受此疗法，并且在治疗过程中与其沟通，分散注意力，减少或者避免晕针现象的发生。

2. 不适感　体质虚弱患者，在放血后，出现疲倦乏力，轻微头晕、头疼等失血反应。应告知患者此属正常反应，不必惊慌，可以适当补充水分及营养，可自行缓解。

3. 出血不止　因点刺在大的动静脉上而引起。对此，要根据患者体质不同控制出血量，在点刺时应避开大的动静脉。

4. 血肿　刺血后出现血肿并引起疼痛的，应以无菌纱布按压，并告知患者 24 h 后在血肿处热敷，以消肿祛瘀止痛。

（五）典型病例分析

患者，男，35岁。1年前因劳累后出现腰痛及左下肢后侧疼痛，弯腰及抬腿受限，劳累后加重，休息后减轻，行走过远会出现左下肢麻木胀痛。体格检查：腰椎活动度差，第5腰椎棘突下压痛，腰两侧肌肉僵硬，广泛压痛，直腿抬高试验阳性，屈颈试验阳性，仰卧挺腹试验阳性，"4"字试验阴性，屈髋屈膝试验阴性。影像学检查：腰部正侧位片示腰椎退行性变。CT示第4/5腰椎、第5腰椎和第1骶椎间盘突出（图3-6）。诊断为腰椎间盘突出症。治疗采用刺血疗法每周3次，选腰部夹脊穴、大肠俞、委中、承山等穴，每次选3~4穴放血，3次后症状减轻，5次后症状基本消失。

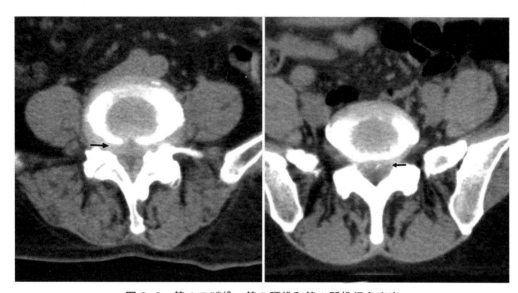

图 3-6　第 4/5 腰椎、第 5 腰椎和第 1 骶椎间盘突出

（杨云涛）

第二节　推拿疗法

推拿疗法是所有非手术疗法治疗腰椎间盘突出症中的主要手段之一，具有舒筋通络，行气活血，解痉止痛，调和营卫，调整脏腑的功能，其临床疗效确切，但推拿对突出的椎间盘很难直接地有所作用，这正体现了中医学整体观念的精髓。推拿疗法通过改善机体的内外环境从而间接地影响突出椎间盘与神经根的关系，从而达到治疗的目的。

（一）治疗作用

推拿治疗腰椎间盘突出症主要是通过手法放松腰部背阔肌、竖脊肌、髂腰肌等肌肉，抑制脊柱肌群紧张，缓解椎间盘压力，促使部分突出物回纳；调整突出物与神经根的位置关系，缓解神经根受压状况，改善神经受损状态，减轻或消除椎管内外无菌性炎症，缓解腰臀及患肢疼痛麻木等症状，促进神经功能恢复，从而达到治愈的目的。

（二）适应证与禁忌证

1. 适应证　推拿治疗腰椎间盘突出症的选择与患者症状、体质、年龄、病程长短、突出物大小以及与神经根受压程度等有关，主要适用于以下几种情况。

（1）初次发病，病程较短，突出物较小，年龄较轻，症状较轻者。

（2）病程虽较长，但症状和体征均较轻、突出物无钙化者。

（3）无压迫马尾、大小便无障碍，无严格手术指征者。

2. 禁忌证

（1）腰椎间盘突出症急性期，推拿疗法可刺激神经根使症状加重，加剧神经根水肿。所以急性期 48 h 内最好不用推拿或松解类手法治疗；

（2）合并脊柱损伤或有脊髓损伤症状者，大小便功能障碍等；

（3）伴有骨折、骨关节结核、骨髓炎、肿瘤、严重的老年性骨质疏松症；

（4）伴有严重的高血压、心脏病、糖尿病、其他全身性疾病及术后，或有严重皮肤病、传染病，应慎用推拿疗法；

（5）伴血友病等易造成出血者；

（6）妊娠期妇女。

（三）操作方法及注意事项

1. 取穴及部位　腰部华佗夹脊穴、腰阳关、肾俞、大肠俞、腰眼、环跳、承扶、委中、阳陵泉、承山、昆仑、照海、阿是穴及患侧腰臀、下肢后外侧。

2. 主要手法　滚法、按揉法、点法、弹拨法、拔伸法、斜扳法、背法、擦法等。

3. 操作步骤

（1）放松手法：俯卧位，医者用滚法放松患者两侧腰肌及骶尾部 5 min，以按揉法在脊柱及两侧腰肌、膀胱经、华佗夹脊穴及臀部、下肢后侧和外侧施术 5 min，以腰部为重点（图 3-7）。

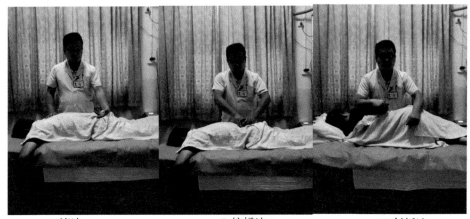

A.滚法　　　　　　　　B.按揉法　　　　　　　　C.斜扳法

图 3-7　腰椎推拿治疗

（2）治疗手法：医者用单掌或双手掌重叠用力，沿腰部脊柱由上至下按压至骶骨部，每次移动手掌的 1/3，不要离开皮肤表面，反复操作 3~5 遍；再用拇指或肘尖点压腰阳关、肾俞、环跳、承扶、委中、大肠俞、腰眼等穴，每穴 1 min，以局部酸胀得气为度；并用拇指或肘部在阿是穴或条索状物上做与肌纤维垂直方向的弹拨，每个点10 次；然后，患者仰卧位，伸直抬腿至不痛的最高点，做足背伸动作，反复牵拉 5 次，每次 10 s；患者侧卧位，医者用腰椎斜扳法，左右各 1 次；患者俯卧位，在牵引床或助手配合持续拔伸牵引状态下，用肘尖按压患处。

（3）结束手法：按揉患部，涂抹推拿介质横擦腰骶部，推腰部及下肢，结束治疗，必要时用腰围固定腰部。

4. 注意事项

（1）对于腰椎间盘突出症患者，除根据症状和体征判断外，还要参考 X 线片、CT、MRI 等影像资料，诊断不明者不予推拿治疗。

（2）松解手法应做到均匀、持久、有力、柔和、深透，要"柔中有刚、刚柔相济"，整复手法做到稳、准、巧、快。

（四）易出现的并发症及对策

1. 疼痛加重　未经推拿或对推拿不耐受患者，由于肌肉保护性反应，出现疼痛加重，经过治疗数次可逐渐耐受，或经过休息，即可缓解。

2. 皮下瘀血　这种情况多见于凝血功能不好或者处于经期的女性，对于此类患者可暂停推拿活动。

3. 皮肤破损　在做摩擦类等手法时，由于摩擦频率较快，热量过大造成皮肤破损，医生应根据患者的耐受程度，结合自我感觉，必要时使用推拿介质，以防皮肤破损。

（五）典型病例分析

患者，男，40 岁，司机。主诉：间歇性腰痛伴右下肢放射痛 1 年，加重 20 d。患者常年开车，1 年前开始出现腰痛，时轻时重，严重时右下肢放射痛。曾到某医院就诊，内服及外敷药物治疗，症状有所缓解，但未彻底治愈。20 d 前无明显诱因腰痛突然加重，伴右下肢放射痛，行走不便，翻身困难，来我院就诊。体格检查：腰肌僵硬，广泛压痛；第 5 腰椎棘突右侧压痛明显；腰部叩击征阳性；右侧直腿抬高试验 45°，加强试验阳性，左侧直腿抬高试验 75°；"4"字试验双侧阴性；仰卧挺腹试验阳性；CT示：第 5 腰椎和第 1 骶椎间盘向右后侧突出。临床诊断为腰椎间盘突出症。采用推拿方法治疗 5 次，临床症状完全消失，直腿抬高 80°以上，恢复工作，随访半年未复发。

（王金淼）

第三节　牵引疗法

牵引疗法是应用外力对身体某一部位或关节施加牵拉力，使其发生一定的分离，周围软组织得到适当的牵伸，从而达到治疗目的的一种方法。腰椎牵引是治疗腰椎病的有效方法之一。

（一）治疗作用

（1）拉宽椎体之间的距离，降低腰椎间盘内的压力；

（2）增加关节突关节空间，调整腰椎小关节的紊乱；

（3）增加前、后纵韧带张力，促进椎间盘突出部分回纳；

（4）缓解腰肌僵硬，纠正腰椎变直、反弓、侧弯等继发性腰椎畸形；

（5）增加侧隐窝、椎管容积，减轻神经根受压状况；

（6）预防、松解神经根和突出物的粘连。

（二）适应证与禁忌证

1. 适应证　腰椎间盘突出症是否选择牵引治疗与患者的症状、年龄、病程长短、突出物大小及神经根受压程度等有关。牵引疗法主要适用于以下几个指征。

（1）初次发病，病程较短，突出物较小，年龄较轻，症状较轻者；

（2）病程虽较长，但症状和体征均较轻、突出物无钙化者；

（3）无压迫马尾、大小便无障碍、无严格手术指征者。

2. 禁忌证

（1）腰椎间盘突出症合并脊柱损伤，或有脊髓损伤症状，大小便功能障碍等；

（2）伴有骨折、骨关节结核、骨髓炎、肿瘤、严重的老年性骨质疏松症；

（3）伴有严重的高血压、心脏病者应慎用牵引疗法；

（4）妊娠期妇女。

（三）操作方法及注意事项

1. 操作方法　主要采用卧位骨盆牵引，以间歇牵引效果较佳。患者仰卧在特定的牵引床上，分别在腰部扣系向上和向下的腰带，上部腰带固定，下部腰带为牵引点，电脑控制，重量从 10 kg 左右开始，视病情及患者耐受情况逐渐增加，一般不超过 20 kg，时间 15~20 min，每日 1 次，10 次为一疗程，一般牵引 2~3 个疗程。

2. 注意事项

（1）对于腰椎间盘突出症患者，除根据症状和体征判断外，还要参考 X 线片、CT、MRI 等资料，诊断不明的不予牵引治疗。

（2）牵引过程中要注意患者反应，如有不适或症状加重应及时停止治疗，寻找原因或更改治疗方法。

（四）易出现的并发症及对策

牵引在使椎间隙增大的同时，肌肉韧带也被牵拉，长期牵引，会造成肌肉韧带松弛无力，腰椎的稳定性受到影响，病变腰椎有脱节感，不堪负重，肌肉受到牵拉时肌梭变长，可造成肌肉疲劳，患者有腰椎两侧酸困隐痛，易疲劳等感觉；还有少数因牵引致腰椎滑脱的现象，因此，对初诊断患者，使用的牵引力要小，时间要短，待患者适应后，再调整力度与时间；牵扯引周期不要太长，以免损伤肌肉、韧带；牵引过程中，应密切观察病人，避免发生意外。

（五）典型病例分析

患者，男，56 岁。主诉：腰痛伴下肢后侧疼痛 1 个月余，加重 3 d。1 个月前因搬重物姿势不当出现上述症状，经推拿、口服镇痛药不见好转。腰部 CT 显示：第 4/5 腰椎、第 5 腰椎和第 1 骶椎间盘突出，近 3 d 来症状加重且无法站立、行走，疼痛剧烈。体格检查：腰部肌肉紧张，第 4、5 腰椎旁有明显压痛及叩击痛，并有放射感，直腿抬高试验 50°，加强试验阳性，诊断为腰椎间盘突出症。经牵引治疗 3 周后，症状消失，恢复工作，随访半年未复发。

（王金淼）

第四节 导引疗法

导引治疗是以肢体运动为主，通过调气补泻、强身健体来治疗疾病的一种方法，迄今为止已有数千年的历史。早在《黄帝内经》中导引就被列为中医五种疗法之一，而在《灵枢·病传》中则把导引行气、跷摩列为各类治法之首。隋唐时期孙思邈在《千金要方》中就对导引各种功法做了明确的阐述，其中腰背痛导引法具有很强的操作性，对腰椎间盘突出症的导引治疗具有重要的指导意义。

（一）治疗作用

历代医家都十分重视传统导引的治疗和保健作用，隋唐时期巢元方所著的《诸病源候论》中，明确提出补养宣导法，就每个病症都针对性地归纳出了导引治疗方法，把导引术与病症的治疗结合起来，充分地肯定了导引术的重要地位和作用。孙思邈在《千金要方》中强调"每日必须调气补泻，按摩导引为佳"，重视在调理气机的同时兼以导引，强调了动静结合的治疗保健作用。《唐六典》指出："凡人肢节脏腑积而疾生，宜导而宣之，使内疾不留，外邪不入。"中医传统导引的作用主要是通过肢体的动作，使身体各部的关节肌肉得到运动和锻炼，起到增强脏腑功能、治病防病、延年益寿的作用。

（二）适应证与禁忌证

1. 适应证　腰椎间盘突出症非急性期，不伴有严重的肌力障碍和马尾严重损伤者。

2. 禁忌证

（1）腰椎间盘突出症急性疼痛期，伴有神经根水肿者；

（2）腰椎间盘突出症伴有部分或全身脏器功能衰弱者；

（3）腰椎间盘突出症的孕妇。

（三）操作方法及注意事项

1. 操作方法

（1）双手攀足功法：双臂放于身体两侧，自然站立，两膝挺伸，两足平行，与肩同宽。两臂平举从身体两侧缓慢抬起至头顶上方时，转为掌心朝上，指尖相对，向上做托举之势。稍做停顿后，两腿绷紧站直，以腰为轴，上半身缓缓前俯，同时双臂缓慢旋后，双手掌心向前，从后腰命门开始沿双腿后侧下行，攀握两足跟。稍做停顿后，将身体缓缓直起，双手顺势起于头顶上方，两臂伸直，掌心向前，再自左至右缓缓落下，放于身体两侧。重复动作，每日 2 次，每次治疗以 15～20 min 为宜。

（2）空蹬足功法：患者仰卧于床上，双下肢自然伸直平放，双膝先保持伸直状态，两足背呈90°足背屈，均匀呼吸。右侧下肢先做屈膝、屈髋动作到最大生理位置后，足跟用力向斜上方呈45°角方向缓缓蹬出，然后屈膝、屈髋后缩还原放松。在右下肢向前蹬出的同时，左下肢做同样的屈膝、屈髋动作，并在右下肢后缩时向前蹬出。双下肢循环往复、左右交替地做前蹬和后缩运动。通过腰部、臀部和下肢的运动，使两侧腰肌得到伸缩锻炼、使椎体小关节和骶髂关节上下错动，以减轻腰椎间盘负荷。重复动作，每日2次，每次治疗以15~20 min为宜。

（3）五点撑腰功法：患者取仰卧位，自然呼吸，双膝屈曲并拢，双足平行稍微分开，足底用力着于床面。双肘关节抵在床上，双手握虚拳，自然放松。以双足双肘及头部五点作为着力点同时向下用力，使腰、臀部缓慢向上呈拱形挺起，当腰部向上挺起到一定高度不能再上升时，稍做停留后使腰臀部缓慢放下落于床面。要求每日2次，每次治疗15~20 min为宜。应注意在腰、臀部向上挺起时，保持均匀呼吸，不能屏气。

（4）和腰功法：患者自然站立，双足平行分开与肩同宽，均匀呼吸，两手四指并拢，虎口向下，拇指向前，紧紧卡撑住后腰部，下肢足跟站稳，依靠腰部和下肢的力量，先使腰部沿向左、前、右、后方向缓慢做弧形顺时针转动3周后，再逆时针向右、前、左、后方向缓慢做弧形转动3周。照此法，左右往复。转动时要求全身放松，自然呼吸，动作协调、柔和、有节奏，转动幅度要由小到大。每日2次，每次以15~20 min为宜。

2. 注意事项　导引治疗应遵循辨证选术，形意相随，持之以恒，运动适度的原则。要循序渐进，治疗时间慢慢增加，切勿治疗过量，导致并发症的发生。

（四）易出现的并发症及对策

因为练功时调身、调息，调心操作不当而产生的种种转变不适，但不影响日常生活和工作的感觉及身心变化，又称不良反应，多见头胀头重、胸闷憋气，心慌不安，肌肉酸痛等，这种反应往往出现于练功初期，及时从各方面纠正调整，一般经短时间内即可自行消失。

（五）典型病例分析

张某，男，40岁。2014年7月因搬重物而突感腰背酸痛，僵直不能活动，随后出现左臀部向下至大腿后侧放射性剧痛，行走不便，遂来我院就诊。体格检查：第4、5腰椎旁及棘突间均有压痛，腰椎正常曲度消失，运动受限，腰椎侧弯，直腿抬高试验阳性，足背及踇趾背伸力减弱，膝反射消失。综合保守治疗急性疼痛症状减轻后，在医生指导下进行系统地导引功法锻炼治疗1个月后，症状减轻。

分析：患者通过腰部和四肢的功法运动，使得椎体相关结构达到力学上的平衡，有效地缓解了肌肉和韧带的紧张度，滑利关节，降低了腰椎间盘的受压程度，从而降低了椎间盘对神经根的压迫，起到了治疗腰椎间盘突出症的作用，并通过长期的功法练习，有效地预防了椎间盘突出症的复发。

（卢海松）

第五节　中药经皮超导疗法

中药离子经皮超声脉冲电导疗法，简称"中药经皮超导疗法"，是利用超声波、电致孔将中药离子透皮吸收，进入人体，从而达到治愈疾病的疗法。

（一）治疗作用

1. 超声波　是通过超声波的机械按摩、超声空化及温热作用使局部循环增强，皮肤毛孔散大，再通过超声波的压力作用将药物透入机体。

2. 电致孔　是采用瞬时高压脉冲，使皮肤角质细胞暂时生成脂质双分子层水性通道，促使药物透皮吸收。

（二）操作方法及注意事项

1. 体位　一般采取俯卧位。

2. 取穴　以腰痛为主者取同侧肾俞穴和责任椎间盘所对应节段膀胱经第 1 侧线上的穴位。伴有下肢症状者取责任椎间盘所对应节段膀胱经第 1 侧线上的穴位和环跳穴。

3. 药物配制　当归、红花、杜仲、川牛膝、羌活、柴胡、细辛、生川乌、生草乌、生附子、乳香、没药、透骨草，加 95% 乙醇 4 000 mL 浸泡 2 个月，滤液后加入冰片密封备用。

目前市场上有专供电超导使用的一次性中药电极贴片，使用更加方便。

4. 治疗　将已经配制好的药液，充分浸透 5 层厚的纱布，轻轻拧干，贴敷于穴位上。将超导电极压敷于上，使用绷带固定或沙袋压敷。打开机器电源，调节治疗电流电量，以患者能耐受为度。每次治疗 30 min，每日 1 次，10 次为一疗程。

5. 注意事项

（1）操作前对患者做好解释，告诉患者在治疗过程中可能出现的感觉，不要随意移动体位，以免电极脱落。

（2）治疗过程中多询问患者感觉，不可过热，以免灼伤皮肤，对皮肤感觉不灵敏者适当降低电流输出量。

（三）适应证与禁忌证

本疗法对各型腰痛均有治疗作用，以下情况应禁止应用。

（1）妊娠期的妇女；

（2）装有心脏起搏器的患者；

（3）治疗处皮肤有破损者，或局部有脓肿、炎症者；

（4）对使用的药物有过敏情况者，或严重过敏体质者。

（四）易出现的并发症及对策

临床上最常出现的并发症是皮肤过敏，轻者可不用处理，严重者可局部涂抹皮炎平、口服抗过敏药物，个别患者可因皮肤感觉灵敏度降低，治疗时出现皮肤灼伤现象，应按烧伤处理。多次治疗后，局部皮肤可出现色素沉着、脱屑、皲裂、瘙痒等反应，可用丹皮酚软膏或皮炎平膏外涂，反应严重者要停止治疗。

（五）典型病例分析

患者，男，47 岁。腰痛伴左下肢放射痛 3 个月，久站久行后症状加重，休息方可减轻。查左侧关元俞、环跳、委中、承山穴压痛明显，左侧直腿抬高60°。CT 示：第 5 腰椎和第 1 骶椎间盘突出。给予中药经皮超导治疗，取左侧关元俞、环跳治疗，每日 1 次，每次 30 min，治疗 20 次后，患者症状基本消失。

（陈建辉）

第六节　石蜡疗法

石蜡疗法治疗腰椎间盘突出症是以加热溶解的医用蜡作为导热体，把加热的石蜡敷于腰腿疼痛部位的皮肤上，利用石蜡的温热作用和机械压迫作用来治疗疾病的一种方法。祖国医学开展蜡疗历史悠久，在中医古方医书中，孙思邈的《千金翼方》和刘禹锡的《传信方》就有明确的记述。清代《外科大成》一书中，外科专家祁坤在蜡疗法的适应证和操作方面做了比较全面的阐述。

（一）治疗作用

石蜡治疗腰椎间盘突出症主要通过石蜡强而持久的热敷，起到通经活络、行气消肿、活血化瘀、散寒止痛的作用，达到"通则不痛"的治疗效果。

（二）适应证与禁忌证

1. 适应证

（1）腰部、骶部或臀部疼痛；腰椎间盘突出物压迫神经根放射至下肢引起疼痛。

（2）腰部交感神经受压，刺激感觉和触觉纤维，引起下肢发凉、无汗或水肿。

2. 禁忌证

（1）有出血倾向的疾病；

（2）传染性皮肤病；

（3）感觉障碍性疾病；

（4）心肾功能衰竭；

（5）结核及恶性肿瘤；

（6）虚弱、高热症；

（7）孕妇及婴幼儿。

（三）操作方法及注意事项

1. 操作方法　石蜡疗法治疗腰椎间盘突出症的操作简单方便，多种多样，临床上主要采用以下四种操作方法。

（1）刷蜡法：先将固体石蜡加热成 90~100 ℃的蜡液，持续加热 10 min 使水分蒸发，待蜡液降温至 55~65 ℃时，用无菌的平毛刷浸蘸石蜡溶液，快速均匀地涂刷在患者腰臀部及患侧下肢疼痛部位的皮肤上，涂刷面积应覆盖整个治疗区域。当第一层蜡液快速冷却形成一层导热性低的保护层时，再在冷却的保护层上迅速涂刷上 3~5 层温度稍高的石蜡液，尽量保持涂刷厚度一致，总厚度达 1 cm 为宜，最后用棉被包裹保温 30~40 min，一般每日或隔日治疗一次，10 次为一疗程。

（2）蜡布法：先将固体石蜡加热成 55~65 ℃的蜡液，选择面积稍大于患者治疗部位的无菌纱布一块，把纱布浸入加热的蜡液中，提出蜡布稍作冷却，达到患者能耐受的温度时，将蜡布贴敷于患者腰臀部及患侧下肢治疗部位的皮肤上。再取面积稍小一些的纱布浸蘸 55~65 ℃ 的石蜡溶液，迅速盖在第一块蜡布上，用同样方法覆盖 2~4 层热蜡布。最后用棉被裹紧覆盖保温 30~40 min，一般每日或隔日治疗一次，10 次为一疗程。

（3）蜡饼法：在医用托盘中铺上一层面积大于托盘的耐高温胶布，将固体石蜡加热到 60~70 ℃，把熔化的石蜡液倒入托盘中，铺成厚度均匀（1~2 cm）、面积与治疗部位一样大小的蜡饼。待蜡饼表层冷却凝固，温度降至 55 ℃ 左右达到皮肤耐受时，双手提托起胶布的四角，将蜡饼连同胶布一起贴敷于腰臀部和患侧下肢疼痛部位的皮肤上，再用棉被包裹保温 30~40 min，每日或隔日治疗一次，10 次为一疗程。

（4）蜡袋法：将未熔化的石蜡装入稍厚耐高温的透明聚乙烯袋内，占袋子容量的 1/3 为宜，排出袋中空气后封口制成蜡袋。将制好的蜡袋放入热水中浸泡加热，使其温度达到 55~65 ℃，待袋中石蜡成半溶化状态时，取出敷于患者腰臀部及患侧下肢治疗部位的皮肤上，用棉被包裹保温。每次持续热敷 30~40 min，每日或隔日治疗一次，10 次为一疗程。此法操作简便，适合家庭操作治疗。

2. 注意事项　蜡疗属温热疗法的一种，因腰椎间盘突出症症状多样，治疗过程容易出现病情变化，又因不同患者对温度的耐受程度不同，所以腰椎间盘突出症石蜡治疗应遵循辨证选法、严控温度、谨慎操作、防止烫伤的原则。

（四）易出现的并发症及对策

1. 敏感皮肤　对石蜡过敏者，应认真检查其发病部位的皮肤情况，如有皮疹或伤口，应立即停止治疗。

2. 温度过高而造成皮肤烫伤　熔化石蜡采取间接加热，防止水分进入蜡液，以免烫伤皮肤。提前了解患者对温度的耐受能力，精确控制石蜡的温度，要因人而宜，既防温度过低而影响疗效，又防温度过高而烫伤。

（五）典型病例分析

患者，女，54 岁。因下车时用力不当而突感腰骶酸痛，腰部活动受限，后出现右臀部向下至大腿后侧的放射性剧痛，行走不便而门诊就诊。体格检查：第 5 腰椎与第 1 骶椎间椎体旁及棘突间压痛，腰部脊柱侧弯，直腿抬高试验阳性。CT 示第 5 腰椎和第 1 骶椎间盘右外侧突出。门诊经蜡布法治疗 14 次后，腰骶及下肢疼痛症状减轻，随访至今病情稳定。

分析：通过石蜡的温热作用和机械压迫作用，有效地促进了腰腿部的血液和淋巴液的循环，促使局部组织水肿消散和炎症浸润快速吸收，加速了疼痛介质的排出，调节了被压迫神经所支配区域的末梢神经，有效缓解肌肉痉挛，从而起到了治疗腰椎间盘突出症的作用。

（卢海松）

第七节 水疗法

早在先秦时期我国就有关于水疗法的记载。《山海经·西山记》中有："浴之已疥，又可以已胕。"《素问·五常政大论》也指出："虚则补之，药以祛之，食以随之，行水渍之……。"现代医学中水疗法被赋予了新的内涵，成为利用水的不同温度及动、静状态下不同的机械作用和溶于水中的不同化学物质，并以不同形式作用于人体，对疾病进行治疗和康复。对于腰椎间盘突出症患者，水疗法有一定的治疗作用，在减轻疼痛上有一定的优势。

（一）治疗作用

1. 静压作用　作用的大小与人体浸入浴水的深度有关。此种压力有助于血液和淋巴液回流，增强心肺功能，轻度的静水压力有降压和镇静的作用。

2. 浮力作用　利用水的浮力能减少下肢骨、关节内压力，人在水中活动较为省力，腰椎间盘突出症患者腰及下肢的活动较为容易，有利于功能的恢复。

3. 动力作用　直喷浴、淋浴和涡流浴可促进毛细血管扩张，改善血液循环。动力水流刺激皮肤上的神经感受器，可降低神经的兴奋性。

4. 导热作用　水具有较大的热容量，且导热性高，比热大，易于散失和吸收热量，对机体可有温热刺激作用。温水浴或热水浴能使皮肤充血，促进血液循环、使血管扩张、肌肉韧带的紧张度降低，痉挛可以缓解，疼痛可以减轻，有利于肢体进行运动，改善功能。

5. 化学作用　水中加入某种药物、化学成分或气体，利用化学反应的刺激作用，使机体产生相应的反应。

（二）适应证与禁忌证

1. 适应证　水疗法的适应证广，适用于大多数腰椎间盘突出症的治疗。

2. 禁忌证　水疗法的禁忌证分为相对禁忌证和绝对禁忌证两种。

（1）相对禁忌证：各种传染性疾病（如肺结核、肝炎、传染性结膜炎、股癣、脚癣等）、高血压、心功能不全、癫痫症失控、严重智能不足或认知功能障碍、恐水症、开放性伤口、大小便失禁、高度贫血及有出血倾向者。

（2）绝对禁忌证：上呼吸道感染、肺功能不足，肢体感觉丧失、长期卧床而全身衰弱者及高龄者。

（三）操作方法与注意事项

1. 操作方法　水疗法种类按作用部位分为局部水疗和全身水疗；按作用温度分为冷水浴（25 ℃以下）、凉水浴（25~33 ℃）、不感温浴（34~36 ℃，又称平温浴，对机体不产生明显的温度刺激）、温水浴（37~38 ℃）和热水浴（39 ℃以上）。治疗时必须根据病情恰当合理地掌握水的温度和治疗时间，原则上水温与机体温差增大，治疗时间宜相应缩短。适用于腰椎间盘突出症的水疗法，主要有以下五种。

（1）气泡浴：是将浴水中的气泡作用于人体，对人体产生细微按摩作用及冷热温度差的作用方法。操作：①检查气泡装置是否完好。②将气泡发生器放在浴盆底部，放入 2/3 容量的浴水，水温为 37~38 ℃，开动气泡发生器，使浴水中充满足够量气泡。③患者进入水中，水面不超过剑突部，治疗时间 10~20 min。

（2）涡流浴：利用马达产生涡流，作用于人体的治疗方法。操作：①根据患者的病情，选择合适的涡流浴装置，并进行检查。②注入 2/3 容量的浴水，水温为 37~43 ℃，打开涡流开关及通气开关。③患者采取舒适体位，将腰及下肢浸入水中进行治疗。④治疗过程中保持恒温，水流强度要适中，始终使患者全身感觉舒适无疲劳，时间为 5~20 min。

（3）哈伯特槽浴：哈伯特槽又称蝶形槽、8 字槽，同其横截面呈蝶形或 8 字形而得名，可适应大部患者在患病状态下的身体姿态，供患者在槽内伸展躯干及上、下肢。同时方便医护人员从多个角度接近患者进行治疗工作。浴槽内附有涡流发生器、气泡发生器、局部喷射装置、水循环过滤装置。另外，有运送患者出入槽的升降装置、操纵台及担架。操作：①检查升降装置，清洁浴槽，注入 2/3 容量的浴水，水温 38~39 ℃。②把患者置于升降的担架上，按动进水控制键，由升降担架将行动不便的患者送入浴槽内浸入水中。操作人员在槽外指导和帮助训练。③治疗时间 10~30 min，可开动腰、大腿及小腿部喷嘴，形成涡流，增强水柱冲击。④治疗结束后，按动出水控制键，由升降装置将患者徐徐升起并送出槽外。

（4）水中运动：运用水的温度、浮力及水静压作用来进行各种功能锻炼，以达到治疗腰椎间盘突出症的目的。水中运动是现代医学重要的治疗方法，包括水中辅助运动、水中支托运动及水中抗阻运动三种。运动方法：①固定体位，在水的浮力下，保持肢体固定体位。患者可躺在水中的治疗床上或常用的治疗托板上，也可坐在水中凳子上，嘱其抓牢栏杆或池的边沿，必要时可用带子固定肢体。②利用器械辅助训练，利用橡皮脚掌增加水的阻力，或利用双杠在水中进行训练，以练习站立、平衡和行走。③水中步行训练，让患者进入水中，站立在步行双杠内，水面平颈部，双手抓住双杠。由于浮力作用，下肢对身体的承受重量有所减轻。让患者在水中扶双杠移动下肢，活动以患者不感觉累为原则，并注意保护。在水中出现不适时，应尽快停止训练。水中步行时间不宜过长，应循序渐进。④水中平衡训练，让患者站在步行双杠内，水深以患者能站稳为原则；操作人员从不同方向向患者推水作浪或用水流冲击，使患者平衡受干扰，让患者对抗水浪及水流的冲击，保持身体平衡。注意保护患者，以免发生意外。

2. 注意事项

（1）患者进行水疗时，应加强巡视，治疗中测试脉搏和呼吸，一旦有异常情况应立即停止水疗。

（2）不宜在空腹或饱食后进行浸浴治疗。

（3）水疗室内通风应良好，保持一定的温度，不能低于 20 ℃。

（4）水浴前后应休息 30 min，水浴后擦干身体，并注意保暖，以防感冒。

（5）应用水疗法一般应采取循序渐进的方法。热水浴要从温水到热水，冷水浴要从低温到冷水，经过一个过渡阶段，使患者易于耐受而获得良好反应。或根据患者的反应能力，在做某些治疗之前做些准备性治疗，以使患者能够很好地适应治疗。治疗者还要善于观察患者水疗时的反应情况，以判断治疗方法和给予的治疗刺激量是否得当。水疗时的反应不仅取决于刺激性质和刺激量的大小，而且还取决于机体反应能力的强弱。

（四）易出现的并发症及对策

由于对水温的不适应，或初次接受水疗法，治疗中或治疗后，机体会表现出一系列异常反应，如皮肤轻度苍白或花斑状，有时还发生痒疹、汗疱疹、荨麻疹、关节肿胀、运动障碍等。这些反应大都是短暂的，不需要特殊处理，一般经数小时后可以自行消失。但是，也有少数症状或体征较重时，需要调整水疗的治疗剂量或者停止水疗。

（五）典型病例分析

患者，男，40岁。主诉：腰痛3年，加重并伴右下肢放射痛3 d。体格检查：右侧直腿抬高试验30°，第4、5腰椎棘突下压痛，棘突右侧叩击痛，屈颈试验、挺腹试验均阳性，右小腿外侧感觉减退；CT示：第4/5腰椎间盘突出。诊断：第4/5腰椎间盘突出症。嘱其卧硬板床休息并配合水疗法，选择水中垂直悬吊与水中运动，患者在36~37 ℃治疗池中将游泳圈套在腋下，下肢放松悬吊在水中进行垂直悬吊，并按医生指导，做屈髋屈膝、腰部左右旋转等运动。水中悬吊和水中运动交替进行，整个治疗时间为40~50 min，每日1次，共治疗20 d，症状明显减轻，3个月后随访效果良好。

分析：患者在水疗中因水的浮力作用，可去除大部分体重因素，使腰椎间盘内的压力低于日常状态，从而可促进突出部位水肿和炎症的消退，使疼痛和麻木缓解。同时因患者浮在水中，腰背部及下肢各肌群有较好的协调性，在水中进行步态训练，水的阻力可提高腰背肌的协调性与柔韧性，使患者的步态和腰背肌肌力较早地恢复。此外，水疗中患者在训练中不易出现因姿势及用力等因素引起的突发疼痛，易于接受，训练中的主动性增加，这也是水疗效果较好的因素。

（任　珊）

第四部分　腰椎间盘突出症的西医治疗技术

第一章　概　述

目前对腰椎间盘突出症的研究已经进入到多元化的时代，基于现代组织胚胎学、生理学、病理学、解剖学、生物化学、生物力学及现代影像学等的最新成果，腰椎间盘突出症的西医治疗技术也有了长足的发展。目前，临床上已经广泛应用的西医治疗技术分为非手术治疗、介入治疗、微创治疗和开放手术治疗等。

1. 非手术治疗　在腰椎间盘突出症的西医治疗中，80%~90%的患者可采用非手术疗法治愈。通过药物、休息、推拿手法等改善腰椎间盘突出后形成的炎症反应，减轻神经根受刺激的状况，或者是改变突出物和神经根的相对位置关系，从而减轻临床症状。

疼痛减轻后要及时进行腰背肌和腹肌锻炼，增强脊柱的稳定性，巩固疗效。脊柱的稳定性分为内源性稳定和外源性稳定，内源性稳定，即静态稳定，是由椎体、椎间关节、椎板和韧带所构成的稳定；而外源性稳定，即动态稳定，主要是腰背肌和腹肌及筋膜等软组织构成的稳定。腰椎间盘突出症使脊柱的静态稳定在一定程度上受到破坏，故可加强腰背肌和腹肌的锻炼，增强其外源性稳定，从而使脊柱得到整体稳定，以提高治疗效果。

2. 介入治疗　是近几十年兴起的一种疗法，以胶原酶溶解术、臭氧髓核溶解术、射频髓核消融术、经皮激光汽化椎间盘减压术等为代表。其基本原理是利用纤维管道技术，应用化学或物理的方法，使椎间盘的髓核或部分纤维环溶解、氧化或蛋白变性、碳化、汽化等，目的是改变椎间盘组织的含水量，减小椎间盘内的压力，从而降低椎间盘突出的概率，相应减小突出物形成的压力或张力，在一定程度上缓解腰椎间盘突出症患者的神经受压迫症状。另外，在臭氧介入治疗中，逸散在突出物周围的未分解臭氧，还具有促进炎性渗出物分解的作用，降低炎性致痛物质的浓度，减轻临床症状。

介入治疗具有无切口、损伤小、痛苦小，对椎间盘等组织结构破坏少等特点，越来越多的临床医生倾向于在符合介入适应证的前提下选择该疗法。

通过大量临床应用观察，介入治疗能够较好地减轻椎间盘内压力，将其作为多元化疗法理念指导下的一项治疗技术，适时应用于手术疗法和非手术疗法前后，以发挥各种疗法的优势，从而取得最佳的临床疗效。

3. 微创治疗　经皮椎间盘切吸术、椎间盘镜技术和椎间孔镜技术是治疗腰椎间盘突出症常用的微创治疗方法。

经皮椎间盘切吸术是采用经皮打孔技术，通过工作套管摘取部分椎间盘组织，以减小椎间盘内的压力，从而减小突出物所形成的压力或张力。其对影像设备和微创器械的依赖性较强，在 C 型臂 X 线机或者 CT 的引导下现在的经皮切吸术可以非常接近突出物，摘取髓核靶位及减压效果也达到了前所未有的阶段。

椎间盘镜技术常用于一些突出物较大，通过介入或经皮切吸术治疗预期疗效不佳者，或是部分归入开放手术治疗而惧怕手术者。整个治疗过程时间较短，出血量少，软组织损伤小，较少地干扰椎管内结构，不影响脊柱稳定性，术后并发症少，能有效地避免术后瘢痕组织的压迫问题，术后患者恢复较快，对劳动能力影响较小。

4. 开放手术治疗　开放手术是治疗腰椎间盘突出症疗法之一，实施手术的主要目的是通过切除突出的椎间盘，减轻神经根或马尾的受压，使临床症状得以缓解。若髓核、缺血变性的纤维环等切除不彻底及术后瘢痕组织的粘连可再次压迫神经造成术后复发。此外，与所有脊柱外科手术一样，椎间盘手术减压的同时应该考虑脊柱的稳定性，所以须注意以下两点：第一，在可以切除椎间盘的前提下应尽最大可能保留脊柱的稳定结构，如在后路手术中尽量避免采用经椎板切除的入路切除椎间盘。根据国内大量临床报道统计，多数患者经椎板间开窗可顺利切除椎间盘而不造成神经根或马尾的损伤。第二，单纯椎间盘切除不需要同时行椎体固定手术，术前存在腰椎不稳定或预计可能带来手术节段的不稳定则需行椎体固定手术。

目前临床应用的腰椎间盘突出症手术入路包括前路和后路。后入路的主要优点是可以直接看到神经根，因此任何类型的后侧椎间盘突出，只要局限在椎管内，无论是膨出、突出、脱出均可被切除。因此，后路是腰椎间盘突出症开放手术的标准入路。但后路可能存在并发症，如脊神经损伤的潜在危险；椎间盘切除不完全，有复发的风险；可能导致术后硬膜外血肿和瘢痕；术中过多破坏后柱结构等。这些都要求术者有高度的责任心，正确掌握适应证，具备扎实的理论知识、熟练的手术技巧及丰富的临床经验，能应用适当的手术器械来避免并发症的发生。

前路手术不干扰椎管内组织，切除椎间盘较为完全，如果同时行椎间融合术，可以获得手术节段的稳定。腰椎间盘突出症是以椎间盘退变为基本原因的一种疾病，伴有腰椎不稳定时，前路椎间盘切除术联合椎体融合术是合理的治疗方案。

在进行腰椎间盘骨科手术之前，骨科医师须做到诊断明确，包括症状、体征和影像学结果的相互印证，以及定位和定性等。告知患者该治疗存在一定的风险性。医生和患者都必须认识到，椎间盘的手术可缓解症状，目前无法治愈。该疗法既不能阻止引起椎间盘突出的病理过程，也不能使腰部的功能恢复到患病前的状态。因此，要求患者在术后保持良好的姿势，加强腰背肌和腹肌的锻炼；尽量减少或避免反复腰部前屈、扭转和脊柱屈曲位负重等。

（胡　斌）

第二章　非手术疗法

第一节　药物疗法

腰椎间盘突出症以疼痛与麻木为主要症状，西药的治疗以改善症状为主，常用的西药有以下两类。

一、麻醉类镇痛药

麻醉类镇痛药是通过激动中枢神经系统特定部位的阿片受体从而产生镇痛作用，并同时缓解疼痛引起的情志异常的药物。其经典代表药物是吗啡。该类药物的镇痛作用与激动阿片受体有关，易产生药物依赖性，剂量过大时易产生昏睡。近些年来，许多新的麻醉性镇痛药及其拮抗药相继合成，为临床镇痛提供了一系列可供选用的药物，分别介绍如下。

1. 阿片类镇痛药　具有一定的成瘾性，对于腰椎间盘突出症患者来说，多不作为首选药物。临床常选用羟考酮治疗，它是阿片受体激动剂，作用类似于吗啡，其血浆半衰期为 5 h，主要作用于中枢神经系统和平滑肌，具有镇痛、抗焦虑、止咳和镇静等作用。成人常用剂量为 20 mg/d，最大剂量为 80 mg/d。该药物禁用于合并缺氧性呼吸抑制、颅脑损伤、麻痹性肠梗阻、急腹症、胃排空延迟、慢性阻塞性呼吸道疾病、肺源性心脏病、慢性支气管哮喘、高碳酸血症、对羟考酮过敏、中重度肝功能障碍、重度肾功能障碍等疾病及孕妇和哺乳期妇女，且手术前或手术后 24 h 内不宜使用。

2. 其他镇痛药　这一类药物常用的有曲马多、强痛定，多用于缓解急性疼痛。

（1）曲马多：又名曲马朵，为合成的可待因类似物，具有较弱的 μ 受体激动作用，主要用作镇痛药，可用于中度疼痛。其给药途径较多，可肌内注射、口服或直肠给药，通常 50~100 mg/次，2~3 次/d，每日总量不超过 400~500 mg。用药后可能有多汗、恶心、呕吐、眩晕、口干、疲劳等不良反应。且当与乙醇、镇静药或其他中枢神经系统作用药物合用会引起急性中毒，应合理选择使用。

（2）强痛定：又名布桂嗪、布新拉嗪、丁酰肉桂哌嗪，适用于中度创伤、癌性疼痛和神经性疼痛。常用给药剂量及给药途径为：口服，成人 30~60 mg/次，3~4 次/d；儿童 1 mg/（kg·次）。或皮下注射，成人 50~100 mg/次。偶见恶心、头痛、眩晕、困倦、幻视、全身发麻等，有成瘾性。

二、抗炎镇痛药

抗炎镇痛药传统上可分为两种，即非甾体类抗炎药和甾体类抗炎镇痛药。

1. 非甾体类抗炎药　解热镇痛抗炎药是一类具有解热、镇痛，多数还有抗炎、抗风湿作用的药物。由于其化学结构和抗炎机制与糖皮质激素甾体抗炎药不同，又称为非甾体类抗炎药。常用的药物有布洛芬、氯唑沙宗片（胶囊）、尼美舒利、双氯芬酸钠、吲哚美辛、氯诺昔康、阿沙吉尔等。

（1）布洛芬：又名异丁苯丙酸、异丁洛芬，具有抗炎、镇痛、解热作用。其特点是对血象、肾功能无明显影响，对胃肠道刺激性小，体内无药物蓄积倾向。常规用量为：0.2~0.4 g/次，每4~6 h一次，日剂量不超过2.4 g。本品与同类药联合应用有交叉过敏现象，与抗凝血类药物合用要监测凝血酶时间，孕妇及哺乳期妇女慎用。

（2）氯唑沙宗：规格有两种，一种为每片含氯唑沙宗0.125 g、对乙酰氨基酚0.15 g的制剂，常规用量为2片/次，3~4次/d，10 d为一疗程；另一种为每片含氯唑沙宗0.25 g、对乙酰氨基酚0.3 g的制剂，1片/次，3次/d，饭后服用，7 d为一疗程。使用该药物可偶见轻度嗜睡、头晕、恶心、心悸、无力、上腹痛等不良反应，一般较轻微，可自行消失或停药后缓解，遇过敏反应应停药，对氯唑沙宗或对乙酰氨基酚过敏者禁用。

（3）尼美舒利：具有显著的抗炎、镇痛和解热作用，几乎全部通过尿液排泄。用法用量为：口服，成人，0.05~0.1 g/次，2次/d，饭后服用。按病情的轻重和患者的需要，可以增加到0.2 g/次，2次/d。老年患者的服药量应严格遵照医生的规定。肝功能不全、肾功能障碍（肌酐清除率<30 mL/min）患者禁用，12岁以下儿童禁用。

（4）双氯芬酸：又名双氯灭痛、扶他林、凯扶兰等，其镇痛作用是吲哚美辛的2~2.5倍，阿司匹林的26~50倍，服后1~2 h达到峰值，半衰期为1~2 h。其用法用量为：首次50 mg，以后25~50 mg/次，每6~8 h一次。胃肠道出血者、孕妇及哺乳期妇女慎用。

（5）吲哚美辛：又名消炎痛，该药解热、缓解炎性疼痛作用明显，还可防止血栓形成。用法用量为开始时25 mg/次，2~3次/d，饭中或饭后立即服用（可减少胃肠道不良反应）。注意：与阿司匹林或其他水杨酸盐同时应用，不能增加疗效，可使胃肠道不良反应明显增多，增加出血倾向；饮酒或与皮质激素、促肾上腺皮质激素同用，可增加胃肠道溃疡或出血倾向；与肝素、口服抗凝药、溶栓药合用时，有增加出血倾向的潜在危险；与氨苯蝶啶合用时可致肾功能减退；与秋水仙碱、磺吡酮合用时可增加胃肠溃疡和出血风险。患者合并活动性消化道溃疡、肾功能不全、非甾体类抗炎药物过敏、震颤麻痹、癫痫、精神病时应禁用，孕妇、哺乳期妇女及儿童慎用。

（6）氯诺昔康：具有较强的镇痛和抗炎作用，适用于急性轻度至中度疼痛。用法用量：静脉滴注，8~16 mg/d。该药物对于由水杨酸诱发的支气管哮喘患者、急性胃肠出血或急性胃或肠溃疡患者、严重心功能不全、严重肝功能不全、血小板计数明显减低、妊娠和哺乳期患者及年龄小于18岁者应禁用。

（7）阿沙吉尔：对轻、中度疼痛镇痛有效率达92.7%以上，无成瘾性，是镇痛药中的理想药物，还可与阿片类镇痛药联合应用于癌痛和术后痛。用法用量：使用时每瓶用 1~4 mL 注射用水或生理盐水溶解，肌内注射或静脉注射，成人 0.9~1.8 g/次，2~3 次/d，每日最多用 2~9 g；儿童 10~25 mg/（kg·次），2~3 次/d。当患者合并有水杨酸过敏史、消化道溃疡时应忌用，年老体弱或体温达 40 ℃ 以上者注意给药剂量，以免出汗过多，静脉注射时应缓慢注射。

2. 甾体类抗炎药　是 20 世纪 50 年代人工合成的糖皮质激素，对腰椎间盘突出症的治疗有一定作用。

（1）常用药物：

1）复方倍他米松：为复方制剂，抗炎作用强于地塞米松、曲安奈德，其组成含二丙酸倍他米松 5 mg、倍他米松磷酸酯二钠 2 mg。一般靶点疗法用量为 0.25~1 mL，不做静脉及皮下注射用。

2）醋酸曲安奈德：局部抗炎作用更强，肌内注射 1~2 d 可达最大效应，作用可维持 2~3 周。适用于各种神经阻滞疗法，但不推荐椎管内注射治疗。

3）地塞米松：适用于靶点疗法、神经阻滞疗法及静脉滴注，常规用量 5~10 mg。

（2）禁忌证：肾上腺功能减退、骨质疏松症者；血栓性静脉炎、高血压、糖尿病、肌肉萎缩；癔症、癫痫等精神病史者。

（3）注意事项：

1）若大剂量长期应用，可引起肥胖、血糖升高、骨质疏松等并发症，甚至单次使用也可引起痤疮、月经紊乱、兴奋、失眠等症状；

2）严格掌握适应证，避免或减少并发症；

3）曲安奈德、复方倍他米松不可皮下注射；

4）应记录剂量，用药时间，长期用药停药时应逐渐减量，不可骤停。

三、其他类别常用药物

包括维生素类、抗抑郁类、安定类等，主要针对麻木、焦虑、抑郁及疼痛等综合症状的治疗，下面就其代表性药物分别介绍。

（1）腺苷钴胺片（腺苷辅酶 B_{12}）：为维生素类药物，是氢钴型维生素 B_{12} 的同类药物，即其 CN-被腺嘌呤核苷取代 5′-脱氧腺苷钴胺，它是体内维生素 B_{12} 的两种活性辅酶形式之一，是细胞生长增殖和维持神经髓鞘完整所必需的物质，多与维生素 B_1 片联合应用。给药方式和用量为：口服，成人 0.5~1.5 mg/次，1.5~4.5 mg/d。

（2）甲钴胺片：有片剂和针剂两种。甲钴胺是一种内源性辅酶 B_{12}，在同型半胱氨酸合成蛋氨酸的转甲基反应过程中起重要作用。它可促进培养的大鼠组织中卵磷脂的合成和神经元髓鞘形成，适用于周围神经病变。甲钴胺的常用剂量为：成人 0.5 mg/次，3 次/d，也可根据年龄、症状酌情增减。当患者合并麻木症状时，可联合维生素 B_1 共同使用。甲钴胺在给药后 3 h 达到最高血药浓度，其吸收呈剂量依赖性。服药后 8 h，尿中总 B_{12} 的排泄量为用药后 24 h 排泄量的 40%~80%。建议从事汞及其化合物的工作人员，不宜长期大量服用本品。

（3）维生素 B_1：在体内参与糖代谢乙酰辅酶 A 的生成过程，此外还能抑制胆碱酯酶的活性，减少乙酰胆碱的水解作用。多用于腰椎间盘突出症伴随麻木的治疗。常用给药途径及用量为：口服，成人 10~20 mg/次，3 次/d。

（4）鹿瓜多肽注射液：是鹿科动物（梅花鹿）的骨骼和葫芦科植物（甜瓜）的干燥成熟种子经分别提取后制成的菌水溶液，它有促进骨质形成、改善微循环的作用，可用于腰椎间盘突出症疼痛患者的治疗。其主要作用机制有以下两方面：① 抑制炎性细胞的浸润及渗出炎性介质的释放，提高疼痛阈值，以达到消炎止痛的目的；② 改善局部血液循环，为骨细胞提供一个良好的供血环境，进一步缓解疼痛。常用的给药途径及用量为：静脉滴注，8~12 mL/d；肌内注射，2~4 mL/次，4~8 mL/d。

（5）谷维素：临床上常采用谷维素改善睡眠及神经症症状，此外该药物还具有抗氧化、抗衰老等作用。一般不作为常规用药，多在疼痛较剧烈时或有焦虑表现时配合使用。常用的给药途径及用量为：口服，成人 10~30 mg/次，3 次/d。

（6）牛痘疫苗致炎兔皮提取物注射液：多适用于患者伴有疼痛、冷感、麻木等相关症状；常用给药途径及用量为：肌内或静脉注射，1 支/次，1 次/d，疗程通常为2 周。该药物在与麻醉性镇痛药（吗啡）、非麻醉性镇痛药（镇痛新）、弱镇静剂（安定）、解热镇痛药（消炎痛）和局部麻醉药（盐酸利多卡因）等药合用时，会使药物作用增强，因此联合用药时，应注意减少该药用量。且该药在同安定注射剂或盐酸阿米替林注射剂混合时会产生沉淀，故不宜混合配伍。应注意个别患者应用后会出现血压升高。

（7）艾司唑仑：又名舒乐安定，适用于焦虑、失眠、紧张等症状的治疗。用该药物治疗失眠时，常用剂量为 1~2 mg/次，睡前一次服用；镇静和抗焦虑治疗时，常用剂量为 0.5~2 mg/次，3 次/d。孕妇、老年高血压患者、婴幼儿及心、肝、肾功能不全者应慎用。

（8）氟哌噻吨美利曲辛片：为神经阻滞剂，可用于治疗多种顽固性和慢性疼痛。它可增强机体对乙醇、巴比妥和其他中枢神经系统抑制剂的反应，但是与单胺氧化酶抑制剂合用可能导致高血压危象。对于大多数腰椎间盘突出症患者来说，本药不是首选药物，只有在病程较长且合并抑郁后才配合使用。其用法是：成人，2 片/d，早晨及中午各 1 片，严重病例早晨的剂量可加至 2 片；老年患者，早晨服 1 片即可。维持量：1 片/d，早晨口服；对失眠或严重不安的病例，建议在急性期加服镇静剂。

（9）甘露醇注射液：具有利尿及脱水作用。一般用于腰椎间盘突出症急性期或腰椎间盘介入及手术后。常规用法为：125 mL/次，每 12 h 一次，静脉滴注。老年人应用本药易出现肾损害，且随年龄增长，发生肾损害的概率增加。下列情况应该慎用：明显心肺功能损害者；高钾血症或低钠血症；低血容量；严重肾功能衰竭可因排泄减少而使本药在体内积聚，引起血容量明显增加，从而加重心脏负荷，诱发或加重心力衰竭；对甘露醇不能耐受者。

第二节　休息疗法

休息疗法是康复医学临床最常用的保护性治疗措施，能明显减轻椎间盘的盘内压力，能使患病部位静止，加快炎症消退。一般经过1~3周的休息之后，疼痛多可缓解，但具体时间还要因腰痛程度、原因的不同而异。一般来说急性腰椎间盘突出症的患者应休息1~3 d，不提倡长期卧床休息或完全制动，这是因为短期卧床可使血液循环功能迅速减弱，长期卧床休息可导致心血管系统功能减退、肌肉废用性萎缩、肌力下降、肌肉血管密度降低、肌肉代谢障碍、骨钙负平衡、骨矿物质密度降低、关节退变和功能障碍以及异位骨化。另外，休息对内分泌系统也有影响，不过一般改变比较缓慢，主要是负氮平衡、内分泌改变和电解质紊乱。因此，对于腰椎间盘突出症的患者来说休息疗法要因人、因病制宜。

对于大多数腰椎间盘突出症的患者来说，卧床休息可以减轻疼痛，特别是轻、中度腰椎间盘突出症的患者。但具体情况还要根据病情进行综合考虑，大多数情况下可采取绝对卧床与相对卧床相结合的方法，既能达到治病目的，又可防止肌肉萎缩，增加肌强度和肌耐力；既有助于纠正椎间盘突出引起的小关节紊乱，又减少结缔组织粘连、恢复关节活动度，从而减轻症状、改善病情。

临床上可将腰椎间盘突出症的患者及相应疗法简要地分为以下几类。

（1）轻度患者，卧床休息即可；

（2）中、重度患者，需卧床休息，病情稳定后再配合运动疗法，便可取得较为满意的疗效；

（3）合并其他疾病的腰椎间盘突出症患者，应根据其本身实际情况，制订科学合理的治疗方案；必要时，请专科会诊，协助治疗。如合并心力衰竭的患者，一般不要绝对制动。

（张帅州）

第三节 手法治疗

一、麦特兰德手法

麦特兰德（Maitland）手法是西方关节松动手法（joint mobilization）中的重要组成部分，是治疗脊柱关节功能障碍如疼痛、活动受限或僵硬的有效的操作技术。

此手法是由医生选择关节的生理运动和附属运动作为治疗手段，运用较大的振幅、缓慢的手法，在关节的可动范围内完成的针对性的手法操作技术，从而改善关节活动范围、缓解疼痛。

（一）理论基础

1. 生理运动　是指关节在生理范围内完成的运动，如脊柱的伸展、屈曲及旋转等。生理运动可以由患者主动完成，也可由治疗者被动完成。

2. 附属运动　是指关节在自身及其周围组织允许范围内完成的运动，是维持关节正常活动不可缺少的一部分。一般不能主动完成，需要由他人帮助，包括轴旋转、分离、牵拉、滑动和滚动等。附属运动是 Maitland 手法的主要特色之一。

（二）手法分级及应用选择

1. 分级　Maitland 手法根据关节的可动范围、手法操作的幅度分为四级。

Ⅰ级：治疗者在患者关节活动的起始端小幅度、节律性地来回松动关节。

Ⅱ级：治疗者在患者关节活动允许范围内，大幅度、节律性地来回松动关节，但不接触关节活动的起始端和终末端。

Ⅲ级：治疗者在患者关节活动允许范围内，大幅度、节律性地来回松动关节，每次均接触关节活动的终末端，并能感觉到关节周围软组织的紧张。

Ⅳ级：治疗者在患者关节活动终末端小幅度、节律性地来回松动关节，每次均接触到关节活动的终末端，并能感觉到关节周围软组织的紧张。

2. 应用选择　应根据患者关节活动受限的具体病情来选择不同的手法，Ⅰ、Ⅱ级用于治疗因疼痛引起的关节活动受限；Ⅲ级用于治疗关节的疼痛并伴有僵硬而引起的关节活动受限；Ⅳ级用于治疗关节周围组织粘连、挛缩而引起的关节活动受限。

（三）临床应用

在腰椎间盘突出症的治疗中，Maitland 手法主要用于伴有腰椎椎体关节移位及腰骶关节和髋关节病理损伤者。其主要治疗手法如下。

（1）节律性地自后向前按压腰椎棘突；

（2）节律性地按压腰椎一侧的横突或小关节；

（3）节律性地横推腰椎棘突；

（4）患者侧卧位，固定肩胛带，节律性地旋转骨盆；

（5）髋关节屈曲、内收手法；

（6）直腿抬高手法；

（7）腰椎牵引。

治疗手法根据患者临床症状，各部位治疗时采用Ⅰ~Ⅳ级不同级别的力度，手法要平稳，有节奏，持续 30 s 到 1 min，每一种手法可以重复 3~4 次，每天一次，每次治疗约 20 min，10 次为一疗程。

（四）禁忌证

（1）外伤或疾病引起的关节肿胀；

（2）关节活动度已过度；

（3）恶性肿瘤及骨关节结核者；

（4）脊髓受压且出现相应临床症状者（如步态不稳等）；

（5）急性神经根炎症；

（6）关节不稳及滑脱者；

（7）严重骨质疏松及骨折未愈者。

二、麦肯基力学疗法

麦肯基力学疗法是新西兰物理治疗师麦肯基（Robin McKenzie）于 1956 年创造的，该疗法有一整套独特的、完整的诊断和治疗相结合的诊疗体系，因此又称为麦肯基力学诊断治疗方法。该方法重视脊柱的解剖结构与生物力学之间的关系，强调治疗前应对受术者进行详细检查、诊断与力学测评，通过姿势矫正、有效安全牵拉、复位等方法治疗疾病，因此更加适用于各种脊柱与四周关节力学性失调。麦肯基力学疗法治疗腰椎间盘突出症技术包括姿势疗法、患者自我运动技术和治疗师手法治疗技术等。

（一）治疗技术

1. 患者自我运动技术

（1）俯卧位：

［起始位］患者俯卧位，头转向一侧，双上肢置于体侧。

［具体方法］患者全身放松，静止 5~10 min。

［适用范围］俯卧位是患者自我治疗的第一步。应用于后方移位综合征、伸展功能不良综合征的治疗。

（2）俯卧伸展位：

［起始位］同俯卧位。

［具体方法］患者从俯卧位开始，用双肘和前臂支撑将上半身抬起，骨盆和大腿不离开床面，维持 5~10 min。注意要有意使腰部下陷。

［适用范围］此技术是前一种治疗技术的升级。主要应用于后方移位综合征的治疗。对于急性期患者、不能长时间耐受此体位者，可间歇性进行。

（3）俯卧伸展：

［起始位］患者俯卧位，双手掌心朝下置于肩下。

［具体方法］患者用力伸直双上肢将上半身撑起，骨盆以下放松下陷，然后双肘屈曲，上半身下降至起始位，重复 10 次。第 1 次和第 2 次撑起时需小心，逐渐增大幅度，直至最后 1 次达到最大伸展范围。第 1 组完成后有效，可进行第 2 组，力度可加大，最后 2~3 次在终点位维持数秒。

［适用范围］此技术是前两种治疗技术的升级，应用间歇的伸展应力，有"泵"和牵伸的作用，是治疗后方移位综合征与伸展功能不良综合征的最重要和最有效的方法。

（4）俯卧伸展加压：

［起始位］患者俯卧位，双手掌心朝下置于肩下，用安全带固定在需要伸展的腰椎节段之下，防止骨盆和腰椎离开床面。

［具体方法］患者的运动方式同俯卧伸展，但在伸展时由于安全带固定增加了外力，增大了腰椎伸展角度。也可以用其他外力达到同样的效果。

［适用范围］此技术较俯卧伸展产生更大的伸展力，作用更局限，更适用于伸展功能不良综合征的治疗。

（5）持续伸展位：

［起始位］患者俯卧位，治疗床可调节角度。

［具体方法］将治疗床头侧缓慢地抬起，隔 5~10 min 抬起 3~5 cm。待达到最大伸展角度时，维持该体位 2~10 min（可根据患者的具体情况调整）。治疗结束时，缓慢降低床头，一般需要 2~3 min 回复到水平位。

［适用范围］此技术主要用于后方移位综合征的治疗，治疗效果与俯卧伸展类似，但增加了时间因素。对于某些病例，持续的伸展应力比反复的伸展应力效果更好。

（6）站立位伸展：

［起始位］患者站立位，双足分开约 30 cm，双手支撑腰部，手指朝后。

［具体方法］患者尽量向后弯曲躯干，以双手作为支点，达到最大伸展范围后，回复至起始位，动作重复 10 次。

［适用范围］与卧位伸展效果相似，可应用于后方移位综合征和伸展功能不良综合征的治疗，但在急性期，效果不如卧位伸展。当没有条件进行卧位伸展时，可用此法替代。

（7）卧位屈曲：

［起始位］患者仰卧位，双足底接触床面，双髋、膝关节屈曲约 45°。

［具体方法］指导患者用双手带动双膝向胸部运动，达到运动终点时，双手用力下压，随后放松，双足回复至起始位，动作重复 10 次。前 2 次需小心进行，最后 2 次需达到最大屈曲范围。

［适用范围］对于后方移位综合征的患者，在复位治疗后，开始功能恢复时应用；屈曲功能不良综合征的患者；前方移位综合征患者的复位治疗。

（8）站立位屈曲：

［起始位］患者站立位，双足分开大约 30 cm，双膝伸直。

［具体方法］患者向前弯腰，双手沿大腿前方下滑，以提供必要的支撑，并可作为测量的依据，达到最大屈曲范围后回复至起始位，动作有节律地重复 10 次，起初要轻柔小心。

［适用范围］此技术可作为卧位屈曲治疗的升级，用于神经根粘连、神经卡压的治疗，是治疗前方移位综合征的重要技术。

（9）抬腿站立位屈曲：

［起始位］患者站立位，一侧下肢站在地面上为主要负重，另一侧下肢放在凳子上，使得髋、膝关节屈曲大约 90°。

［具体方法］指导患者保持负重的下肢膝关节伸直，上身前倾，使同侧肩部尽量靠近抬起的膝部，如有可能，肩部可低于膝部。同时患者可通过牵拉抬起的踝部进一步加压，达到最大屈曲范围后回复至起始位，重复 6~10 次。

［适用范围］此技术产生了非对称性的屈曲应力，适用于站位屈曲时脊柱偏离中心的患者，可能为移位综合征或功能不良综合征。两种情况都将偏离方向的对侧下肢抬起，如屈曲时脊柱向左侧偏移，则抬起右侧下肢。

（10）侧方偏移的自我矫正：

［起始位］术者与患者面对面站立，一手置于患者偏斜侧肩部，另一手置于患者对侧的髂嵴。

［具体方法］先由术者双手相向用力挤压患者进行侧方偏移的矫正，注意保持患者双肩与地面平行、双足跟不离地，双膝关节伸直，在过度矫正位置停留 1~2 min。侧方偏移矫正后患者应立即进行伸展活动。在术者的帮助下，患者能够独立掌握骨盆的侧方移动来进行自我矫正。

［适用范围］移位综合征有急性腰椎侧弯畸形的患者。

2. 治疗师手法治疗技术

（1）伸展松动术：

［起始位］患者俯卧位，头转向一侧，双上肢置于体侧，全身放松。术者站在患者一旁，双上肢交叉，双手掌根部置于需治疗腰椎节段的两侧横突上。

［具体方法］术者双上肢同时对称地施加压力，随后立即松开，但双手仍保持与患者腰部皮肤的接触。动作有节律地重复 10 次，力度循序渐进，并观察患者的症状变化。同样的操作方法应用于相邻的节段。

［适用范围］患者自我治疗技术不能达到满意疗效的后方移位综合征患者，症状为对称性或双侧性。

（2）伸展手法：

［起始位］患者俯卧位，头转向一侧，双上肢置于体侧，全身放松。术者站在患者一旁，双上肢交叉，双手掌根部置于患者需要治疗腰椎节段的两侧横突上。

［具体方法］在实施此手法治疗前，必须先进行伸展松动术，同时观察患者的反应，以确保手法实施的安全性。术者调整双手与患者脊柱之间的角度，上身前倾，双肘伸直，缓慢加压直至患者脊柱紧张，在此终点位施加 1 次瞬间、小幅度、快速的猛力，随后立即松开。

［适用范围］应用伸展松动术未达到满意效果的后方移位综合征患者。

（3）伸展位旋转松动术：

［起始位］患者仰卧位，头转向一侧，双上肢置于体侧，全身放松。术者站在患者一旁，双上肢交叉，双手掌根部置于患者需要治疗腰椎节段的两侧横突上。

［具体方法］术者双上肢交替用力加压，产生摇摆的效果，重复 10 次，必要时在患者临近腰椎节段重复。

［适用范围］患者自我治疗不能达到满意治疗效果的后方移位综合征的患者，症状不对称或仅有单侧症状。

（4）伸展位旋转手法：

［起始位］患者俯卧位，头转向一侧，双上肢置于体侧，全身放松。术者站在患者一旁，一手掌根部置于患者需要治疗腰椎节段的一侧横突上，另一手叠加于其上。

［具体方法］应用此手法之前，必须先进行旋转松动术，既增加了安全性，又能根据患者症状的变化决定治疗的位置。术者调整双手与患者脊柱之间的角度，上身前倾，双肘伸直，缓慢地加压直至患者脊柱紧张，在此终点位施加 1 次瞬间、小幅度、快速的猛力，随后立即松开。

［适用范围］应用伸展位旋转松动术未达到满意疗效的后方移位综合征的患者。

（5）屈曲位持续旋转/屈曲位旋转松动术：

1）屈曲位持续旋转：

［起始位］患者卧位，术者站在患者一旁，面朝向患者头侧。

［具体方法］术者一手置于患者远侧肩部固定，另一手屈曲患者双侧髋、膝关节至一定角度后，向术者方向旋转，维持 30~50 s，此时患者腰部处于侧屈加旋转的位置。在整个过程中必须密切观察患者的反应，如有不适应立即停止操作。

［适用范围］移位综合征。

2）屈曲位旋转松动术：

［起始位］患者卧位，术者站在患者一旁，面朝向患者头侧。

［具体方法］术者一手置于患者远侧的肩部固定，另一手屈曲患者双侧髋、膝关节至一定角度后，向术者方向旋转。术者将患者的踝部靠在自己的大腿上，用力将患者膝关节下压，立即放松，动作有节律地重复10次。

［适用范围］功能不良综合征和移位综合征。

（6）屈曲位旋转手法：

［起始位］患者卧位，术者站在患者一旁，面朝向患者头侧。

［具体方法］须先进行伸展松动术，以确保手法治疗的安全性。大多数移位患者选择腰椎旋转向健侧，即双下肢旋转向患侧。功能不良综合征的患者，治疗时选择受限的方向。术者将患者下肢屈曲并旋转至最大幅度后，在终点位施加1次瞬间、小幅度、快速的猛力，然后立即放松。

［适用范围］应用屈曲位旋转松动术疗效未达满意的移位综合征患者。

（7）侧方偏移的手法矫正：

［起始位］患者站立位，双足分开大约30 cm。

［具体方法］术者站在患者偏移侧，将患者该侧的肘关节屈曲靠在胸侧壁上。术者用双上肢环绕患者躯干，双手交叉置于患者骨盆边缘，用肩部抵住患者屈曲的肘关节，前推患者胸壁，同时双手回拉患者的骨盆，作用于患者躯干上下的对抗力使得患者脊柱侧弯畸形减轻，如有可能，可轻度过度矫正。第1次用力时须轻柔、瞬间用力。在评测患者对该技术的反应后决定是否应用，有节律地重复10~15次，当过度矫正时患者的疼痛明显减轻并向心化或对侧出现疼痛。如果没有出现症状减轻，可尝试持续用力。

［适用范围］移位综合征有急性腰椎侧弯畸形的患者。

（二）禁忌证

1. 绝对禁忌证

（1）各种感染及炎症活动期；

（2）严重骨骼疾病如骨折、脱位或韧带撕裂等；

（3）原发或继发恶性肿瘤；

（4）心脑血管疾病发病期；

（5）糖尿病晚期；

（6）脊髓或马尾受压的患者；

（7）孕妇；

（8）重度骨质疏松。

2. 相对禁忌证

（1）肌肉或韧带松弛；

（2）骨骼结构先天发育异常；

（3）轻、中度骨质疏松，无并发症；

（4）炎症性疾病非活动期；

（5）精神性疾病；

（6）服用止痛药后，在止痛效应期内；

（7）严重疼痛，不能活动者。

（宋如意）

第四节　神经阻滞疗法

神经阻滞疗法是直接在神经干、丛的末梢及脑脊神经根、交感神经节等神经组织内或附近注射药物或给予物理刺激以阻断神经功能传导，达到解除疼痛、改善血液循环、消除炎症、诊断和治疗疾病的一种常用方法。其疗效与操作手法及药物注射的准确度有关。

一、靶点注射疗法

靶点为引起病变的有效点或关键点。靶点注射疗法就是注射一定的药物于靶点的一种治疗方法。在腰椎间盘突出症的治疗中，主要应用在两个方面，一是保守疗法，一是介入疗法。在此主要介绍保守疗法。

1. 适应证

（1）非中央型的腰椎间盘膨出症；

（2）合并有腰痛的腰椎间盘突出症。

2. 选用药物　常规的药物有两类，西药有利多卡因注射液、生理盐水、复方倍他米松注射液或醋酸曲安奈德注射液、维生素 B_1 注射液、维生素 B_{12} 注射液等；中药主要有红花注射液、当归注射液、丹参注射液等活血化瘀类药物。

3. 操作方法

（1）查找靶点：一种是借助 C 臂、CT 或 MRI，通过造影找到导致症状的突出的椎间盘位置，根据突出物的大小选择合适的注射靶点。一种是通过物理检查直接找到靶点，常位于棘突间、棘突旁、关节突关节、腰部坐骨神经出口及腘窝等处。

（2）靶点阻滞：根据靶点的位置、患者的病情，按照个体化原则选用合适的药物在靶点位置进行注射。中药一般用于上述靶点位置，西药还可用于椎间孔神经根出口处。

二、骶管注射疗法

骶管注射疗法是将一定量的局麻药、激素、营养神经药物等经骶管裂孔注射到硬膜外腔，达到消炎、止痛作用，是腰椎间盘突出症的常用治疗方法。

1. 适应证　腰椎间盘膨出症、腰椎间盘突出症急性期。

2. 常用药物　维生素 B_1 注射液、维生素 B_{12} 注射液、利多卡因注射液、生理盐水、复方倍他米松注射液、654-2 注射液等。

3. 常用体位　侧卧位或者俯卧位。

4. 操作方法

（1）选定穿刺点：患者取俯卧位或侧卧位，先找到尾骨尖端，沿中线向头侧触摸3~4 cm，触及一有弹性的凹陷，即为骶管裂孔，在骶管裂孔两侧可触及蚕豆大小的骨性隆起，为骶角。两骶角连线中点即为穿刺点。

（2）龙胆紫做标记常规消毒，铺无菌洞巾，用 0.5% 盐酸利多卡因进行穿刺点局麻，从穿刺点垂直进针，当穿透骶尾韧带时有落空感，向尾侧方向倾斜，与皮肤成30°，顺势推进约 1 cm，回抽注射器无脑脊液、血液，稍推药无阻力，即将 20 mL 药液缓慢推入骶管。拔针后，穿刺部位用乙醇棉球按压 1~2 min 后贴创可贴，穿刺部位 3 d 内保持干燥。

5. 注意事项

（1）椎管肿瘤、骶管囊肿、脊柱结核及化脓性感染、穿刺部位有感染灶及皮肤病者禁用。

（2）给药量一般在 20 mL，若注药量小于 15 mL，往往会影响药物的渗透，达到神经阻滞的时间偏长，达不到治疗效果；但若药量超过 20 mL，麻醉平面偏高，可出现下肢软弱无力的表现。

（3）注射速度并不影响药液在硬膜外间隙的扩散，但快速加压可能会增加不良反应。

（4）骶管穿刺成功的关键在于骶管裂孔的定位，而它的定位一般又是以骶角为标志的，若骶角缺如或不明显，会增加骶角定位或从尾骨尖向上定位骶管裂孔的难度。

（5）低血压是其常见的并发症，所以对于老年人采用此疗法时药量宜小，给药速度宜慢。

（6）临床操作时所选穿刺点应满足进针的深度与骶角连线的距离，成人不应超过3 cm，以免伤及蛛网膜下腔。

（张帅州）

第五节　物理疗法

物理疗法是指应用物理因素作用于人体，以防治疾病的方法。在腰椎间盘突出症的治疗中，物理治疗对减轻因神经根压迫而引起的疼痛、神经根水肿及因神经刺激而引起的肌肉痉挛有一定疗效，能促进患者腰部及下肢功能的恢复。

一、低频电疗法

应用频率低于 1 000 Hz 的各种波形的脉冲电流治疗疾病的方法称为低频脉冲电疗法。此频率范围内的脉冲电流对感觉及运动神经均有较强的刺激作用，在腰椎间盘突出症的临床治疗中应用广泛。现将临床中常用的几种方法介绍如下。

（一）经皮神经电刺激疗法

应用特定的低频脉冲电流经皮肤作用于人体来治疗疼痛疾病的方法称为经皮神经

电刺激疗法（transcuataneous electrical nerve stimulation，TENS）。

1. 治疗作用

（1）镇痛，"闸门控制"学说认为脊髓的节段性调制、脊髓背角胶质区（substamtia gelatinosa，SG）神经元起着关键的闸门作用，当低频电流作用于初级传入纤维 A 时，SG 细胞兴奋，加强了对背角神经元（T 细胞）的抑制，使闸门关闭，从而产生镇痛作用。另有研究认为，低、高频型 TENS 均可通过内源性吗啡样物质的镇痛系统起作用。

（2）改善局部循环，减轻水肿，促进炎症介质吸收。

2. 临床应用：

（1）仪器设备：大型或袖珍型治疗仪。

（2）常用波形

1）普通型：频率高，强度低，能产生较为舒适的震动感，且不引起肌肉的收缩，镇痛作用起效快，但持续时间短，目前临床应用较为广泛。

2）针刺型：频率低，强度高，能引起相应肌肉较强的收缩，镇痛作用起效慢，但持续时间长。

3）强刺激型：频率及强度均较高，电流强度为患者能够耐受的限度。

4）断续型：同时具备普通型和针刺型的特性，既能产生较为舒适的震动感，又有长效的镇痛作用。

5）调制型：是运用低频方波调制波宽的大小。这种自动变换波宽的电流既能提高肌肉及神经的耐受度，又有长效的镇痛作用。

（3）治疗方法：患者俯卧位，暴露腰部或患肢皮肤，将电极放置在腰部痛点两侧或受压的腰神经支配区或臀部、下肢病变肌肉的起止端，缓慢调节电流强度，以患者有舒适感为宜。治疗过程中可不断变换治疗波形和电极板放置的位置以增强疗效。每次治疗 15~60 min，每日 1 次，10 次为一疗程。

3. 注意事项

（1）提前告知患者电刺激的感觉以消除恐惧心理；

（2）放置电极板时应避开瘢痕、溃疡及皮疹区；

（3）对治疗部位先进行热敷，减少皮肤电阻，以提高 TENS 的治疗效果。

4. 禁忌证　带有心脏起搏器者，妊娠及皮肤破损、溃疡者，对电流过敏者。

（二）间动电疗法

间动电流是将 50 Hz 的正弦交流电经全波或半波整流后，叠加在直流电流基础上的脉冲电流，利用这种电流治疗疾病的方法叫作间动电疗法。

1. 治疗作用

（1）止痛：脉冲频率为 50~100 Hz 的间动电流具有较好的止痛作用。止痛作用最好的为间升波，次之为密波、疏密波。

（2）促进局部循环：用疏密波作用于局部，或以密波作用于交感神经节，可使治疗部位的血管扩张，交感神经节兴奋性降低。

（3）兴奋神经肌肉：脉冲频率为 50~100 Hz 的间动电流对神经肌肉的刺激最为适宜，临床常用断续波、起伏波。

2. 临床应用

（1）仪器设备：间动电疗仪，常包含疏波、密波、疏密波、间升波、断续波及起伏波等六种波形。

（2）治疗方法：患者俯卧位，暴露腰部及患肢皮肤。以腰痛为主的患者，将阴极置于腰骶部痛点，阳极置于距阴极 2~3 cm 处。腰痛伴下肢放射痛的患者，阴极置于腰部痛点，阳极沿神经干走行方向放置。每次选择 2~3 种波形治疗，如用于镇痛宜选用疏密波或间升波，用于改善局部血液循环宜选用密波，促进炎症区渗出物的吸收宜选用疏密波，失用性肌萎缩宜选用断续波或起伏波，缓解肌紧张宜选用疏密波或疏波。治疗过程以患者有明显的震颤感为宜。一般主张短时间治疗，每次 5 min，病程久者可延长至 12~15 min，每日 1 次，急性期每日 2 次，10~15 次为一疗程。

3. 注意事项及禁忌证　同经皮神经电刺激疗法。

二、中频电疗法

中频电疗法是应用频率 1 000~100 000 Hz、强度为 0~100 mA 的电流输入人体以治疗疾病的方法。此电流能使组织电阻下降，且不产生电解作用，因而在治疗中可应用较大的电流强度作用到较深的组织内部。

（一）常用类型

中频电疗法临床常用的有以下三种。

1. 音频电疗法　是应用 1 000~20 000 Hz 音频段的等幅正弦电流治疗疾病的方法。

（1）治疗作用：

1）有一定的镇痛作用，但较脉冲中频电和干扰电镇痛效果差，且持续时间短。

2）促进局部血液循环，具有一定的消炎、消肿作用。

3）有软化瘢痕、松解粘连的作用，可用于手术后以防止组织的粘连、机化。

（2）治疗方法：将电极置于患者腰部痛点两侧，电流强度 $0.1~0.5$ mA/cm^2，每次治疗 20 min，每日 1 次，10 次为一疗程。

2. 干扰电疗法　是由 20 世纪 50 年代初奥地利学者 Nemec 发明，经过不断地临床应用和研究，在传统干扰电疗法的基础上发展而来的动态干扰电疗法和立体动态干扰电疗法。

（1）传统干扰电疗法：将两路频率为 4 000 Hz 与（4 000±100）Hz 的正弦交流电通过两组（4 个）电极交叉输入人体，在体内交流电交叉形成干扰场，产生 0~100 Hz 的低频电所调制的电流即干扰电流，利用这种电流治疗疾病的方法称为干扰电疗法。

1）治疗作用：①促进局部血液循环，并有利于炎症渗出液及水肿的吸收；②抑制感觉神经，镇痛作用明显；③调节自主神经；④刺激运动神经和骨骼肌。

各种差频的治疗作用如下。

1~10 Hz：兴奋交感神经，引起正常骨骼肌单收缩及失神经肌收缩；

20~40 Hz：兴奋迷走神经，扩张局部动脉；

20~50 Hz：引起正常骨骼肌强直收缩，促进局部血液循环；

50~100 Hz：镇痛，缓解肌紧张，促进局部血液循环和渗出物吸收；

90~100 Hz：抑制交感神经（作用于交感神经节时），止痛；

0~100 Hz：作用广泛，具有上述各种作用，但针对性差。

2）临床应用：

a. 固定法：将 4 个板状电极或吸盘电极（通过产生负压的仪器吸附于皮肤上）置于腰部痛点四周，两路电流应在病灶处交叉。根据病情需要选择合适的差频，每次选择 1~3 种差频，每次治疗 5~15 min，总治疗时间 30 min 以内，每日 1 次，10 次为一疗程。

b. 运动法：利用 2 个手套电极，与患者皮肤充分接触，在患者腰部及患肢移动，一般采用 50~100 Hz 或 0~100 Hz 的差频，操作者可以通过电极与患者的接触面积及改变双手压力的大小来调节电流的刺激强度，疗程同固定法。

（2）动态干扰电疗法：在传统干扰电疗法的基础上，使中频电流的幅度被波宽为 6 s 的三角波所调制，发生一个周期为 6 s 缓慢的低幅变化，两组电流的输出强度形成 X、Y 轴方向上的节律性交替变化，甲组电流增强时乙组电流减弱，乙组电流增强时甲组电流减弱，如此反复循环，称之为动态干扰电疗法。这种电流能更好地克服组织对电流的适应性，使深部组织获得更加均匀的作用强度，对镇痛和改善局部血循环，以及对粘连组织的松解具有较好的效果。

（3）立体动态干扰电疗法：在传统干扰电疗法和动态干扰电疗法的基础上发展而来，是利用三路在三维空间流动的 5 000 Hz 的中频电互相交叉输入人体。这种电流具有立体刺激效应、多部位刺激效应、强度的动态变化、受刺激部位的动态变化等优点。

1）治疗作用：与传统干扰电流相仿，具有镇痛、改善局部血液循环、引起神经肌肉兴奋、调节内脏器官功能、调节自主神经功能等作用，但其治疗作用强于传统干扰电和动态干扰电疗法。

不同差频的治疗作用如下。

200 Hz：抑制交感神经，促进血液循环。

50 Hz：引起骨骼肌收缩。

2.5~25 Hz：调节自主神经，兴奋迷走神经。

0.1~1 Hz：提高血管张力，兴奋平滑肌，调节自主神经，兴奋交感神经。

2）临床应用：将两个星状电极并置于腰部痛区两侧，为了达到三路电流能够真正交叉，必须注意电极放置的方向，可根据治疗需要选用 1~2 种差频。每种差频治疗 5~10 min，总治疗时间一般在 20 min 以内，每日 1 次，10 次为一疗程。

3. 调制中频电疗法　是由低频调制的中频脉冲电疗法，连续可调的低频成分的中频电流中，频率为 2 000~5 000 Hz，调制频率为 10~150 Hz。现临床中应用的调制中频电疗机具有功能多、操作简单等优点。

（1）治疗作用：具有低、中频电的治疗作用。

1）促进局部血液循环。

2）镇痛。

3）锻炼骨骼肌，提高平滑肌张力。

4）调节自主神经功能及神经节段反射。

5）消除局部炎症。

（2）临床应用：将不同规格的电极板并置于患者腰部痛点两侧，或者腰部痛点及下肢痛点，根据患者病情选择相应的处方，按照患者的感觉和耐受度缓慢调节至所需剂量。每次治疗 15~30 min，每日 1 次，10 次为一疗程。

（二）注意事项及禁忌证

1. 注意事项

（1）将导线插头及夹子分别与机器输出端及电极相连，并加以固定，两电极及夹子间不能相触以免短路或接触皮肤发生烫伤。

（2）治疗前检查各旋钮至零位，然后接通电源，按顺时针方向缓慢调节输出电流强度至患者耐受为止。治疗数分钟后，患者感觉电流强度减弱时，可缓慢增加输出量。

（3）治疗完毕，以逆时针方向缓慢降低输出电离强度至零位，切断电源，取下电极。

（4）心前区不能治疗。

（5）孕妇腰腹部、患处及其邻近部位有金属异物，不能进行治疗。

（6）治疗中患者不能变换体位，触摸机器或接触金属异物。

（7）机器如有故障或输出不稳时，切勿随便使用，以免发生意外。

2. 禁忌证　急性化脓感染、深静脉血栓形成、配有心脏起搏器的患者、治疗局部有金属残片、孕妇下腹部、出血性疾病和肿瘤等。

三、高频电疗法

应用频率高于 100 kHz 的电流或其形成的电磁场治疗疾病的方法叫作高频电疗法。近代高频电疗法被广泛应用于临床，现将腰椎间盘突出症治疗中常用的治疗方法介绍如下。

（一）共鸣火花电疗法

用火花放电振荡通过升压所获得的一种高频、高压、低强度减幅振荡电流治疗疾病的方法，称为共鸣火花电疗法。

1. 治疗作用

（1）镇痛、止痒：火花放电的刺激使皮肤或黏膜产生刺麻感，使感觉神经、运动神经及肌肉的兴奋性降低，阻断了痛、痒的病理冲动，达到止痛、止痒的作用，也可降低运动神经和肌肉的兴奋性，缓解骨骼肌痉挛。

（2）改善局部循环及营养代谢：火花电对局部皮肤或黏膜的机械性刺激引起小动脉和毛细血管的扩张，促进血液循环及局部组织的营养代谢。

2. 临床应用

（1）仪器设备：手提式共鸣火花治疗仪（输出功率 15 W，波长 300~2 000 m，频率 150~1 000 kHz，电压 10~30 kV，电流强度 30 mA 以下）

（2）治疗剂量：依据患者的感受和电火花的强度分为以下三级。

1）弱剂量：将电流强度调至弱档，电极紧贴皮肤，火花细小或看不见，患者仅有轻微麻感。

2）中等剂量：将电流强度调至中档，电极稍距离皮肤（0.1~0.3 mm），电极下火花明显，患者有明显的痛麻感。

3）强剂量：将电流强度调至强档，电极与皮肤之间保持一定距离（0.3~0.5 mm），电极下产生较强的电火花，患者有较强的针刺痛麻感。

（3）治疗方法：患者俯卧于治疗床上，取下身上的一切金属物品，暴露腰及患肢皮肤。连接好治疗仪，确保开关在关位，输出调节器指示在最小位，先于腰及患肢皮肤上撒少许滑石粉，将电极接触或稍离开皮肤 0.1~0.5 mm，选择合适的治疗量，缓慢移动电极。每次治疗 5~10 min，每日 1 次，10 次为一疗程。

3. 注意事项

（1）电火花治疗仪输出的电流为高压电流，必须在干燥的木板或橡皮胶垫上治疗。

（2）确保治疗师和患者身上无金属物品，治疗中治疗师和其他人不得接触，也不可触及任何金属物品。

（3）治疗手柄和导线不得接触患者或治疗师的皮肤裸露部位。

（4）治疗师要保持手的干燥，可佩戴手套或用干布包裹电极手柄。

（5）治疗过程中注意操作程序，开机关机前电极不可离开治疗局部，开机前不得将电极拔出手柄，不得先开电流输出再摆放电极，也不得先取下电极再关闭输出。

（6）治疗中与患者保持良好的沟通。

4. 禁忌证　活动性出血、活动性结核、恶性肿瘤、妊娠、严重心肺功能不全、局部有金属异物及佩戴金属起搏器的患者。

（二）超短波疗法

利用波长 1~10 m、频率 30~300 MHz 的超高频电场作用于人体以治疗疾病的方法称为超短波电疗法。超短波的频率比短波还要高，容抗小，因而超短波透热的作用比短波更均匀深透。

1. 治疗作用

（1）抑制感觉神经的传导，从而达到镇痛的作用，中小剂量的超短波作用于受损的周围神经，可促进神经修复。

（2）使毛细血管扩张，血管壁通透性增强，有利于局部水肿的消散，炎症产物、代谢产物及致痛物质的排泄和消除。

2. 临床应用

（1）仪器设备：大功率（250~300 W）超短波治疗机。

（2）剂量分级：

1）无热量：患者无热感，适用于急性炎症、水肿、血液循环障碍者。

2）微热量：患者有轻微温热感，适用于慢性炎症。

3）温热量：患者有明显的、舒适的温热感，适用于慢性炎症。

4）热量：患者有能忍受的强烈热感，适用于恶性肿瘤。

（3）治疗方法：患者俯卧位，取下身上及治疗区域的一切金属物品，暴露腰及患肢皮肤。选择板状电极于腰腹部对置，或腰及患肢小腿并置，电极间隙 3~4 cm。对于腰椎间盘突出急性水肿期患者，可选用无热量或微热量，非神经根水肿期患者，可选用温热量。每次 15~20 min，每日 1 次，10 次为一疗程。

3. 注意事项

（1）治疗局部应保持相对干燥。

（2）大功率超短波治疗不宜采用单极法。

（3）患者在治疗中不能触摸机器外壳及附近金属物品。

（4）皮肤感觉障碍部位治疗时，注意距离间隙，防止烫伤。

4. 禁忌证　同共鸣火花电疗法。

（三）微波疗法

微波疗法是应用波长 0.001 mm~1 m、频率 300~300 000 MHz 的特高频电磁波治疗疾病的方法。根据波长，微波又分为：分米波（波长 100~10 cm）、厘米波（波长 10~1 cm）和毫米波（波长 10~1 mm）。微波对人体组织的穿透能力与其频率有关，频率越高穿透能力越弱。毫米波的穿透能力最弱，其产生的能量通常被皮肤的表皮吸收；厘米波作用深度为 3~5 cm；分米波有效作用深度可达 7~9 cm。

1. 治疗作用

（1）热作用：微波作用于人体后可使局部血管明显扩张，血流速度加快，从而改善组织的血液循环，促进水肿的吸收和代谢废物、炎症产物的排除。

（2）对神经肌肉的作用：分米波和厘米波作用于周围神经可使神经兴奋性降低，起到镇痛作用，作用于肌肉，可以缓解肌肉痉挛，降低肌张力。小剂量的毫米波有促进神经再生和镇痛的作用。

2. 临床应用

（1）仪器设备：圆形或马鞍形辐射器。

（2）治疗剂量：患者对电场强度的反应个体差异较大，依病情不同选用无热量、微热量和温热量。

（3）治疗方法：患者取俯卧位，脱去外衣，不必完全裸露腰部和患肢，去除治疗部位的金属物品。将仪器设备放置于患者治疗部位，圆形辐射器与皮肤之间的距离为 5~10 cm，马鞍形辐射器直接放于腰部。每次治疗 5~20 min，每日 1 次，10 次为一疗程。

3. 注意事项

（1）开机前检查设备是否连接完好，治疗中不得用金属物品阻挡辐射器的微波辐射。

（2）避免辐射到患者的眼或睾丸。

（3）老年人、儿童慎用。

（4）长期从事微波治疗的工作人员应注意个人防护。

4. 禁忌证　同共鸣火花电疗法。

四、红外线疗法

应用红外线治疗疾病的方法，称为红外线疗法。

（一）物理特性

在光谱中，波长 0.76~400 μm 的一段称为红外线，它被物体吸收后转变为热能，故又称之为热射线。理疗上常以 1.5 μm 为分界划分两个波段：①短波红外线，波长

0.76~1.5 μm。其穿透力较强，穿入人体组织较深，可达 3~8 cm。②长波红外线，波长 1.5~400 μm。其穿透力弱，穿入人体组织较浅，多被表层皮肤吸收。

（二）治疗作用

1. 解痉镇痛　可降低神经末梢的兴奋性，提高痛阈，达到止痛及解除肌肉痉挛作用。

2. 促进组织再生　红外线有明显的热效应，可增强血液循环，提高局部温度，加快局部水分蒸发，从而使病变局部表层皮肤干燥，促进痂膜生长阻止渗出。另外，红外线还可以改善组织营养，提高细胞机能，利于组织的修复及生长。

3. 促进机体代谢，改善局部血液循环　红外线照射人体治疗部位时，局部皮肤毛细血管扩张充血，血流加速，局部血液循环得到改善，组织营养代谢得以相应提高。

4. 消炎　红外线作用于人体后，所产生的热能使局部毛细血管及小动脉扩张、改善代谢，增强细胞的吞噬能力和体液的免疫能力，从而加快病变局部病理产物的排出，促进炎症消散和吸收，达到消炎作用。

（三）技术操作及注意事项

（1）治疗时，灯头应对准治疗部位上方或侧旁。

（2）治疗剂量，一般以有舒适温热感及皮肤出现桃红色的均匀红斑为适宜。灯与皮肤间的距离一般为 40~50 cm，并根据患者主观感受给予适当的调节。

（3）每次治疗 20~30 min，每日 1~2 次，10 次为一疗程。

（4）治疗时应及时询问患者并观察患者治疗部位的皮肤反应，避免皮肤碰触灯具导致烫伤。治疗面部时，应避免直接辐射，因眼球含有较多的液体，对红外线吸收较强，易引起白内障，特别是短波红外线。

（5）治疗中如出现心悸、疲倦、头晕等反应，应立即停止治疗。

（四）禁忌证

急性化脓性感染、有出血倾向、重症心血管病、恶性肿瘤及活动性肺结核高热等患者均不宜红外线疗法。

五、离子导入疗法

利用直流电将药物离子通过皮肤或黏膜导入机体以治疗疾病的方法称为直流电离子导入疗法，简称离子导入疗法。根据直流电场内电荷同性相斥、异性相吸的原理，将能在水中电离的药物通过皮肤的汗腺孔或黏膜导入机体，以发挥治疗作用。

（一）治疗作用

直流电药物离子导入除药物作用外，同时有直流电的作用，两者互相加强，具体如下。

1. 影响组织兴奋性　在直流电作用下，组织中组胺和血管活性肽释放增加，皮肤血管扩张，血流增加，以阴极下最为明显。直流电除引起局部充血外，还可通过节段反射，使远隔部位组织或器官的血液循环加强。由于血管扩张、血管壁通透性增强，因而可使组织血液供应和营养得到改善。

2. 导入离子　药物离子经直流电导入后，在皮肤内形成离子堆，经淋巴或血流至全身。药物在体内停留的时间较其他给药方法长。腰椎间盘突出症常用的导入药物是草乌碱和普鲁卡因。

（二）临床应用

直流电药物离子导入疗法的适应证较广泛，各科皆有应用。以下将该疗法在腰椎间盘突出症中的应用做简要介绍。

对于腰椎间盘突出症引起的腰痛或伴下肢疼痛，常采用普鲁卡因或草乌总生物碱作为离子导入药物。普鲁卡因和草乌总生物碱均带正电荷，治疗时用浓度为10%草乌酊或用2%~5%普鲁卡因溶液均匀地涂于面积与衬垫相近的绒布上。药量以浸湿为准，然后放在正极的电极衬垫上。放置方法有两种：一是正负电极并置于腰骶部，正极放于患侧，适用于单纯腰骶部疼痛者；二是正极放于腰部痛点，负极放于患侧的小腿外侧，适用于腰部及患肢疼痛者。剂量为 $0.1\ mA/cm^2$，每次治疗 20 min，每日 1 次，10次为一疗程。

（三）注意事项

（1）因直流电具有电解作用，阴极下产生碱性电解产物，阳极下产生酸性电解产物，在治疗时若电流密度过大或金属电极直接接触皮肤，酸碱电解产物易造成局部皮肤化学性灼伤。所以必须用 0.5~1 cm 厚的棉衬垫置于金属电极与皮肤之间，以吸收酸碱产物。

（2）衬垫应分开清洗和消毒，以防止衬垫上沾有寄生离子，影响药物的导入，并注意每个衬垫只供一种药物导入，不能混杂。

（3）离子导入后，正极皮肤常有发痒、干燥、皲裂现象，每次治疗后可涂抹 50% 甘油以保护皮肤。

（四）禁忌证

对直流电过敏者，以及出血倾向疾病、急性湿疹及心力衰竭等患者均禁用离子导入疗法。

（宋如意）

第六节　心理疗法

心理疗法又称精神疗法，与化学、天然药物及物理治疗不同，是医生与患者交往接触过程中，医生通过语言来影响患者心理活动的一种疗法，是用心理学方法，通过语言或非语言因素，对患者进行训练、教育和治疗，从而减轻或消除身体症状，改善心理精神状态，以适应家庭、社会和工作环境的疗法。

对于腰椎间盘突出症的患者来说，在运用心理疗法之前可进行大致分类：一类是不需要心理治疗的，这类患者一般病情较轻，病程较短；另一类是需要进行心理干预的，一般包括病程较长者、手术前后的患者、老年人及在重要岗位突然发病的患者。

对于有抑郁倾向的腰椎间盘突出症患者，心理治疗的重点是鼓励患者，让患者迅速找回自信，完成其确定能胜任的最大难度的训练任务，并认真监督，一般不需要药物治疗；对于病程较长的腰椎间盘突出症患者推荐采用抑郁自评量表（self-rating depression scale，SDS）进行评定；对于焦虑的患者，可采取汉密尔顿焦虑量表（Hamilton anxiety scale，HAMA）进行评价；对于有焦虑倾向的腰椎间盘突出症患者，术者需具备良好的交谈技巧，以便缓解其焦虑情绪，并采用认知疗法，必要时可配合药物以辅助治疗。总的来说，腰椎间盘突出症患者比较常用的心理疗法有放松疗法和认知疗法。心理疗法是腰椎间盘突出症的一种辅助治疗手段，在临床应用中，配合其他疗法，往往能收获意想不到的效果。通过多种疗法相结合的手段，不仅能缩短病程，减轻痛苦，提高患者生活质量和增加其满意度，还能取得较好的经济效益和社会效益。

（张帅州）

第七节　饮食疗法

食疗，是用饮食来治疗疾病的一种方法。食疗因具有就地取材、无不良反应、简便易行、安全有效等优点，成为是疾病综合治疗中不可缺少的一部分。若能正确运用饮食疗法，可直接影响疾病的转机，成为疾病康复调理的重要手段。

饮食疗法作为一种不良反应少、操作方便的辅助疗法，受到腰椎间盘突出症患者的欢迎。患者平时可多食用具有增强筋骨强度、肌肉力量、恢复功能的食物。蛋白质是形成肌肉、韧带、骨骼、神经等不可缺少的营养成分，椎间盘组织的更新修复需要大量的蛋白质。维生素 B 可以帮助患者缓解疼痛、消除疲劳。结缔组织的形成离不开维生素 C，尤其在纤维环破裂后修复阶段，患者更需要大量补充。维生素 E 有扩张血管、促进血液循环、消除肌肉紧张、缓解疼痛、减缓组织老化的作用。

以下食物可供腰椎间盘突出症患者食用。

1. 蛋白质含量多的食物　猪肉、牛肉、鸡肉、鱼类、贝类，动物的肝脏、鸡蛋、大豆及豆制品等。

2. 钙含量多的食物　牛奶、小鱼、酸奶、芝麻、萝卜、叶类蔬菜、海藻类。

3. 维生素 B 含量多的食物　猪肉、鸡蛋、动物肝脏、青鱼、沙丁鱼、鲑鱼、大豆、花生米、芝麻、绿色叶类蔬菜、玉米、麦麸皮等。

4. 维生素 C 含量多的食物　红薯、马铃薯、卷心菜、菜花、油菜、青椒、香菜、西芹、草莓、柿子、柠檬、橘子等。

5. 维生素 E 含量多的食物　植物油、杏仁、花生米、芝麻、大豆、青鱼、鱼子、带鱼等。

（宋如意）

第三章　介入治疗

第一节　胶原酶髓核溶解术

胶原酶髓核溶解术是治疗腰椎间盘突出症的一种微创介入技术。胶原酶在生理条件下能特异性地水解天然胶原蛋白分子的三维螺旋结构部分，而对普通的蛋白物质无任何影响，因此不论是盘内的髓核还是突出、脱出变性的髓核，胶原酶均可对其产生溶解作用，从而降低椎间盘内压力和椎间盘外的致压现象。

【原理】　胶原酶能在生理性 pH 值和温度条件下特异性地水解天然胶原蛋白的三维螺旋结构，使其在距氨基端 3/4 处发生断裂，将胶原蛋白分子降解为 1/4 和 3/4 片段，失去稳定的三维螺旋的胶原蛋白结构在适宜的温度下（20~30 ℃）发生变性，分解为明胶链，来源于组织细胞中的其他蛋白酶将明胶链分解为寡糖和氨基酸。它的代谢途径为一般的蛋白质代谢，所以胶原酶髓核溶解术治疗腰椎间盘突出症的疗效具有逐步显现，缓慢增加，渐趋稳定的特点。

【适应证与禁忌证】

1. 适应证

（1）经过 2 周以上的卧床休息或 3 个月正规保守治疗症状无明显改善的患者；

（2）具有典型的腰椎间盘突出症状及体征：单侧或双侧肢体疼痛、麻木并与受累神经分布区域一致；

（3）CT、MRI、脊髓造影等影像学检查有腰椎间盘突出征象，并与临床症状相一致；

（4）突出物小于 10 mm；

（5）符合相对手术指征；

（6）外科手术后症状复发或无效者。

2. 禁忌证

（1）对胶原酶及其衍生物过敏者；

（2）游离性椎间盘突出症患者；

（3）侧隐窝或骨性椎管狭窄患者；

（4）进行性神经功能失调引起的重症进行性麻痹；

（5）合并脊柱肿瘤或马尾病变者；

（6）以往注射过胶原酶，疗效不佳、手术无效者；

（7）椎间盘突出已经明显钙化者；

（8）伴椎间盘炎或穿刺部位感染者；

（9）有严重心脑血管疾病及精神病病史患者；

（10）有严重肝、肾功能不全及凝血机制障碍者。

【技术操作要领】　胶原酶髓核溶解术的注射途径有以下四种方法。

1. 椎间盘内注射术　患者取俯卧位，腹部垫高，在 X 线透视下定位病变椎间隙，在皮肤表面做标记，穿刺点位于标记线中央旁开 8～10 cm 处（个别肥胖者可旁开 11～12 cm 处）。术区常规消毒，铺无菌巾及洞巾。1% 利多卡因针 3 mL 局部浸润麻醉后，用 22G、15 cm 长带芯穿刺针经皮穿刺，与躯体水平位成 35°～45°进针。经皮下、胸腰筋膜后层、竖脊肌、上下关节突间，于神经根的后方至纤维环的后外侧"安全三角"区刺入（图 4-1）。若旁开距离过远，夹角角度过大，以至于超过竖脊肌外缘，穿刺针可能伤及腹腔器官。旁开距离过远，夹角角度过小，则易从椎间盘后缘平行穿过伤及硬膜囊及椎管内其他组织。旁开距离过近，夹角角度过大，易从椎间盘外缘平行穿过伤及神经根及其周围血管。穿刺第 5 腰椎和第 1 骶椎间盘时需适当调整水平角度及髂嵴夹角角度，提高穿刺点避开髂骨的遮挡。针尖刺入椎间盘纤维环时有明显发滞感，刺入椎间盘，反复旋转回抽无血液及脑脊液后，经正侧位透视定位确定，椎间盘内造影确认无误后注入胶原酶 100～200 U。

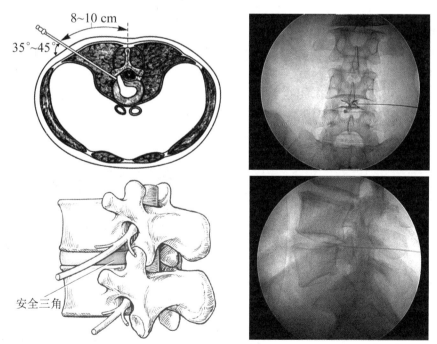

图 4-1　腰椎间盘注射术

2. 椎间孔注射术　患者取俯卧位，腹部垫高，使腰椎尽量后弓，充分显露椎间孔，术前在 X 线透视下定位病变椎间隙并做标记，穿刺点位于标记线中央旁开 2～2.5 cm 处（图 4-2）。术区常规消毒，铺无菌巾及洞巾。1% 利多卡因注射液 3 mL 局部浸润麻醉后，用胶原酶穿刺针经穿刺点入皮向内倾斜 10°～15°进针。经皮下、胸腰筋膜后层、竖脊肌达上下关节突，触及上下关节突后，调整进针方向沿上下关节突外侧缘到达椎间孔，继续缓慢进针，待阻力消失，针尖便进入椎间孔外侧口处，经 X 线正侧位透视确定位置准确无误，反复旋转回抽无血液及脑脊液后调整针尖斜面向椎间孔内，注射 1% 利多卡因注射液 3 mL，观察 10 min 无脊椎麻醉现象，注入胶原酶 600～1 200 U。

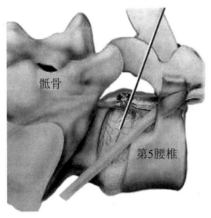
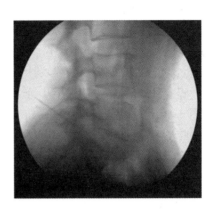

骶骨

第5腰椎

图 4-2　椎间孔注射术

3. 小关节内侧缘注射法　患者取俯卧位，腹部垫高，显露腰部术野区。术前在透视下定位病变椎间隙并做标记，穿刺点位于患侧棘突旁开 1～1.5 cm 处（图 4-3）。术区碘伏常规消毒，铺无菌巾及洞巾。1% 利多卡因注射液 3 mL 局部浸润麻醉后，采用 7 号腰椎穿刺针，以椎板内侧缘与标记线交点为皮肤穿刺点，经皮肤、皮下组织、胸腰筋膜后层、竖脊肌、小关节内侧缘进入硬膜外侧间隙，经正侧位确定穿刺无误后，反复回抽无血液及脑脊液后注入造影剂，造影为硬膜外腔成像，再注入 1% 利多卡因注射液 3 mL，观察 10 min 无脊椎麻醉现象后，注入胶原酶 300～600 U。

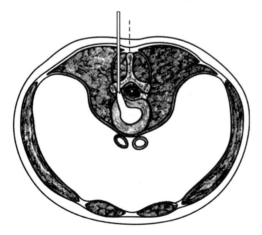
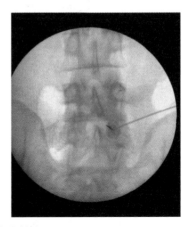

图 4-3　小关节内侧缘注射法

4. 骶管置管硬膜外前间隙注射术　患者取俯卧位，髋部垫高，骶尾部充分显露，先触及两侧骶角，其连线中点下缘处即为骶管裂孔穿刺点（图 4-4）。术区碘伏常规消毒，铺无菌巾及洞巾。1%利多卡因注射液 3 mL 局部浸润麻醉后，用 18 号斜面穿刺针，在骶管裂孔处，先将针干向尾侧倾斜与皮肤呈 35°~45°角方向穿过骶尾韧带（步骤 1），便有落空感，再将针体向尾侧倾斜，与皮肤成 15°~20°（步骤 2），进针深度不应超过 5.0 cm，回抽无脑脊液及血液，推注空气无阻力，即证明进入骶腔。置入硬膜外麻醉导管，调整置入长度至相应病变椎间盘层面，注入造影剂，经正侧位透视为硬膜外造影，位置于病变椎间盘层面硬膜外前间隙，再注入 1%利多卡因注射液 3 mL，观察 10 min 无脊椎麻醉现象后，注入胶原酶 600~1 200 U。

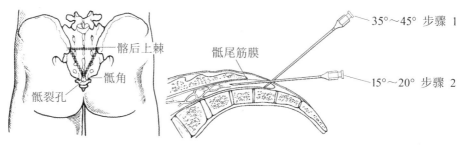

图 4-4　骶管置管硬膜外前间隙注射术

【并发症及防治】　胶原酶髓核溶解术的并发症发病率为 2%~3%，是由酶自身的不良反应和术者操作不当而引发的。据统计，在 13 700 例胶原酶髓核溶解术中并发症的发病率为 3%，其中过敏反应占 1.5%、神经损害 0.4%、心血管反应 0.3%、其他各种不良反应占 0.8%，常见的有以下几种。

1. 疼痛加剧　术后出现疼痛加重是由于髓核组织在胶原酶的作用下出现分解，椎间盘内溶解物体积增大致椎间盘内压增高，压力刺激纤维环周围的窦椎神经感受器而引发的。这种疼痛持续短则数日长则数月。这是因为椎间盘组织是全身最大的无血管组织，其营养与代谢均依靠椎体软骨终板渗透作用或者纤维环的弥散作用，代谢的速度较慢。多呈单峰表现，注射药物后一般无疼痛，随着髓核溶解物的增多，疼痛反应开始出现并逐渐加重至顶峰，随着被溶解髓核的吸收，椎间盘内压力下降，疼痛反应逐渐减轻或消失。因此，术前应根据影像学资料评估纤维环破裂的程度，根据纤维环破裂的程度来选择注射的部位、浓度和剂量，以避免这种症状的发生。

2. 过敏反应　表现为暂时性皮疹紫癜或低血压，前者无须进行治疗，后者可应用激素静脉注射。

3. 椎间盘炎　近年来随着腰椎间盘突出症微创介入技术的普及和应用，椎间盘炎发病率呈上升趋势。早期的腰椎间盘炎临床症状不典型，最早出现的是腰痛，尤其是更换体位时症状加剧，伴有低热等，体格检查局部有深部压痛、叩击痛（+）、直腿抬高试验（±）。实验室检查：白细胞计数多在正常范围内，血沉增快、C 反应蛋白（CRP）或超敏 CRP 均有不同程度增高。MRI 检查会出现明显信号异常，T_1 呈低信号、T_2 呈高信号影。可以明确的是椎间盘炎为细菌性感染，应使用敏感、足量的抗生素治疗，并辅以卧床、营养神经、活血化瘀等对症治疗。

4. 神经损害

（1）神经损伤：造成神经损害的主要原因是穿刺过程中损伤了神经根外膜，高浓度的胶原酶溶液使神经根脱水变性，出现烧灼样神经痛、肌萎缩、足下垂等临床症状。此外，胶原酶所致的化学性炎症可使神经根局部出现变白或呈暗红色的肿胀，导致神经根损害症状的出现。一旦出现这类情况需硬膜外置管冲洗，必要时手术治疗。

（2）化学性脑脊髓膜炎：为胶原酶化学性溶核最严重的并发症，是穿刺针刺破硬膜囊误入蛛网膜下腔或穿刺针损伤硬膜囊，将高浓度的胶原酶溶液注入或漏入蛛网膜下腔所致。多数患者在术后 4~6 h 出现剧烈头痛、大小便失禁、意识模糊、意识障碍、昏迷。应立即进行脑脊液置换术，给予大剂量激素、脱水、抗生素预防感染、营养神经及对症治疗。

（3）截瘫：是胶原酶误入蛛网膜下腔引起脑组织或蛛网膜下腔出血，而导致蛛网膜炎、脊髓横断性损伤所致。

预防此类严重并发症的关键所在是规范、熟练的操作，以保证在操作过程中万无一失。

5. 椎间隙狭窄与脊柱失稳　胶原酶注入椎间盘内使髓核溶解，加速了椎间盘的退变过程。被溶解后的椎间盘间隙变窄，失去了原有的弹性和支撑力，导致椎间盘运动单元的失稳，小关节负荷加重，长时间会引起小关节增生肥大，刺激局部窦椎神经出现反射性腰背部疼痛及不适。若小关节过度地向椎管内增生，还会导致椎管狭窄。术前要根据临床症状和影像学表现严格控制胶原酶的用量。

第二节　臭氧髓核溶解术

臭氧（Ozone，O_3）是氧的同素异构体，常态下呈淡蓝色气体，具有特殊的鱼腥味，空气中的臭氧是无色的，微量时具有一种"清新"气味。其相对密度为 1.658，大于空气，在水中的溶解度为 3%，常温下半衰期只有 20 min 左右。臭氧的化学性质极不稳定，在常温下即可自行分解为氧气，是一种强氧化剂（还原电位为 2.07 V），其氧化性质仅次于氟（2.67 V）。

腰椎间盘突出症的臭氧治疗最早出现在意大利，Siena 大学 Bocci 教授从 20 世纪 80 年代即对臭氧的作用机制进行了大量基础研究。1988 年，意大利医生 Verga 首先将臭氧注入腰大肌及椎旁间隙治疗腰腿痛，90 年代中期，Muto 等将臭氧注入椎间盘及椎旁间隙治疗腰椎间盘突出。我国于 2000 年由南方医院介入科何晓峰教授率先开展该项技术。

【原理】　正常髓核由蛋白多糖、胶原纤维网和髓核细胞组成。蛋白多糖是髓核最主要的大分子结构，带有负电荷，可吸引正电荷至髓核基质内，即具有固定电荷密度的特性。这一特性决定了髓核基质内离子的分布，使髓核基质内产生高渗透压，是髓核水分高达 80% 的主要因素。臭氧注入椎间盘能迅速氧化髓核内的蛋白多糖，使髓核细胞和细胞内结构破坏，造成细胞变性坏死，细胞合成和分泌蛋白多糖的功能下降或丧失，使髓核体积缩小和椎间盘内压降低。随着对腰椎间盘突出症病理生理学研究的深入，有学者提出臭氧治疗腰椎间盘突出症的镇痛机制是抑制无髓伤害感受器神经纤维，激活机体的抗伤害系统，并通过刺激抑制性中间神经元，释放脑啡肽而起作用，类似于"化学针灸"的作用。

【适应证与禁忌证】

1. 适应证

（1）腰背痛或（和）坐骨神经痛，神经根受压体征明显，轻度神经功能丧失，保守治疗至少 4 周以上效果不佳者；

（2）CT 或 MRI 检查显示为椎间盘轻度或中度突出或膨出，且与临床定位症状一致者；

（3）外科手术治疗后出现腰椎术后综合征者；

（4）经保守治久治不愈的腰痛，无明显的神经受压症状，经影像学证实有相应平面的椎间盘病变者。

2. 禁忌证

（1）严重神经功能缺失者；

（2）非椎间盘源性坐骨神经痛者；

（3）严重退行性椎间盘病变者；

（4）合并重要器官严重疾患者；

（5）手术风险大者；

（6）合并椎管狭窄，侧隐窝狭窄者；

（7）椎间盘突出伴钙化者；

（8）突出物大，压迫硬脊膜囊大于 50% 者；

（9）纤维环及后纵韧带破裂，致髓核形成游离体进入椎管内者或硬脊膜囊内者；

（10）合并椎体滑脱者，做过外科手术或化学溶核术者，有严重心理障碍者。

【技术操作要领】　患者取俯卧位，腹部垫高，在 X 线透视下定位病变椎间隙，在皮肤表面做标记，穿刺点位于标记线中央旁开 8 ~ 10 cm（个别肥胖者可旁开 11 ~ 12 cm）处。术区常规消毒，铺无菌巾及洞巾。1% 利多卡因注射液 3 mL 局部浸润麻醉后，用 22 G、15 cm 长带芯穿刺针经皮穿刺，与躯体水平位呈 35°~45° 进针。经皮下、胸腰筋膜后层、竖脊肌、上下关节突间，于神经根的后方至纤维环的后外侧"安全三角"区刺入。若旁开距离过远，夹角角度过大，以至于超过竖脊肌外缘，穿刺针可能伤及腹腔器官；旁开距离过远，夹角角度过小，则易从椎间盘后缘平行穿过伤及硬膜囊及椎管内其他结构；旁开距离过近，夹角角度过大，易从椎间盘外缘平行穿过伤及神经根及其周围血管。穿刺第 5 腰椎和第 1 骶椎间盘时，需适当调整水平角度及髂嵴夹角角度，提高穿刺点以避开髂骨的遮挡。针尖刺入椎间盘纤维环时有明显发滞感，刺入椎间盘，反复旋转回抽无血液及脑脊液后，经正侧位透视定位确定，椎间盘内造影确认无误后，注射臭氧气体 10 mL（浓度为 40 μg/mL）即可。

【并发症及防治】　臭氧具有强氧化性，会刺激呼吸道黏膜引起剧烈的咳嗽，造成眼结膜损伤。长期工作在高浓度臭氧环境中会引起头痛、头晕和大脑记忆细胞损害。对神经鞘膜有损伤作用。误入血管可导致气栓。在工作中不仅要积极防护，还要严格遵守操作流程，选取合适的浓度。

第三节　射频消融术

"射频热凝"或"射频消融"是经输出高频无线电波（460 kHz），使局部组织细胞加速运动产生高温，起到热凝固或切割作用。1975 年，Shealy 最先实施了射频损毁治疗脊神经性疼痛，并证实其效果较开放性外科手术好。1997 年，Slappende 等发表了射频热凝颈椎脊神经后根节的随机双盲研究。后来，椎间盘内射频热凝技术用于治疗椎间盘源性腰痛。21 世纪以来，我国疼痛医学工作者在神经毁损的精确定位和椎间盘突出症的"靶点"上做了大量的工作，开创出多种全身软组织疼痛射频热凝治疗和周围神经卡压痛等射频非神经热凝项目。

【原理】　射频髓核消融术及射频热凝纤维环成形术是在影像学监控下（C 型臂 X 线机或 CT），将绝缘导针插入腰椎间盘内，置入电极针。在安全测试后，射频疼痛治疗仪发出超高频电流（460 kHz，电频率为 50 Hz），通过电极针连续放射的电流在电极间产生高频电流，电流在通过髓核组织时使髓核组织内离子在高频电流作用下发生振动，这些髓核组织中离子在振动中相互摩擦产生热量，使髓核组织被毁损，并使之凝固，同时毁损椎间盘周围可影响痛觉信号的传导，阻止疼痛的发作。

传导痛温觉的 C 类神经和 Aδ 类神经纤维在温度 41～45 ℃时即出现传导障碍，60 ℃时神经纤维传导完全阻滞，70～75 ℃时这些神经纤维将被破坏，而传导触觉的 Aα、Aβ 神经纤维即使在 75～80 ℃仍保持良好传导功能。研究资料显示，射频温度高于 85 ℃会无选择地破坏所有神经纤维。希望毁损范围达到最大时，应逐步提高加热的温度，达到最高温度后持续加热不小于 60 s 可以增大毁损范围。在一定温度范围内，热凝的范围大小与持续加热时间成正比，当到达指定温度后热凝范围不再增加。此外，射频热凝髓核消融术损毁范围大小与导针的裸露部分的长度、直径及周围组织的特点因素有关。射频热凝髓核消融术的有效性与下列因素有关：①靶点与电极距离；②电极与髓核间有无"绝缘"组织；③髓核性状；④热凝的温度；⑤时间等。

【适应证与禁忌证】

1. 适应证

（1）临床症状明显，包括持续性腰腿痛、跛行等；

（2）脊神经根受压体征明显或下肢感觉异常，如直腿抬高试验<60°，加强试验阳性等；

（3）经 CT 或 MRI 等影像学检查确诊为包容性或单纯性椎间盘突出，并且影像学表现与临床症状、体征相一致，无禁忌证者；

（4）经保守治疗 4～8 周效果不佳者。

2. 相对适应证

（1）以腰痛症状为主，无明显神经根压迫症状，但经 CT 或 MRI 证实有相应平面的椎间盘病变，并排除其他原因所致的腰痛者；

（2）突出局部后纵韧带部分钙化≤突出椎间盘的 50% 且 CT 显示相应的神经根受压

仍以椎间盘突出的软组织为主者；

（3）外科手术后无效或复发者，经 CT 及 MRI 等影像学检查证实仍为腰椎间盘突出，且无禁忌证者；

（4）有轻度马尾压迫症状者；

（5）胶原酶髓核溶解术治疗后症状无改善，但 CT 或 MRI 检查排除椎间盘炎并证实椎间隙与术前宽度无变化或无狭窄者。

3. 禁忌证

（1）穿刺部位感染者；

（2）症状体征与影像学不吻合者；

（3）已出现明显马尾综合征者；

（4）游离性椎间盘突出者；

（5）椎间隙明显狭窄，提示严重退行性变者；

（6）合并严重的骨性椎管狭窄、侧隐窝狭窄或椎体滑脱>Ⅰ度者；

（7）椎间盘突出病史过长（>20 年），尤其椎间盘突出伴较广泛钙化者；

（8）突出物过大，压迫硬膜囊>50%，以及突出物致侧隐窝填塞者；

（9）胶原酶髓核溶解术致椎间隙明显狭窄，CT 或 MRI 显示纤维环及后纵韧带破裂，突出的髓核组织已游离脱入椎管内者；

（10）外科手术后复发，CT 或 MRI 提示突出髓核与椎管内明显增生的组织有粘连或瘢痕组织压迫神经根导致临床症状者；

（11）安装起搏器者；

（12）严重心理障碍者；

（13）孕妇、月经期及哺乳期；

（14）相关肢体运动受损者；

（15）合并椎管或脊柱其他病变，如椎管内肿瘤、椎体转移性肿瘤等；

（16）严重心、肺、肝、肾功能衰竭及出血性疾病者。

【技术操作要领】　射频热凝髓核消融术的方法有以下五种。

1. 椎间盘内热凝消融术　患者取俯卧位，腹部垫高，在 X 线透视下定位病变椎间隙，在皮肤表面作标记，穿刺点位于标记线中央旁开 8~10 cm（个别肥胖者可旁开11~12 cm）处。术区常规消毒，铺无菌巾及洞巾。1%利多卡因注射液 3 mL 局部浸润麻醉后，用长射频穿刺导针，与躯体水平位呈 35°~45°进针，经皮下、胸腰筋膜后层、竖脊肌、上下关节突间，于神经根的后方至纤维环的后外侧"安全三角"区刺入。若旁开距离过远，夹角角度过大，穿刺针可能伤及腹腔器官；旁开距离过远，夹角角度过小，则易从椎间盘后缘平行穿过伤及硬膜囊及椎管内其他结构；旁开距离过近，夹角角度过大，易从椎间盘外缘平行穿过伤及神经根及其周围血管。穿刺第 5 腰椎和第 1 骶椎间盘时需适当调整水平角度及髂嵴夹角角度，提高穿刺点避开髂骨的遮挡。针尖刺入椎间盘纤维环时有明显发滞感，刺入椎间盘，反复旋转回抽无血液及脑脊液后，经正侧位透视定位确定，椎间盘内造影后，确认针尖刺入椎间盘内，置入电极针，接通射频疼痛治疗仪进行电阻抗测试（正常髓核组织参考值为 150~250 Ω），阻抗值提示为髓核组织，进行高、低频测试，电流分别采用 1.5～2.5 mA（高频 100 Hz，低频 4 Hz），感觉及运动情况无异常，确定为安全距离，测试结束。热凝温度从 60 ℃ 开始，70 ℃、80 ℃ 各热凝 60 s，患者可耐受无不适感。热凝治疗温度升至 90 ℃ 热凝 60 s，93 ℃ 热凝 120 s，操作中或操作间歇询问患者感受及检查臀部、双下肢感觉及运动功能。加热过程中，如有痛、麻异常感觉及下肢肌肉颤抖、抽动，可能为热凝温度过高或者针尖位置距离神经根过近，应立即停止热凝治疗，为避免引起神经根损伤，必须调整针尖位置，待异常感觉、运动消失后方可继续进行热凝治疗。

2. 侧后方入路椎体后缘热凝消融术　此消融法的操作方法参考盘内热凝消融法的操作步骤。需要强调的是，进针的角度为针与皮肤呈 30°～35°，针尖尽可能靠近椎体后缘。在突出的髓核内，热凝方法同椎间盘盘内热凝消融术操作。

3. 椎间孔热凝消融术　患者取俯卧位，腹部垫高，显露腰部术野区。术前在透视下定位于病变椎间隙并标记。术区碘伏常规消毒，铺无菌巾及洞巾。在患侧棘突旁开 2～2.5 cm 处做局部浸润麻醉，用射频导针经穿刺点入皮内倾斜 10°～15°穿过胸腰筋膜后层、竖脊肌直达上下关节突，触及上下关节突后，调整方向垂直进针即可经上下关节突外侧缘到达椎间孔，继续缓慢进针，一旦阻力消失，针尖便进入椎间孔外口处。经正侧位透视确定位置无误后，调整针尖刺入突出椎间盘内，反复回抽无血液及脑脊液（必要时可做造影），置入电极针，射频热凝过程同椎间盘内热凝消融术操作。

4. 小关节内侧缘热凝消融术　患者取俯卧位，腹部垫高，显露腰部术野区。术前在透视下定位病变椎间隙并标记。术区碘伏常规消毒，铺无菌巾及洞巾。在患侧棘突旁开 1～1.5 cm 处做局部浸润麻醉，用射频穿刺导针，经皮肤、胸腰筋膜后层、竖脊肌、小关节内侧缘进入硬膜囊外侧间隙，经正侧位透视确定穿刺无误后，刺入突出物内，回抽无血液及脑脊液，正侧位透视见针尖位于椎间盘突出物内，必要时可做造影，置入电极针，射频热凝过程同椎间盘内热凝消融术操作。

5. 脊柱后正中入路热凝消融术　患者取俯卧位，腹部垫高，显露腰部术野区。术前在透视下定位病变椎间隙并标记。术区碘伏常规消毒，铺无菌巾及洞巾。在脊柱后正中线病变椎间隙处做局部浸润麻醉，采用射频穿刺导针穿刺，经棘上韧带、棘间韧带、黄韧带、进入硬膜囊后间隙，经后间隙刺破硬膜囊直达后纵韧带进入突出物内，回抽无血液及脑脊液，经正侧位透视见针尖位于病变椎间盘层面突出物内，必要时可做造影，置入电极针，射频热凝过程同椎间盘内热凝消融术操作。

【并发症及防治】

1. 神经根损伤　是原有疾病导致的神经反射迟钝或缺失，射频导针在穿刺过程中直接损伤神经根鞘膜。术前医生要对患者进行详细的体格检查，了解患者患肢神经损害程度，规范操作，术中反复详细询问患者感受，治疗节段神经根所支配范围出现的症状，如发热、疼痛等。医生通过术前、术中详细的观察、准确的判断是可以避免神经根损伤的。

2. 马尾损害　是在射频导针穿入硬脊膜过程中，射频热凝损害马尾所致。轻者有鞍区的麻木不适，重者会出现大小便失禁。导针穿刺过程中要精准定位，到达位置后要旋转穿刺针反复抽吸确定有无脑脊液，可有效预防马尾损害，一旦发生马尾损伤，应尽早给予激素及营养神经治疗。

3. 椎间盘炎　是由细菌感染所致，是射频治疗主要并发症之一。患者表现为手术后 3~7 d 出现腰部疼痛加重，这是最早出现的临床症状，需引起足够重视。患者应严格制动，给予足量有效抗生素和激素治疗，以及营养神经和对症治疗。预防措施是严格手术前体检，术中严格执行无菌操作技术，术中及术后周密的抗生素预防性治疗等。一旦发生严重的椎间盘炎，要立即引流冲洗，必要时行病灶清除术。

4. 椎体终板炎　射频导针针尖会损伤终板透明软骨表面，热凝过程中射频电极针与终板透明软骨过近也会造成其损伤。软骨终板损伤后，终板下骨组织外露渗出可导致终板炎。预防措施是穿刺中导针与椎间盘平行，针尖位于椎间隙中央，可完全避免椎体终板损伤。

5. 硬膜外腔感染　发生率极低，一般在术后 48~72 h 内出现，表现为发热、腰部疼痛、下肢疼痛加剧及下肢神经损害的症状。如出现上述症状，应立即行手术节段的 MRI 检查及血常规、血沉、C 反应蛋白检查，确诊是否有硬膜外腔感染及硬膜外腔脓肿。如发生感染，应用足量有效的抗生素治疗；发生脓肿，可尽早实施引流冲洗，防止进一步神经系统损害。

（谭　锐）

第四节　经皮激光汽化椎间盘减压术

1984 年，美国学者 Choy 提出经皮激光汽化椎间盘减压术（percutaneous laser disc decompression，PLDD），1987 年世界上首次报道了 PLDD 实验研究及临床应用结果。在此后很多专家学者开展了 PLDD 治疗腰椎间盘突出症的临床应用研究，并获得了满意的临床效果。现在，PLDD 以其操作简便、安全有效、定位精确、可控性好等优点已成为治疗腰椎间盘突出症的新技术。

【原理】　PLDD 的作用机制是利用激光的高能量局部生物效应，使椎间盘髓核组织变性，燃烧气化后变成 H_2O 和 CO_2 而降低椎间盘内压力，达到椎间盘突出物回缩，间接解除对神经根、血管及硬膜囊的压迫；还可"切除"突出的髓核组织，扩大狭窄椎间孔和侧隐窝，直接解除对神经根的压迫。

【适应证和禁忌证】

1. 适应证

（1）临床表现为腰背痛或坐骨神经痛，神经根受压体征明显，轻度神经功能丧失，保守治疗 4 周以上效果不佳者；

（2）CT 或 MRI 检查显示为椎间盘轻度、中度突出或膨出，且与临床定位症状一致，临床症状与腰椎退行性改变关系不大者；

（3）经保守治疗无效，无明显的神经受压症状者，经影像学证实有相应平面的椎间盘病变，并排除其他原因所致。

2. 禁忌证

（1）严重神经功能缺失者；

（2）非椎间盘源性坐骨神经痛者；

（3）严重退行性椎间盘病变者；

（4）合并重要器官严重疾患者；

（5）手术有风险者；

（6）合并椎管狭窄，侧隐窝狭窄者；

（7）椎间盘突出伴钙化者；

（8）突出物大，压迫硬脊膜囊大于50%者；

（9）纤维环及后纵韧带破裂，致髓核形成游离体进入椎管内者或硬脊膜囊内者；

（10）合并椎体滑脱者，做过外科手术或化学溶核术者，有严重心理障碍者。

【技术操作要领】 术前透视确定腰椎椎体、椎间隙、横突、椎板、椎间孔之间的解剖关系。具体操作方法：患者取俯卧位，腹部垫高，在透视下定位病变椎间隙并标记。术区碘伏常规消毒，铺无菌巾及洞巾。穿刺点位于相应椎间隙中央旁开 8～10 cm 处，1% 利多卡因注射液局部浸润麻醉后，用 18 G、15 cm 带芯穿刺针经皮穿刺，与皮肤水平位呈 35°～45° 进针。经皮下、胸腰筋膜后层、竖脊肌、上下关节突前方，于神经根的下方至纤维环的后外侧 "安全三角" 区入椎间盘内。若旁开距离过远，夹角角度过大，穿刺针可能伤及腹腔器官；夹角角度过小，则易从椎间盘后缘平行穿过伤及硬膜囊及椎管内其他结构；旁开距离过近，夹角角度过大，易从椎间盘外缘平行穿过伤及神经根及其周围血管。穿刺第 5 腰椎和第 1 骶椎间盘时需适当调整水平角度及髂嵴夹角角度，提高穿刺点避开髂骨的遮挡。针尖刺入椎间盘纤维环时有明显发滞感，刺入椎间盘后行正侧位透视，确认在椎间盘内时，反复旋转回抽无血液及脑脊液后，退出针芯，用 400～500 μm 内径光纤，在比穿刺针长 10 mm 处做标记，将光纤插入至标记处，使光纤尖端恰位于髓核中央。

连接光纤，调整释能模式，脉冲功率调整在 10～20 W，照射时间 0.2～5 s，间隔时间 0.5～10 s，照射总量控制在 600～1 850 J。具体治疗参数设置应根据患者的体质、症状、体征和影像等因素决定。操作过程中询问患者感受并检查臀部和双下肢的感觉及运动功能。治疗过程中，如有痛、麻异常感觉及下肢肌肉颤抖或抽动时应立即停止治疗，激光照射产生的蒸发气体贮存于椎间盘内可能导致椎间盘内温度与压力升高，引起术中疼痛及神经根症状加重，每施加 400 J 能量即以 5～10 mL 生理盐水冲洗施术区，必要时可反复将光纤取出使蒸发气体排出。

第五节　经皮髓核成形术

经皮髓核成形术是射频热凝髓核消融术治疗方法的技术合并与延伸，其技术方法是将髓核消融与热凝成形同时完成，经临床多年观察，以其安全性好、优良率高、并发症低等优点，成为一种新的腰椎间盘突出症微创治疗方法。

【原理】 经皮髓核成形术是利用射频电场中能量作用于导电介质（通常是生理盐

水），在具有激发能量的电极周围形成高度汇聚的低温等离子体薄层，此等离子体薄层是由高度电离的粒子组成，该粒子具有足够的动能使组织中大分子蛋白质分子肽键断裂，使其分解成为低分子量的分子、原子和低分子气体（O_2、H_2、CO_2、N_2等）。从而去除部分变性突出髓核组织完成椎间盘内髓核组织成形，使髓核内胶原纤维气化、收缩和固化，减轻椎间盘内压力，达到治疗目的。

【适应证和禁忌证】

1. 适应证

（1）伴有腰腿痛的轻中度腰椎间盘突出或膨出，纤维环部分破裂者；

（2）突出物为包容性的，后纵韧带完整且弹性良好者；

（3）经 4~8 周规律保守治疗无效者；

（4）根性疼痛及其他神经症状体征与影像资料病变椎间盘一致者。

2. 禁忌证

（1）腰椎间盘脱出，髓核游离者；

（2）腰椎管狭窄症或侧隐窝狭窄者；

（3）腰椎失稳或椎体滑脱者；

（4）病变节段有手术史者；

（5）有出血倾向或严重全身性疾病者。

【技术操作要领】　患者取俯卧位，腹下垫枕，C 型臂 X 线机正侧位确认拟治疗的椎间隙，在正中线旁开 8~10 cm 皮肤做标记。以皮肤的标记为中心，做腰骶部皮肤常规碘伏消毒三遍，铺无菌巾、单，局部麻醉。根据皮肤的标记，在进针点处沿穿刺路径局部浸润麻醉（用 17 号带芯）。穿刺针与背部皮肤呈 35°~45°夹角，并平行于椎间盘，在"安全三角"区内进入椎间盘。确认穿刺导针的准确位置后拔出针芯，用注射器反复回吸无血液及脑脊液后插入与等离子机相连续的电极针（直径 0.8 mm）或称等离子刀头，此时电极针针尖置于导针之外。在 C 型臂 X 线机的监视下，将穿刺针退出 2~3 mm，记录电极针柄与穿刺针尾部平面位置，这一点作为消融起始点，将电极针缓慢推进使针尖到达椎间盘深部和对侧纤维环内侧缘，将操作手柄卡簧卡位穿刺针尾部，此点定位为消融过程的最远点。两点（起始点、最远点）之间的距离即为有效的工作深度。将电极针柄退至起始点，可开始消融和热凝的操作，消融的能量设置为 2 档（125 Vrms），持续 20~30 s，热凝温度为 60~70 ℃。调整电极针手柄上的标记至 12 点位置，启动消融模式，从起点缓慢推进针尖至最远点。然后启动热凝模式，以约 5 mm/s 的速度退回起始点，期间询问患者的感受，出现神经刺激症状立即停止热凝。这样的一进为消融过程，一出为热凝过程，两个过程为一个工作周期。同法分别在 2、4、6、8、10 点位置上分别进行一次，即完成一个节段椎间盘的消融及热凝的治疗。完成操作后，退出电极针，拔除导针，针眼创可贴外敷，按压 3 min，腰部行腰围外固定，平车送回病房。

术后卧床 2~3 d，常规应用抗生素预防感染、脱水及营养神经治疗。卧床时可采用自由体位，双下肢做直腿抬高训练。下床后可适当做腰背肌功能锻炼，必要时进行腰背部肌肉的按摩放松。视工作性质恢复日常工作，3 个月内应避免腰部承重及剧烈运动。终生加强腰背肌训练，避免重体力劳动和腰部疲劳性损害。

【并发症及防治】 严格操作流程是减少和杜绝并发症的关键。

1. 椎间盘炎 发生率极低，以前认为椎间盘炎是由化学因子和细菌感染所致，近年来许多报道证明，椎间盘炎是由细菌感染引起的。

预防措施：严格按无菌操作技术，预防性应用抗生素。

2. 神经损伤 多数情况是穿刺针直接损伤神经鞘膜所致，因等离子热凝的温度（60~70 ℃）在短暂时间内不可能造成混合神经运动神经纤维的损伤，对感觉神经纤维可能会产生损害，出现神经所支配区域皮肤感觉的异常。

预防措施：术中精确定位，穿刺针尽可能远离神经根，热凝过程中反复询问患者感受。

3. 椎体终板炎 等离子电极针贴近椎体软骨终板所致，热凝过程伤及软骨终板，导致软骨下骨暴露，致使渗出产生终板炎。

预防措施：精确定位，穿刺针与椎间盘平行，位置靠近椎间盘矢状位中。

4. 硬膜外腔感染 极少发生，一般在术后 48~72 h 内出现，患者表现为发热、腰痛、神经损害等症状。

预防措施：严格无菌操作技术，术后应用抗生素预防感染。

（谭　锐）

第六节　椎间盘介入术中有监测的麻醉管理

在局麻手术中，由麻醉医师对患者进行监测，利用药物使患者镇静镇痛，以消除患者恐惧，并积极处理患者的异常情况，称为有监测的麻醉管理（monitored anesthesia care，MAC）。

一、介入术中 MAC 的必要性

1. 病变腰椎解剖生理特点 椎间盘由多种感觉神经支配，其感受器呈不均匀分布，小部分在后侧，前侧稀少，这些"伤害性感受器"在正常情况下不易被激发，但在组织损伤或炎症形成时，易被致痛物质所激发。在椎间孔处，神经根被包裹在紧密的鞘膜内，位于骨性管道中，压迫和牵拉可导致神经根损伤、水肿或神经内压增高，轻微刺激即可引起剧烈反应，出现根性疼痛。

2. 多个系统的生理病理变化 长期慢性疼痛可致精神抑郁，自主神经功能紊乱；疼痛可引起神经内分泌应激反应，垂体肾上腺皮质及髓质激素分泌增加，血中皮质醇、醛固酮及抗利尿激素、儿茶酚胺、血糖增高，甲状腺素和三碘甲腺原氨酸增加。介入术所引起的神经根疼痛和盘源性疼痛可导致剧烈的心血管反射，严重时发生虚脱。

3. 体位对呼吸及循环系统的影响 术中俯卧位时，由于体垫对下腔静脉的挤压，引起回心血量减少，通过班布里奇（Bainbridge）反射和贝-亚（Bezold-Jarisch）反射，导致心率减慢。特别是肥胖的患者，胸廓顺应性差，通气障碍更明显，二氧化碳潴留，更易引起心率、血压变化，导致心律失常。

二、介入术中 MAC 的实施

1. 术前访视与评估　向患者详细讲解介入术的具体过程和术中需要患者回答的问题，明确患者既往疼痛的部位、性质及强度，进行俯卧位适应性训练。评估患者心肺功能，平静呼吸后屏气时间<15 s 或深呼吸数分钟后再深吸气时，屏气时间<30 s，提示心肺储备功能不足，不易长时间俯卧位。

2. 术前处理　为消除患者紧张和焦虑情绪，术前肌内注射地西泮（安定）注射液 10 mg 或咪达唑仑注射液 0.07~0.15 mg/kg，体弱者酌减。

3. 术中处理　介入术中，要妥善摆放患者体位，避免下腔静脉受压。术中连续监测脉搏血氧饱和度（SpO_2）和心电图。

穿刺前，可采用1%利多卡因注射液于关节突关节附近神经浸润，出现明显的放射痛时，应立即停止进针。手术开始时，即静脉持续泵入浓度为 20 μg/mL 的瑞芬太尼注射液 3 μg/（kg·h）、丙泊酚 1 mg/（kg·h），施行 MAC。椎间盘造影前，辅以盘内注射1%利多卡因注射液 1 mL 或者用踝三针镇痛。对于术中有明显的神经根放射痛时，应及时静脉注射地塞米松或者非甾体类抗炎药如氯诺昔康等，以免影响术后疗效。

出现以下任意一种情况时，即停泵或降低泵速：①视觉模拟评分（visual analogue scale，VAS）达 2~3 分（图 4-5）；②警觉/镇静（observer assessment of alertness/sedation，OAA/S）评分≤3 级（表 4-1，表 4-2）；③测试踇趾、踝关节、小趾肌力时，怀疑与术前有差异；④血氧饱和度（SpO_2）、呼气末二氧化碳（$PetCO_2$）出现异常；⑤瑞芬太尼泵速达 6 μg/（kg·h）或丙泊酚泵速达 2 mg/（kg·h）。在达到上述目标时血压仍超过原值30%、心率仍超过 110 次/min 者用艾司洛尔处理。术中均持续吸氧 2 L/min，必要时，面罩加压吸氧。

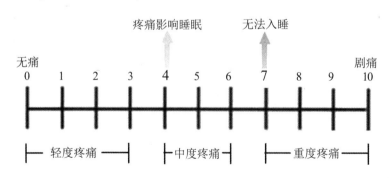

图 4-5　VAS 评分标准

0 分：无痛；3 分以下：有轻微的疼痛，能忍受；4~6 分：患者疼痛并影响睡眠，尚能忍受；7~10 分：患者有渐强烈的疼痛，疼痛难忍，影响食欲，影响睡眠。

表 4-1　OAA/S 镇静评分标准

分级	表现
5 级	对正常语调的呼名反应迅速
4 级	对正常语调的呼名反应冷淡
3 级	仅对大声或反复呼名有反应
2 级	仅对轻度的摇推肩膀或头部有反应
1 级	对轻度推摇无反应
0 级	对挤捏斜方肌无反应

高血压是由于交感神经系统兴奋引起的。实施 MAC 的同时，可泵入硝酸甘油注射液，开始可按 1 μg/（kg·min）泵入，逐渐调整泵速。

高血压伴心动过速时，若无禁忌证，可泵入短效 β 受体阻滞剂艾司洛尔注射液，起始以 0.5 mg/（kg·min），约 1 min 后以 0.05 mg/（kg·min）泵速注入。

右美托咪定（dexmedetomidine，Dex）是一种新型高选择性 α_2 肾上腺受体激动剂，具有镇静、镇痛、抗交感及术中易于唤醒而无呼吸抑制的临床特点，维持围手术期血流动力学稳定的同时，可保持患者唤醒能力，符合椎间盘介入术麻醉的要求，比丙泊酚和瑞芬太尼更适合于年老体衰患者。单独使用 Dex 时，可依照如下操作：手术开始前 10 min 给予 Dex 负荷量 0.5 μg/（kg·h），之后以 0.2~0.5 μg/（kg·h）维持至手术结束前 1 h，应注意避免发生心动过缓。

三、MAC 后处理

MAC 后按全麻术后处理。头晕、恶心者多发生于体弱、糖尿病患者，给予适当补液、吸氧和对症处理。

（杨　军）

第四章 微创治疗

第一节 腰椎后路显微内镜椎间盘切除术

后路显微内镜椎间盘切除术（micro-endoscopic discectomy，MED）是一项集内镜系统、纤维摄像系统及微创手术器械为一体的治疗技术。1996年4月，美国 Sofamor Daned 公司推出第一代经椎间隙入路的显微内窥镜腰椎间盘切除系统。我国于1999年开始引进该手术系统，目前该项技术已广泛开展。

【原理及优点】

1. 原理　MED治疗腰椎间盘突出症是通过建立机械性工作通道，在工作通道内置入光源、纤维摄像系统，将术野利用光纤传输至显示器，术者及助手在已建立的工作通道内，应用电凝刀及微型手术器械进行椎间盘髓核摘除、椎管内扩大减压等一系列操作的技术方法。

2. 优点

（1）损伤小，皮肤切口约1.5 cm，符合当代美学要求。

（2）深部组织创伤轻，无肌肉及筋膜的切割。

（3）术后疼痛较轻、副作用小、恢复快，一般患者12 h后可下床活动，24 h后可恢复基本的生活劳动能力，5~7 d出院，3周可恢复一般性质的工作。

（4）远期不影响脊柱的稳定性，无软组织的去血管化和去神经化表现。

【适应证与禁忌证】

1. 适应证　对骨质增生所致的侧隐窝狭窄、中央型椎管狭窄等腰椎管狭窄症，高龄及发育期青少年腰椎间盘突出症及伴有高血压、心脏病、糖尿病的腰椎间盘突出症均可选用。利用该技术可行腰椎间盘摘除、椎板切除减压、侧隐窝狭窄扩大，椎体后缘骨赘切除等治疗。具体适应证有以下几个方面。

（1）症状、体征和影像学相符的腰椎间盘突出症。经保守治疗3~6个月症状无明显好转，且反复发作，影响工作及生活者；

（2）腰椎间盘突出症传统手术适应证，有微创化的要求者；

（3）腰椎间盘突出症介入治疗效果不佳，术后6个月以上症状加重者；

（4）腰椎间盘突出症合并有感觉及运动功能障碍或马尾综合征者；

（5）单节段或双节段腰椎间盘突出伴同侧神经根管狭窄者。

2. 禁忌证

（1）腰椎间盘突出症传统手术后同节段复发者；

（2）腰椎间盘突出症合并有腰椎失稳，需应用固定及植骨融合术者；

（3）腰椎间盘突出症合并严重骨质增生所致多节段中央型椎管狭窄，椎体后缘骨赘及神经根管狭窄者；

（4）腰椎间盘突出症诊断不明确，疑似椎管内肿瘤者；

（5）先天性椎管发育狭窄或椎管内严重粘连者。

【技术操作要领】

1. 建立工作通道　准确标记，术野常规消毒，铺无菌单，C 型臂 X 线机定位在手术节段，将无菌导针插入患侧椎板，在棘突旁 0.5~1 cm 处纵向切开皮肤约 1.5 cm，沿导针插入锥形扩张器、扩张管，进入工作套管。"弓形"曲臂固定器固定工作套管，插入光源及摄像系统连续显示器。

2. 切除部分椎板进入椎管　将椎板外部的软组织清除，显露上椎板的下缘和下椎板的上缘。长柄咬骨钳沿上椎板下缘夹取椎板显露黄韧带，向下夹取下椎板上缘进一步扩大黄韧带显露范围，切除黄韧带，显露硬膜外脂肪层（部分患者因突出的髓核压迫，硬膜外脂肪层会消失），进一步显露硬膜囊及神经根。

3. 保护硬膜囊及神经根　硬膜囊及神经根显露清楚后，将神经根从外向内牵拉与硬膜囊一同加以妥善保护。探查突出物及其范围，使其充分显露。

4. 切除突出髓核　在突出物顶点行"十字"切开，髓核钳夹取突出物内的髓核组织，取出部分椎间盘内的髓核。

5. 术毕处理　放松被牵拉的神经根，探查神经肩部有无狭窄，神经根的活动度及出口的宽度。彻底止血，生理盐水冲洗后，用 0.2% 甲硝唑溶液 250 mL 冲洗，放置胶皮引流条 1 个，撤出工作套管，缝合皮肤，外敷乙醇湿纱布及干敷料固定。

【并发症及防治】　MED 的治疗与传统腰椎间盘突出症手术一样也有可能损伤椎管内的组织结构，出现一些并发症。

1. 近期并发症及处理

（1）节段定位错误：常出现在腰骶部发育异常，有移行椎的患者中。术前准确定位是后路显微内镜下髓核摘除术成功的关键，较传统手术，该技术定位更为重要。由于工作通道内，无法像传统手术采用骨性标志定位，因此除常规行术前的 X 线定位外，术中应行置管后再次 C 型臂 X 线定位确认，确保无误。

（2）腹腔内椎体前方血管损伤：后路显微内镜下髓核摘除术治疗过程中腹腔内大血管损伤很少出现，但后果严重。其原因是用长尖刀片切开突出物的后纵韧带及纤维环时，力度把握不准，易刺破前缘纤维环伤及腹腔内的主动脉或静脉。一旦发生此情况应尽快严密监测血压、心律、意识变化，腹股沟处动脉及足背动脉搏动情况，积极抢救，实施抗休克治疗并及时剖腹探查，修复破损的血管。应注意的是当损伤血管时，工作通道内并不一定会出现较多血液，早期患者血压及其他生命体征变化可能不明显，往往容易误诊，耽误有效抢救时间。

可用椎间盘纤维环套筒切开刀或刺入深度限制器，以防止上述并发症的发生。

（3）术中出血影响术野：由于术野有限，故少量的出血就会使术野不清。遇明显出血点时，运用止血措施较不方便，临床上少量出血采用"冰盐水"冲洗术野或吸引器持续抽吸；明显出血采用明胶海绵或脑棉片压迫；快速出血点，在术野清晰的情况下，可采用双极电凝止血。

（4）神经根及马尾损伤：当MED手术达到椎管内时，应慎重探查黄韧带与硬膜囊及神经根是否粘连，如有粘连应仔细钝性分离，防止在切除黄韧带时撕破硬膜囊或损伤神经根。切除足够的椎板及扩大侧隐窝后，探查硬膜囊和神经根，在妥善保护硬膜囊情况下，显露神经根及突出物。如神经根被挤压较多，先从神经根周边扩大显露，避免强行剥离，在充分辨清神经根情况下，加以保护。在突出物远离神经根处先取出部分髓核降低突出物的张力，再行神经根剥离并妥善保护。对中央型椎间盘突出慎用MED治疗，一旦采用，应避免强行操作，尤其术野出血不清时更加注意。如果有硬膜囊的损伤，吸引器的使用要严加注意，尽量调小负压，切勿封堵吸引管侧孔，确保不使马尾外露。对于骨性的侧隐窝狭窄，虽有资料显示可以采用MED治疗，但对操作不熟练者不宜选用，防止出现严重的神经根损伤。由于长期的神经根受压，当椎间盘突出物被取出，减压后会出现神经根再灌注性损伤。为了防止损伤，在术前及术中应用激素预防，并采用"冰盐水"冲洗神经根局部，术中也可应用激素局部冲洗。术后及时应用脱水剂、营养神经药物及抗自由基损伤药物加以预防。

（5）硬膜囊撕裂：是开放手术中比较常见的并发症，MED治疗也如此。为了避免损伤硬膜囊，可行黄韧带与硬膜囊之间渐行分离，如遇粘连应小心轻柔分离松解粘连带。切除黄韧带时要从生理无效腔处进入，渐行切除。剥离神经根时要注意神经根与周围组织粘连，应仔细分离。硬膜囊撕裂时，裂口应用无创伤缝合线缝合，术后采用俯卧位，头低脚高，严密观察引流物颜色及出血量，同时应用足量有效的抗生素预防感染。

（6）椎间盘炎与椎管内感染：较传统椎间盘手术的发生率低。术中应注意无菌操作，注意止血及应用生理盐水彻底冲洗术野，清除一切可能残留的组织碎片和异物。关闭切口前再次应用0.2%甲硝唑溶液250 mL加庆大霉素16万u冲洗术野，切口充分引流。术后嘱患者绝对卧床休息，密切观察患者有无疼痛缓解后加重，拒动、翻身困难、抬臀试验及振床试验阳性、红细胞沉降率快、C反应蛋白高等现象，尽早发现并及时处理。一旦发现该并发症，应至少采用2种抗生素足量联合用药，应用激素，同时应用软骨修复药物，钙剂、扩血管药物等。若上述治疗无效，可考虑使用经皮穿刺置管椎间盘冲洗，对椎间盘炎治疗，抗生素使用时间要长，一般在3周以上，慎重停用激素，以免出现反弹。

2. 远期并发症及处理

（1）症状复发：是MED最常见的并发症，理论上复发率高于传统手术，对此学者们各持己见。Schriber报道10例患者因椎间盘切取量不够，造成残余椎间盘髓核组织再次突出。也有人认为年轻人活动量大，残余的髓核再突出可能性较大，应尽量多取；年老患者活动量小，可少取。Burfou认为，侧隐窝狭窄未解除占腰椎间盘术后失败综合征的57%~58%。术中止血不彻底，术后出血或水肿压迫刺激也可能出现术后腰痛及神经根压迫症状。王文军等认为髓核性状和变性程度是决定髓核取出多少的依据。

（2）腰椎椎体失稳：与传统腰椎间盘手术相比，MED 基本不破坏脊柱的生物力学结构。Kirkaldy 认为，若关节突切除不超过 1/3，不会导致脊柱失稳。靳安民等认为，MED 手术皮肤切口小，不切割椎旁肌，保留棘上、棘间韧带，大部分上、下关节及未破坏的纤维环和后纵韧带，尽可能保持了脊柱的稳定性。刘文贵等报道，在 MED 治疗的患者中，有 1 例患者出现了椎体不稳。对于腰痛大于腿痛的患者，建议术前拍腰椎动力位 X 线片排除腰椎失稳、机械性腰痛的可能性。

第二节　小切口椎板开窗髓核摘除术

小切口椎板开窗髓核摘除术既能解决腰椎间盘突出压迫的问题，又能减小对脊柱后方骨组织及软组织的损伤程度，保护脊柱在动力位时的稳定性，有效预防腰椎失稳。有限的椎板切除较好地保留了椎管后方的完整，尽可能避免了手术后出现硬脊膜、神经根粘连和椎管狭窄等并发症。

【原理及优点】

1. 原理　小切口椎板开窗髓核摘除术是全椎板、半椎板切除腰椎间盘髓核摘除术的改良有限化术式。它是通过皮肤小切口（3~4 cm），钝性软组织分离及咬除上、下少许椎板，切除部分黄韧带和突出的椎间盘髓核组织，解除硬膜囊及神经根的受压症状而达到治疗目的。

2. 优点

（1）避免大量破坏椎板、小关节，造成医源性脊柱不稳；

（2）对单纯的腰椎间盘突出症暴露良好，可做到充分减压；

（3）较大程度保留腰椎后部结构的完整性，保留骨性屏障的支撑作用。基本避免术后硬膜囊外瘢痕粘连和椎管狭窄等并发症；

（4）减轻对椎管内组织及椎旁组织的损伤；

（5）手术创伤小、手术时间短，术后恢复快；

（6）适应证广，几乎所有的椎间盘突出症都可采用小切口手术。部分骨性椎骨狭窄患者亦可采用该方法；

（7）再次手术难度小，如发生手术失败后疼痛综合征，则可再次手术或行内固定治疗。

【适应证与禁忌证】

1. 适应证

（1）三节段以下的腰椎间盘突出症，有明显的神经根压迫症状或马尾综合征；

（2）单节段的腰椎间盘脱出症（游离型）；

（3）单节段单侧的侧隐窝狭窄症、单节段双侧侧隐窝狭窄症、双节段单侧的侧隐窝狭窄症、双节段双侧侧隐窝狭窄症；

（4）单节段的混合性椎管狭窄症；

（5）腰椎间盘突出物钙化及椎体后缘的骨化。

2. 禁忌证

（1）腰椎间盘突出症伴有椎体失稳或滑脱；

（2）多节段的腰椎管狭窄症；

（3）腰椎骨质退行性变较严重，腰椎椎体失稳；

（4）椎管内肿瘤，马尾肿瘤；

（5）有出血倾向或出血性疾病者；

（6）有严重的心、脑、肺、肝、肾等疾病者，过于肥胖者；

（7）诊断不明确，手术需要做椎管内探查；

（8）有焦虑，抑郁等心理性疾病者。

【技术操作要领】

1. 术前定位　硬膜外麻醉，麻醉生效后患者取俯卧位，用腹下弓形托架托起躯干，固定手术体位，应用 C 型臂 X 线机定位在病变椎间盘间隙，皮肤做标记。

2. 手术切口　根据术前确诊情况选择切口（3~4 cm），中央型取后正中切口，侧旁型取左、右棘突旁切口。

3. 软组织分离　切开皮肤及皮下组织后，单侧病变行单侧椎板暴露，中央型或双侧椎间盘突出则行双侧椎板暴露，显露关节突关节，应用纱布填塞压迫止血。取出纱布垫用骨剥离子刮断关节突部位肌肉组织，剔除椎板外破碎肌肉组织，用电凝彻底止血，以免妨碍术野。

4. 暴露椎板　到达椎板后，应用半椎板拉钩拉开竖脊肌，并加以固定，如双侧开窗可选用自动撑开器，显露双侧椎板。

5. 术中定位　绝大多数患者经术前正确定位后，术中不再定位，但仍有少部分患者需再次手术中定位，特别是高位腰椎间盘突出或腰骶部有发育异常情况时，凭直视判断困难或骨性标志触摸不清，需应用克氏针穿入椎板后再次定位。

6. 从椎板间隙进入椎管　从相邻的两个椎板间分别咬除上、下椎板的一部分，一般为 1/3~1/2，并切除下关节内侧部分而进入椎管。

7. 切除黄韧带　最常见的方法是用刮匙沿上一椎板的下缘刮破韧带外结缔组织，显露黄韧带与椎板下缘间隙，应用 110°椎板咬骨钳逐渐咬除椎板下缘，使黄韧带上缘游离，用神经探查器潜行分离黄韧带与硬膜囊，确认有无粘连，用神经根拉钩及神经剥离子妥善保护硬膜囊及神经根后，切除黄韧带。

8. 显露神经根　将椎管后侧骨性结构和黄韧带切除后，可见硬膜囊的正后方、侧方，在妥善保护神经根的前提下向侧方扩大椎管，沿侧方椎管用神经剥离子探查神经根的位置，直至患者有电击样感受并出现与术前同样的疼痛或麻木。将硬膜囊拉向中线一侧，找到神经根袖部，沿神经根袖部向上找到神经根起点，并向远端探查神经根走向。

9. 摘除椎间盘髓核　突出的椎间盘组织通常有两种情况，一是包容性椎间盘突出，突出物表面纤维环或后纵韧带未完全破裂，呈圆形或椭圆形，外观完整，表面韧、硬、光滑，有弹性且张力较大；二是非包容性椎间盘突出，纤维环及后纵韧带全部破裂，髓核组织已突向硬膜外间隙，极少数突入蛛网膜下腔内。查明突出的椎间盘组织与受累神经根的致压关系，探明突出髓核的性状大小，在妥善保护硬膜囊及神经根的情况下摘除突出的髓核组织，探查神经根管的宽度及神经根的游离情况，以免遗漏脱出的髓核组织。

【并发症及防治】

1. 早期并发症及处理

（1）手术节段的错误：主要是术前定位错误，多数情况是由于患者腰骶部的解剖学变异，术者阅片不仔细。

防治措施：对此类患者需详细查体、临床表现需与影像学相符，术前定位时需与腰椎正侧位片进行比对。

（2）椎管内血肿：术中损伤椎前静脉丛而致出血。由于止血不彻底，术后 1~3 d 内患者出现肛周和患侧肢体感觉减退，切口局部肿胀，严重者可出现大小便失禁、不完全瘫痪。

防治措施：术中彻底止血，伤口内负压充分引流，应用止血药物。如术后 72 h 内引流量较多，且出现上述临床症状，应立即再次行手术治疗。

（3）脑脊液漏：硬膜囊破裂，脑脊液溢出到椎管内，椎管内组织的粘连是造成硬膜囊损伤的主要原因，其次是术中探查及剥离硬膜囊时造成破裂。小的硬膜囊损伤可不需特殊处理，较大的硬膜囊破裂需要缝合处理。术后嘱患者俯卧位、尾部抬高，密切观察引流量及其颜色。适当增加补液量，防止颅压降低。

（4）神经根及马尾损伤：术中出现神经根及硬膜囊显示不清，椎管内组织与神经根、硬膜囊粘连严重，生理性神经根变异。

预防措施：应在分清组织结构的情况下仔细操作，避免误伤。

（5）椎间盘炎：发生的原因除无菌操作不严格外，也可能是椎间盘退变后有厌氧性细菌侵入所致（如痤疮丙酸杆菌可感染突出的椎间盘），还可能与术者操作粗暴有关。多数患者手术后 3~7 d 内已缓解的症状再次出现，表现剧烈的腰痛，部分患者疼痛向腰骶部、腹股沟等处扩散，翻身困难、咳嗽、打喷嚏时加重，直立困难，下肢不敢活动；腰背部肌肉痉挛、震床、触及腰部或叩击腰部时诱发剧烈疼痛；实验室检查示白细胞正常或升高不明显，血沉快、C 反应蛋白增高，MRI 检查病变位置示 T_2 呈高信号影。

防治措施：椎间盘炎治疗应严格控制患者活动，嘱其卧床，选用 1~2 种有效的抗生素足量应用，适量应用激素进行对症治疗。

（6）血管损伤：主要是经后路椎间盘摘除术时损伤腹腔内的血管，该情况发生率较低，多为个案报道。多数情况为手术过程中椎管内静脉丛出血、视野不清，取核过程中髓核钳进入椎间隙内过深，突破椎体前缘的纤维环及前纵韧带，造成血管撕裂伤，夹取髓核的过程中可见椎间隙有鲜血涌出，并伴有患者血压急剧下降。大血管损伤的死亡率为 75%~89%，诊断明确后立即行剖腹探查术修补破损的血管壁。及早发现，尽早手术治疗是抢救成功的关键。

预防措施：术中摘取髓核时髓核钳进入不宜过深，原则上不超过 2.5~3.0 cm。

（7）切口感染：主要原因有无菌操作技术不严格；术者手术过程中对软组织剥离

损伤过重；组织缺血坏死或组织残渣冲洗不彻底；术中止血不完全，小的出血点出血形成血肿易引起切口感染。患者3~7 d内体温升高，腰痛或切口周围疼痛加重，变换体位时加剧，咳嗽、打喷嚏、排便等腹压增高时疼痛显著。手术切口局部潮红、略肿胀、触之疼痛剧烈。实验室检查示白细胞升高、血沉正常或快、C反应蛋白增高。

预防措施：术前需认真准备，术中严格遵守无菌操作规范。切口尽量小，减少创伤，彻底止血，冲洗干净，缝合紧密，定期换药。术前、术中及术后要注意应用足量、有效的抗生素。

2. 中、远期并发症及处理

（1）神经根粘连：手术后瘢痕组织形成的过程增加了与神经根粘连的机会，几乎所有的腰椎间盘突出症患者术后都有不同程度的硬膜外腔的瘢痕形成。部分患者椎间盘手术数月或数年内再次出现患肢疼痛、麻木、行走无力或间歇性跛行。

预防措施：手术中减少创伤，尽量减少对神经根的压迫，避免过多的破坏硬膜外脂肪层。术中彻底止血，如果术中采用明胶海绵压迫止血，术毕需将明胶海绵全部取出，避免明胶海绵转化为纤维组织而促进瘢痕组织生成。椎管内引流通畅，充分使椎管内残存血液和渗出液流出。术后第2日对患者进行患肢和对侧肢体的直腿抬高锻炼，增加神经根活动度，改善神经根局部的血液循环，防止局部粘连。

（2）椎管狭窄：椎间盘髓核摘除后可使椎间隙高度下降，双侧小关节的负荷加重，因重力的长期作用，小关节增生内聚，致手术节段椎管狭窄，再次出现相应的临床症状。多数患者行保守治疗后缓解，少数患者疼痛严重，丧失部分生活及劳动能力，需再次手术治疗。

（3）腰椎失稳：单纯的小开创手术引起的腰椎失稳非常少见。所谓术后腰椎失稳，一方面是椎间盘髓核突出后椎间隙高度下降，双侧小关节负荷加重；另一方面是摘除过多椎间盘内的髓核而导致的"三关节复合体"受累，进而影响腰椎的稳定性。

（4）椎间盘髓核突出复发：术后髓核再次突出，主要是手术过程中只摘除了突出部分的病理性髓核，没有摘取椎间盘内的髓核。术后由于重力体位的原因，椎间盘内的髓核由原突出的通道或因手术过程中形成的通道而再次突入椎管。但过多地摘除椎间盘内的髓核会导致椎间隙高度下降，引起"三关节复合体"受累，使局部椎体失稳，诱发骨质增生、小关节增生内聚、形成椎管狭窄。因而合理地选择摘除髓核的方式极为重要，对青壮年患者的手术以摘除突出病理性髓核为主，不过多的摘取椎间盘内的髓核组织，术中尽量保护后纵韧带的完整，少破坏椎体后缘的纤维组织。术后休息6~12个月，消除腰部活动过大、上身负重、腹压增高等诱发因素；对年龄偏大、脊柱退变较严重的患者，可适当采用将突出盘内的髓核组织摘取干净的方法，防止再次突出。

小开窗髓核摘除术的并发症除以上所述外，还可能出现脏器损伤、蛛网膜炎等。前者是因术者操作的失误，术中细心操作可以避免的；后者是因术后粘连而形成的，出现后应积极治疗。

第三节　腰椎硬膜外腔镜

随着科技的逐步发展，硬膜外腔镜作为一种新的技术在临床上使用。1995 年美国的 Sabeski 和 Kitahata 成功地通过骶管裂孔入路观察硬膜外腔内的组织结构，在围绕脊髓周围，硬膜囊和骨围成的相对封闭的潜在腔隙中，直接观察到了其立体结构，为硬膜外腔内疾病的诊断提供了可靠依据，同时也为其诊疗提供了新的手段。

【原理及优点】

1. 原理　硬膜外腔镜与其他内镜一样，由光源、光导纤维镜和彩色显示器组成，光源为 300 W 的氙气灯，软的光导纤维镜，外径为 0.75～0.80 mm，工作长度为 600 mm，很容易通过导针 Touphy 针（图伊针）插入硬膜外腔。纤维镜含有广角透镜，柱状透镜及 50 根光导玻璃纤维，在空气中视角为 70°，视野深度范围为 1～15 mm。纤维镜与彩色显示器和光源相连，可直视下观察硬膜外腔内的脂肪组织、结缔组织、神经根及硬膜囊的组织变化和疾病的病理改变，并可提取组织进行活检和病变组织的治疗。目前，已出现了掺钬钇铝石榴石（HO：YAG）激光硬膜外腔镜和无线射频硬膜外腔镜等先进的硬膜外腔镜系统。

2. 优点

（1）可直视所见神经病变情况，纤维化和粘连程度，封闭性探查椎管内的其他病变；

（2）发现 MRI 和 CT 不可能发现的病变，如微小的损伤；

（3）是针对神经根病变治疗的一种微创方法，为直接对神经根的治疗提供新途径；

（4）为椎管内靶向药物治疗提供新的途径，使其应用激素、局麻药、透明脂酸酶、生理盐水、可乐定等药物治疗成为可能；

（5）创伤小、安全、有效、治疗成本低、恢复快。

【适应证与禁忌证】

1. 适应证

（1）腰背部手术失败综合征（failed-back surgery syndrome，FBSS）；

（2）腰椎间盘病变；

（3）椎管狭窄症；

（4）椎管内异物取出及肿瘤摘除；

（5）诊断椎管内疑难病变：协助临床诊断，可发现 CT 或 MRI 发现不了的病变。

2. 禁忌证

（1）拒绝接受此项治疗或检查者；

（2）硬膜外麻醉或穿刺的禁忌证者；

（3）有严重的基础性疾病者，如颅内高压、凝血机制障碍或血小板减少、高血压、肿瘤、败血症及穿刺点暴露等；

（4）青光眼及视网膜病变者；

（5）妊娠妇女；

（6）明显膀胱功能障碍者；

（7）骶管裂孔狭小或闭锁畸形者。

【技术操作要领】

1. 术前准备　进行硬膜外腔镜诊断或治疗时，术前准备及术前检查基本同普通手术。要求对患者进行全面检查，包括特殊的神经系统检查（肌电图和神经传导功能检查），准备拟检查部位脊柱 X 线片、CT 或 MRI 片。

2. 操作技术　患者取俯卧位、腹下垫高，在骶管裂孔处做皮肤标记，肛门处行切口膜封闭。术区常规消毒，铺一次性无菌巾及无菌单，将 18 号 Touphy 针经皮肤标记处穿入骶管裂孔，如阻力感消失，经侧位 X 线透视证实针位在骶管腔内，透视引导下经 Touphy 针插入 0.8 mm 的引导丝，沿引导丝放置扩张管进入骶管裂孔，显出扩张管，沿引导丝放置引导管。

通过引导管做硬膜外腔造影（非离子型造影剂 5~15 mL），观察造影剂在硬膜外腔分布情况。连接硬膜外腔镜光纤，调试硬膜外腔镜。连接加压生理盐水通道，经导引管放置硬膜外腔镜至硬膜外腔内。

对硬膜外腔镜的操作必须谨慎、轻柔，必须在可视条件下方能向头端前进。在通过硬膜外腔镜观察的同时，必须辅以 X 线透视定位，确定内镜的尖端位于病变椎间盘层面后，灌注生理盐水扩张硬膜外腔，以获得良好的视野。

全部操作应在硬膜外腔镜置入后 45 min 内结束，防止因静水压升高而可能发生脊髓变质。

【并发症及防治】　硬膜外腔镜是进入椎管内的一种全新的微创技术，走行在椎管内部可能会对椎管内的重要组织造成压迫及损伤。另外，在治疗过程中应用的药物也会导致组织、器官出现功能障碍。

1. 操作和治疗过程中出现的并发症及处理

（1）颅内压升高：硬膜外腔镜检查过程中，需要生理盐水连续冲洗以获取清晰的组织图像，而灌注的速度和液体的容积可直接影响硬膜外腔的压力，压力升高可通过脑脊液的传递引起颅内压升高。

预防措施：降低冲洗液的流速、冲洗量（<150 mL），如果出现头痛或颈部疼痛应立即停止操作，仔细观察患者或终止操作。

（2）出血：硬膜外腔镜进入椎管内可损伤静脉丛，引起出血。少量的出血经冲洗引流后自行停止，大量的出血可导致硬膜外腔血肿，患者可出现严重腰、背痛及感觉障碍，需仔细观察和评价，对症处理。

（3）硬脊膜损伤：硬膜外腔镜进入椎管内应轻柔缓慢，用力过大或进入速度过快会增加硬脊膜的损伤风险，损伤后患者会出现头痛的症状。

（4）颅脑神经功能紊乱：操作过程中灌注生理盐水会引起硬膜外腔压力升高，致颅内压升高或脊髓缺失，患者会出现头痛、颈强等症状，此时应暂停操作。颅脑神经功能紊乱需要与颅内压升高相鉴别，控制生理盐水灌注量是有效的预防方法。

（5）感染脑膜炎：患者会出现发热、头痛、颈部僵硬等症状。严格的无菌操作是避免感染的有效方法，此外，应用抗生素预防感染及防止硬脊膜的损伤也相当重要。

（6）膀胱和直肠功能障碍：硬膜外腔的压力升高会导致马尾局部缺血，供应马尾的动脉是缺失侧支循环的终末动脉，这可能是膀胱和直肠功能障碍的主要原因。

预防措施：限制生理盐水的灌注量及速度。

（7）视觉缺失或失明：硬膜外腔灌注生理盐水使硬膜外压力突然升高，传导至蛛网膜下腔和视神经鞘膜，引起视神经和血管受压，致使神经损伤和血管破裂。一般情况下 6 个月可完全恢复视力，个别会出现永久性失明。

预防措施：硬膜外腔注射药物时注意速度及药物的量。

2. 应用类固醇激素引起的并发症及处理

（1）早期高血压、高血糖、胃肠道黏膜出血、急性青光眼、低钾性碱中毒、水钠潴留等。

（2）晚期闭经、股骨头无菌性坏死、骨质疏松症、脑锥体受损、肌无力、库欣（Cushing）综合征等。

针对早期或晚期出现的并发症除积极采取防治措施外，避免大剂量和长期应用类固醇激素是预防的关键。

（谭　锐）

第五部分　典型病例的临床路径

第一章　概　述

1. **多元化治疗的思路**　腰腿痛是腰椎间盘突出症的主要临床症状，中、西医学分别从各自的理论体系出发，从宏观与微观上去认识和把握腰椎间盘突出引起的腰腿痛，两者各有所长，只有取长补短，做到"辨病与辨证相结合""宏观与微观相结合"，走优化组合的多元化之路，才是治疗腰椎间盘突出症的最佳方案。用西医学的诊断去辨病，采用中医的思维去辨证，充分发挥中医诊疗技术的特长，采用多元化的治疗体系辨病施术，因证施法，可以极大地提高腰椎间盘突出引起的腰腿痛的诊疗水平。中医学的整体观念，对西医学单纯重视椎间盘突出物的椎管内压迫，而忽视椎管外因素在其发病中的重要性有很好的补充。中医学强调辨证施治、寓防于治、整体调节，且治疗方法多样、毒副反应轻、医疗成本低、安全、疗效可靠，是大多数患者首选的方法。这些也有助于改变目前该病手术治疗适应证过宽的局面。中西医结合的多元化治疗体系是治疗腰椎间盘突出的必由之路。中西医结合多元化治疗腰椎间盘突出症不是中西医两种疗法在临床上的简单组合，而是基于以"椎间盘退变为核心的多系统的病理变化"，依据每种治疗方法的作用机制和靶点，有机地组合，完整覆盖每个患者的各种病理因素。将两种医学理论体系深层次地融合，从而达到提高临床疗效的目的。

2. **多元化治疗技术的路径**　治疗路径的选择，是治疗成败的关键。选择治疗路径应遵循以下原则：第一步要详细了解疾病的病因、病机，椎间盘突出的部位、大小、并发症；第二步要分析各种致病因素在临床症状上的权重；第三步要找出最有效的治疗各种病理因素的技术，优化组合；第四步要合理地安排治疗流程，分层次、分步骤地解决问题。采用能简单不复杂、能保守不手术的原则，制订治疗方案，最终形成一个优化的多元化治疗方案，达到辨病施术、因证施法的目的。

3. **多元化治疗方案结果的预测**　治疗路径一旦确定，就应该对治疗结果进行预测，在实施治疗前与患者充分沟通，要告知患者哪些症状可以治愈，哪些症状可以缓解，哪些症状不能解决，哪些问题需要进一步澄清，以及治疗过程中可能的风险，要采取的应对措施和预期结果。

4. 治疗难点分析　椎间盘突出症最重要的问题是对疾病的判断不准确，对发病机制不完全清楚；对各种治疗方法缺乏正确的认识；治疗路径优化得不准确；实施的技术不到位，没有做到精准治疗。其次，有些患者疾病到达一定程度，现有的技术不能解决此类问题，这些问题是我们临床最常见的难点。正确的解决方法是有多元化的思维，合理地、分层次地、客观地、科学地制订治疗方案。

（周友龙）

第二章 单纯性腰椎间盘突出症

第一节 根据突出程度分类

一、膨出

【症状及体征】

1. 病史 张某，男，40岁。以"腰痛6年，加重伴右下肢放射性疼痛1d"为主诉就诊。患者6年前不慎扭伤腰部引发腰痛，疼痛剧烈，不能行走，遂于当地医院行牵引、推拿治疗，10d后病情好转。1d前因劳累致腰痛加重，伴右下肢放射性疼痛。现症见：腰痛伴右下肢放射痛，行走困难，咳嗽、打喷嚏时加重。疼痛部位：腰部两侧、右臀部后外侧、右大腿后外侧。无间歇性跛行。

2. 专科检查 腰椎活动明显受限，第4/5腰椎、第5腰椎和第1骶椎棘间及右侧棘旁压痛，腰部空心叩击征阳性，仰卧挺腹试验阳性，右下肢直腿抬高60°，加强试验阳性，双下肢肌力、肌张力、肌容积、肌腱反射、浅深感觉均未见明显异常。

3. 影像资料 见图5-1。

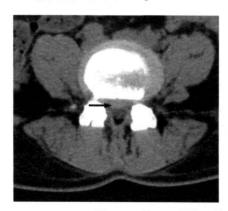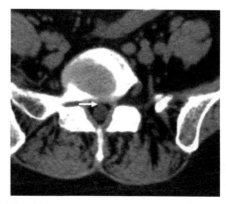

图5-1 第4/5腰椎、第5腰椎和第1骶椎间盘突出症

4. 诊断 第4/5腰椎、第5腰椎和第1骶椎间盘突出症。

【诊治思路】 该患者平素体健，每次发作皆与扭伤有关，说明腰椎间盘外层纤维环已开始有裂隙。此次发作主要症状是腰痛，疼痛向下放射不过膝关节，且咳嗽、打喷嚏时加重，说明椎间盘内压力较高，对分布于纤维环外层的窦椎神经造成刺激，故引发疼痛。

依据主诉、症状、体征、影像资料，符合"四吻合"原则，诊断为"第4/5腰椎、第5腰椎和第1骶椎间盘突出症"。两节段腰椎间盘膨出均超出椎体后缘2 mm，硬膜囊前脂肪间隙消失，并压迫硬膜囊，但神经根无明显受压变形，为Ⅲ度膨突，治疗上本着"能保守不手术，能简单不复杂"的理念，故选择保守治疗。

【治疗经过】 患者腰痛明显，治疗以缓解腰痛为主，采用腰部夹脊穴、环跳、足三里、阴陵泉电针治疗，波形选用疏密波，结合轻柔的推拿手法以促进血液循环、止痛，同时用甘露醇125 mL（每12 h静脉滴注一次）、甲钴胺注射液1.0 mg加入生理盐水100 mL中静脉滴注（每日一次）以脱水、营养神经、消肿止痛。1 d后，患者诉腰部疼痛有所减轻，局部压痛明显减轻。

第2日治疗时，电针同前，推拿先用稍重的手法和掌揉法治疗10 min，再轻轻施用腰部斜扳法，听到"咔"的一声，立即停止，最后以整理手法结束。治疗后患者自感腰部轻松，疼痛明显减轻。在患者炎性疼痛有所减轻后，施行腰部斜扳法可有效减轻腰椎间盘膨出对脊神经的刺激作用。

3 d后，停甘露醇，改用灯盏花素注射剂100 mg加入5%葡萄糖溶液250 mL，鹿瓜多肽注射剂16 mg加入5%葡萄糖溶液250 mL静脉滴注以活血化瘀、通络止痛。6 d后再次施行腰部斜扳法，余治疗同前。治疗结束后患者腰部转侧自如，压痛不明显，咳嗽、打喷嚏时已无疼痛，即停用电针和推拿治疗。

出院后改用中药及康复治疗，"独活寄生汤"加减以补肾活血，化瘀止痛。具体方药：独活、桑寄生、秦艽、防风、细辛、川芎、当归、白芍、熟地、桂枝、茯苓、怀牛膝、杜仲、丹参、土鳖虫、全蝎。水煎服，每日1剂，分2次温服。忌食酸、冷、豆类，10 d为一个疗程。指导患者正确用腰姿势，并针对腰背肌功能锻炼，阻止或减缓积累性劳损的发生。

二、突出

【症状及体征】

1. 病史　赵某，男，42岁。以"反复腰痛伴右下肢放射性疼痛、麻木1年余"为主诉就诊。患者1年前无明显诱因出现腰痛伴右下肢放射性疼痛，于当地医院诊断为第5腰椎和第1骶椎间盘突出症，经推拿、牵引等保守治疗后，症状无明显缓解。现症见：腰部疼痛，右小腿后外侧及足背偏外侧皮肤麻木，咳嗽、打喷嚏时疼痛加重，间歇性跛行。

2. 专科检查　第5腰椎棘突偏右侧深压痛，右直腿抬高试验35°、加强试验阳性，余阴性。

3. 影像资料　见图5-2。

4. 诊断　第5腰椎和第1骶椎间盘突出症。

【诊治思路】 该患者以腰痛伴右下肢放射性疼痛、麻木为主症，行走跛行，腹压增加时症状加重，右直腿抬高试验35°、加强试验阳性，右小腿后外侧及足背偏外侧皮肤麻木，结合影像学资料第5腰椎和第1骶椎间盘C-D层面软组织影突向右侧、小于

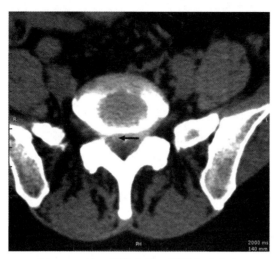

图 5-2 第 5 腰椎和第 1 骶椎间盘突出

7 mm，硬膜囊前脂肪间隙消失，突出物形态规则、表面光滑、界限清晰，右侧第 1 骶神经根显示不清，考虑神经根水肿所致，疼痛位置与受压神经根一致，诊断为第 5 腰椎和第 1 骶椎间盘突出症（中央偏右型）；治疗上由于后纵韧带完整，第二动力源良好，椎间盘突出的髓核所推压移位的纤维环和后纵韧带保持应有的弹性，曾做过保守治疗，但疗效欠佳，故行盘内臭氧结合盘外胶原酶介入疗法。

【治疗经过】 入院第 1 日：完善常规检查。入院第 2 日，行盘内臭氧消融、突出物内胶原酶溶解、盘外穿刺置管及注入臭氧介入术，术后 3 d 常规应用脱水肿及抗生素等药物。术后第 3 日：行温针灸治疗，患者取俯卧位。取穴：秩边、承扶、双侧第 5 腰椎部夹脊穴。操作：①常规穴位消毒。②双侧夹脊穴用 0.30 mm×40 mm 不锈钢毫针快速进针，采用平补平泻的手法，行针调气，得气后留针。③秩边透承扶穴用 7 寸 26 号芒针，自秩边直刺进针约 0.5 cm 后，使针体与皮肤呈约 30°夹角，针身沿臀大肌下刺，刺向臀沟中点之承扶穴，采用平补平泻的手法，针感要强，尽量向足底部放射。每次留针 30 min，中间行针 1 次，隔日 1 次。第 10 日诸症好转出院，继续口服补中益气丸以补气活血、通络止痛，巩固疗效。

视觉模拟评分（VAS）术后 1 周、3 个月、6 个月分别为 6.0，4.5，2.0，按照 MacNab 标准评价为"优"。[MacNab 评价标准：优，无痛、运动受限，能参加正常工作和活动；良，偶发非神经性疼痛，主要症状减轻，能够参加调整好的工作；可，一定程度的功能改善，仍为残废和（或）失业状态；差，检出持续的神经根受损表现、术后症状反复发作，不得不手术治疗。]

嘱患者做腰部过伸锻炼，仰卧位，双肘关节作为两个支撑点，双手掌置于腰部两侧，腰部向上过伸，双脚向躯体内收，使腰部最大限度地处于过伸状态，以患者能承受为宜，每日早、晚各 20 次。并嘱患者卧硬板床，用大小适度的护腰固定腰部 3 个月，活动时佩戴，休息时去掉。

三、脱出

【症状及体征】

1. 病史　李某，男，50岁。以"右下肢疼痛、麻木10 d"为主诉就诊。患者10 d前于腰部牵引后突然出现右下肢疼痛、麻木。疼痛位于右臀部，沿右下肢后外侧放射，呈持续性，伴右足麻木，右小腿发凉感，间歇性跛行，负重、久行、久站、久坐及劳累后症状明显加重，卧床休息后稍有缓解，疼痛影响睡眠。在当地医院诊断为腰椎间盘突出症，行拔罐、针灸治疗，疗效欠佳。现症见：腰痛伴右下肢放射性疼痛、麻木，间歇性跛行。

2. 专科检查　脊柱生理弯曲存在，无明显侧弯畸形，腰椎活动灵活。各棘间、棘上及双侧棘旁无明显压痛。竖脊肌、梨状肌、腹股沟、骶髂关节无明显压痛。压颈试验阳性，拾物试验阳性，屈颈试验阴性，椎间孔挤压试验阴性，仰卧挺腹试验阴性，右直腿抬高试验40°，加强试验阳性，腓肠肌挤压试验阳性。右踝背伸肌力2级，右踇背伸及跖屈肌力均为0级，右跟腱反射减弱，右足背皮肤感觉减退。四肢无肌萎缩，肌张力无明显异常。

3. 影像资料　见图5-3。

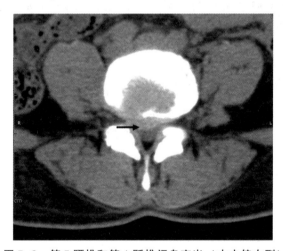

图5-3　第5腰椎和第1骶椎间盘突出（中央偏右型）

4. 诊断　第5腰椎和第1骶椎间盘突出症（中央偏右型）。

【诊治思路】　该患者腰痛伴右下肢放射性疼痛，压颈试验阳性，反应为椎管内疾病；腓肠肌挤压试验阳性，右踝背屈、右踇背伸力下降，为第5腰神经、第1骶神经双神经受压损伤所致；疼痛影响睡眠，说明该腰椎间盘突出为卡压性突出，为突出物急性突出、压强大所致；结合影像学资料，第5腰椎和第1骶椎间盘突出物较大压迫第1骶神经根，且上翻压迫第5腰神经根，诊断明确。依据"点对点诊断与点对点治疗"的椎间盘治疗思路，行半椎板减压术以彻底解除压迫，改善症状。

【治疗经过】　入院后完善各项检查，第2日采用连续硬膜外麻醉，行后路半椎板切除手术。

由于腰椎间盘巨大突出时对硬膜囊及神经根压迫较重，常规将硬膜囊及神经根向中央牵开暴露椎间盘的方法会造成神经根的水肿。故本病例采用松解神经根，切开突出部边缘的纤维环，用髓核钳于椎间隙钳夹突出物连接的母核部分，将突出髓核取出的方法，避免对神经根过度牵拉。术后进行患肢直腿抬高练习，防止神经根粘连，加强腰背肌的功能锻炼，维护脊柱的稳定性。

术后除常规应用脱水药物及抗生素外，还应用营养神经药物，神经妥乐平注射液7.2 u加入生理盐水200 mL静脉滴注，每日1次，10 d为一疗程。

入院12 d诸症好转出院。

嘱患者佩戴腰围3个月，半年内不负重。避寒凉，调情志，慎起居。渐进腰背肌功能锻炼，原则为"由少到多，循序渐进，不适为过"。

第二节 根据突出位置分类

一、中央型

【症状及体征】

1. 病史 许某，男，39岁。以"腰痛20 d"为主诉就诊。患者20 d前无明显诱因出现腰部钝痛及右臀部困痛感，疼痛呈持续性，伴大小便习惯改变，无下肢麻木及放射痛、负重、腹压增大及行走时症状明显，卧床休息后症状缓解，疼痛不影响睡眠。自行贴膏药治疗，效果不佳。现症见：腰及右臀部持续疼痛，活动后加重，站立、行走时腰骶部胀痛及下坠感，无间歇性跛行。

2. 专科检查 脊柱生理弯曲存在，无侧弯畸形，第5腰椎和第1骶椎棘间及棘旁压、叩痛阳性。屈颈试验阴性，压颈试验阴性，右侧直腿抬高试验60°、加强试验阳性，椎间孔挤压试验阴性，股神经牵拉试验阴性，"4"字试验阴性，双下肢肌力、感觉正常。生理反射存在，病理征未引出。

3. 影像资料 见图5-4。

4. 诊断 第5腰椎和第1骶椎间盘突出症（中央型）。

【诊治思路】 该患者腰痛呈持续性钝痛，活动加重，休息可减轻，伴大小便功能改变，体征支持椎管内占位性病变。影像学资料：突出物形态规则，表面光滑，界线尚清晰，说明第5腰椎和第1骶椎间盘脱出为后纵韧带下型。轴状位显示双侧神经根清晰，硬膜囊前脂肪间隙消失，马尾受压迫引发诸症状，为尽快解除压迫，依据"能简单不复杂""点对点诊治"思想，应用后路镜髓核摘除术。

【治疗经过】 考虑患者较年轻，为不影响以后劳动能力，入院第2日给予微创治疗——后路镜髓核摘除术。

术后第3日开始行针刺治疗。选穴：委中、八髎、环跳、大肠俞、阿是穴。操作：委中穴刺络拔罐，留罐10 min；八髎、环跳、大肠俞、阿是穴进针得气后，加电针选用疏密波，留针30 min，每日1次。

术后第5日行腰屈伸肌训练，分4步进行：①仰卧位，两上肢自然置于身体两侧，

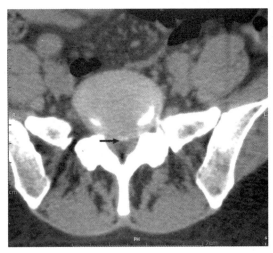

图 5-4　第 5 腰椎和第 1 骶椎间盘突出（中央型）

屈膝、屈髋、抬臀、挺腰呈"拱桥式"，持续 30 s，回复原位。②仰卧位，腰下垫高 10 cm，抬起头及肩部至水平位，停顿 30 s，回复原位。③俯卧位，腹下垫高 10 cm，抬起头及肩部至水平位，持续 30 s，回复原位。④俯卧位，双上肢自然伸直，抬起头、肩及双下肢，呈"飞燕点水式"，持续 30 s，回复原位。每日 2 次，每次 10 min。

术后第 10 日患者痊愈出院。

嘱患者 1 个月后每日晨起倒走 30 min，3 个月内以休息为主，进行有计划、循序渐进的腰屈伸肌训练，逐渐增强腰背肌的肌力，调整腰椎在运动过程中，因主动肌和拮抗肌肌力的不平衡所致的错误运动模式，恢复腰椎功能。

肌力训练既可改善薄弱的肌组织，又可使患者树立自信心，以消除抑郁和焦虑心理。床上肌力训练，腰椎间盘内压力处于最低的状态，减轻神经根受压的程度，恢复腰背肌及双下肢肌肉功能，体现了动静结合的原则。

二、后外侧型

【症状及体征】

1. 病史　张某，男，33 岁。以"腰痛伴左下肢放射痛 6 个月"为主诉就诊。患者 6 个月前无明显诱因出现腰痛伴左下肢放射痛，以后外侧疼痛明显，间断性发作，行走时症状加重，休息可缓解，曾行保守治疗无效。现症见：腰痛伴左下肢放射痛，无间歇性跛行。

2. 专科检查　脊柱生理弯曲存在，第 5 腰椎和第 1 骶椎棘间及左侧棘旁压痛，左直腿抬高试验 30°，加强试验阳性，仰卧挺腹试验阳性，屈、压颈试验阳性。

3. 影像资料　见图 5-5。

4. 诊断　第 5 腰椎和第 1 骶椎间盘突出症（中央偏左型）。

【诊治思路】　患者有腰痛及左下肢痛病史，体征显示椎管内病变，影像学示第 5 腰椎和第 1 骶椎间盘突出，点状压迫左侧第 1 骶神经根，符合"四吻合"原则，诊断为腰椎间盘突出症。突出物表面尚光滑、形态不规则、界线欠清晰，有锐角形成，症

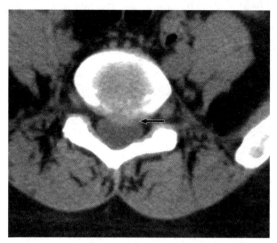

图 5-5　第 5 腰椎和第 1 骶椎间盘突出（中央偏左型）

状时轻时重，保守治疗无效，依据"点对点"思想，故行靶点射频热凝联合盘内臭氧髓核消融术。射频热凝术使点状突出物固化缩小，改善神经根血液循环；臭氧消融术减轻盘内压，减小复发率。

　　该病例反映了点与面的关系，在其他条件相同情况下椎间盘突出点状压迫神经根时，会比大面积压迫力度大，犹如用一个手指点击力度要比用手面力度大；压强与点呈反比，点越小压强越大，症状会越重；突然压迫要比缓慢压迫疼痛重。

　　【治疗经过】　入院后积极完善相关辅助检查，行第 5 腰椎和第 1 骶椎间盘突出物射频靶点热凝联合盘内臭氧髓核消融术。

　　术后第 4 日，行针灸治疗以活血化瘀、舒筋通络。中医辨证为气滞血瘀型腰痛。选穴：肾俞、环跳、委中、昆仑穴。进针得气后，行提插捻转补泻法。委中穴刺络拔罐，每日 1 次。

　　术后第 7 日行调制中频电疗疗法，中频频率为 2 000~5 000 Hz，以促进局部血液循环、调节自主神经功能及神经节段反射功能，消除局部炎症以镇痛。

　　术后第 12 日痊愈出院。

　　嘱勿劳累、避风寒，渐进"小燕飞"功能锻炼，加强肌肉力量。

三、极外侧型

【症状及体征】

1. 病史　王某，男，33 岁。以"腰痛伴右下肢放射痛 2 年，加重 20 d"为主诉就诊。患者 2 年前无明显诱因出现腰痛，并放射至右下肢，无麻木感，无间歇性跛行，无踩棉花感，久站、久行、劳累后加剧，左侧卧位缓解，曾行保守治疗有效。20 d 前无明显诱因上述症状复发并加重，伴间歇跛行，行走距离为 200 m。现症见：腰痛伴右下肢放射痛，劳累后加重，间歇性跛行。

2. 专科检查　脊柱生理弯曲存在，第 4/5 腰椎棘间及右侧棘突旁压痛，可放射至右下肢，屈、压颈试验阳性，仰卧挺腹试验阳性，右下肢直腿抬高 30°，右腓肠肌挤压试验阳性，腰部叩击征阳性，右侧椎间孔挤压试验阳性，右小腿后侧、足背外侧皮肤感觉减退，右跟腱反射减弱，肌力正常。

3. 影像资料　见图5-6。

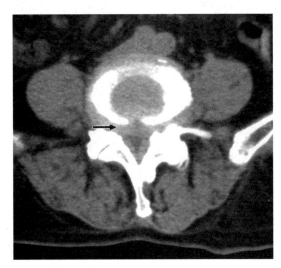

图5-6　第4/5腰椎间盘突出（椎间孔型）

4. 诊断　第4/5腰椎间盘突出症（椎间孔型）。

【诊治思路】　该患者为年轻人，病史2年，症状体征为椎管内病变，影像学见右侧椎间孔型椎间盘突出，由于腰骶干组成为第4、5腰神经，故椎间盘突出直接压迫第4腰神经根表现为第4、5腰神经双根支配区疼痛症状，该患者要求以后能胜任体力劳动，根据点对点思想以及体现人文理念、确定突出椎间盘并行创伤最小化、疗效最大化治疗方法。

【治疗经过】　在C型臂X线机引导下，穿刺针进入第4腰椎右侧椎弓根下缘、椎管右侧前间隙，注入600 u胶原酶，术后俯卧，左侧稍高位6 h。

术后第3日，行微波治疗，当人体吸收微波能量后，可引起组织中的离子和水分子等发生震荡，分子运动互相摩擦，有电能转化为热能，这种热效应可在深层组织中发生，促进神经根微循环。

术后第7日痊愈出院，嘱勿劳累、避寒凉，渐进腰背肌功能锻炼，3个月后复查。

（柳　建　孙　飞）

第三章　腰椎间盘突出症合并其他疾病

一、腰椎管狭窄

【症状及体征】

1. 病史　患者，男，69 岁。以"双下肢疼痛、麻木 10 年"为主诉就诊。患者 10 年前无明显诱因出现双下肢疼痛，部位为双臀部及双下肢后外侧，伴双小腿麻木，间歇跛行距离约 500 m。由于症状逐渐加重，且出现双下肢发凉感，以右下肢明显，间歇跛行距离约 100 m，1 年前行棘突间 U 型 Coflex 钢板置入术，无明显效果。现症见：双臀部及双下肢后外侧疼痛，伴双小腿麻木、发凉感，间歇性跛行。

2. 专科检查　屈颈试验阳性，仰卧挺腹试验阳性，腰部叩击征阳性，腰后仰试验阳性，双下肢后外侧皮肤感觉减退，左右踇背伸肌力Ⅲ级，左右趾跖屈力Ⅳ级。

3. 影像资料　见图 5-7。

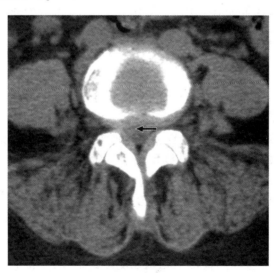

图 5-7　第 4~5 腰椎椎管狭窄（中央型）

4. 诊断　第 4~5 腰椎椎管狭窄症（中央型）。

【诊治思路】　双下肢疼痛、麻木，间歇性跛行约 100 m，屈颈试验阳性，仰卧挺腹试验阳性，空心叩击征阳性，双下肢后外侧皮肤感觉减退，左右踇背伸肌力Ⅲ级，左右趾跖屈力Ⅳ级。结合影像学，第 4/5 腰椎间盘突出、黄韧带肥厚、双侧小关节增生内聚，相应椎管狭小，确诊为第 4/5 腰椎间盘突出症、腰椎管狭窄症。退行性腰椎管狭窄症属于后天获得性腰椎管狭窄的一种类型，腰椎退行性病变是腰椎管狭窄最常见的原因。目前对退行性腰椎管狭窄的手术治疗逐渐趋向于以小开窗来解除椎管狭窄，达到减压的目的，避免术后出现不稳情况。由于该患者有双下肢根性压迫及损伤，故治疗上应两侧开窗，单侧开窗不足以充分减压。在椎管内操作时，应边探查边操作，避免损伤硬膜囊及神经根。

【治疗经过】 患者取俯卧位，采用局部麻醉或硬膜外麻醉，由第4/5腰椎棘突间进入，取正中切口，暴露两侧椎板及间隙，自上位椎板下缘咬除部分椎板，然后根据暴露情况咬除下位椎板上缘部分骨质，同时切除肥厚的黄韧带，将狭窄因素一一解除，潜式扩大椎管。由于第5腰椎椎体的上关节突增生肥大致侧隐窝狭窄，压迫神经根，咬除部分小关节，摘除髓核，在充分减压的基础上，基本保留了棘突、棘上韧带、棘间韧带、部分椎板及部分小关节等中后柱稳定结构。术中椎管静脉丛破裂出血，充分压迫止血后，逐层缝合，放置引流管。

术后第3日，患者诉双臀部疼痛，翻身困难，影响夜间休息。臀大肌起止点压痛明显，诊断为臀大肌劳损，行骨膜压揉法治疗，每2d一次。骨膜压揉法是针对人体骨骼肌附着处的骨膜施行压揉的手法。压揉法使臀大肌部位借助被动的物理运动，改善和重建机体内环境。

术后第5日患者疼痛减轻，开始行双下肢直腿抬高锻炼，使坐骨神经来回移动，神经根及硬膜囊对应滑动，以减少术后粘连。行腰背肌锻炼，加强腰肌力量，以减轻腰痛。术后早期锻炼，可以减少甚至避免深静脉血栓、泌尿系结石等并发症。

术后第10日，症状基本消失出院，采用改良MacNab疗效评定标准评价为"优"。

二、侧隐窝狭窄

【症状及体征】

1. 病史　患者，男，43岁。以"腰痛18年，伴左下肢疼痛、麻木1周"为主诉就诊。患者诉18年前劳累后出现腰痛，休息后疼痛减轻，呈间歇性发作，未进行治疗。8个月前因腰部负重、遇寒后出现腰部疼痛加重，于当地医院治疗，服用甲钴胺、藤黄健骨丸2个月后症状减轻，又继续口服活血化瘀类中药配合外用雪山金罗汉涂抹剂治疗15d，局部出现麻木感，疼痛加剧，经温针灸、腰部推拿、射频加胶原酶介入治疗后，症状减轻。1周前因劳累后出现腰痛伴左下肢疼痛、麻木。现症见：腰痛加重伴左下肢疼痛、麻木，遇寒加重，昼轻夜重，休息后减轻，间歇性跛行，身体困重，左下肢乏力。

2. 专科检查　腰肌板滞，腰椎活动明显受限，第2/3、3/4、4/5腰椎及第5腰椎和第1骶椎棘突间及其左侧旁开2cm处压痛，腰骶叩击征阳性，腰部过伸试验阳性，直腿抬高试验左侧30°、右侧60°，仰卧挺腹试验阴性，股神经牵拉试验阴性，"4"字试验阴性，左下肢肌力Ⅲ级，双侧腱反射对称，踇背伸肌力及浅感觉均无异常，巴宾斯基（Babinski）征阴性。

3. 影像资料　见图5-8。

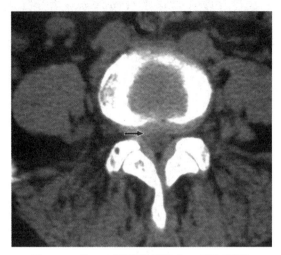

图5-8　第4/5腰椎椎管狭窄（侧隐窝型）

4. 诊断　第4/5腰椎椎管狭窄症（侧隐窝型）。

【诊治思路】　根据患者的主诉、症状、体征及影像学检查，诊断为第4/5腰椎间盘突出症、椎管狭窄症。由于突出物靶点明确，且盘内压力高，故行靶点射频热凝及盘内臭氧减压介入术。D层面突出物压迫左侧神经根，突出物界限不清晰，为经后纵韧带型突出，故行椎间盘外胶原酶溶解术。

【治疗经过】　入院后完善检查，行射频联合臭氧介入术。

1. 射频消融入路一——消融1　正位于第4/5腰椎间盘下缘平棘突，侧位于第4/5腰椎间隙后1/3盘黄间隙层面（图5-9）。

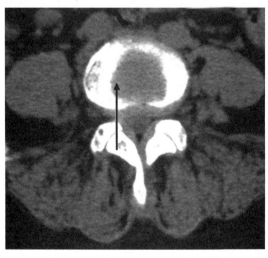

图5-9　射频消融入路——消融1

2. 射频消融入路二——消融2　正位于第4/5腰椎间盘下缘，侧位于第4/5腰椎间隙后1/4盘黄间隙层面（图5-10）。

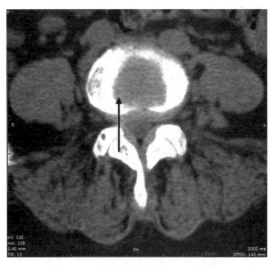

图 5-10　射频消融入路——消融 2

3. 射频消融入路三——消融 3　正位于第 4/5 腰椎间盘下缘平棘突，侧位于第 5 腰椎椎体后上缘（图 5-11）。

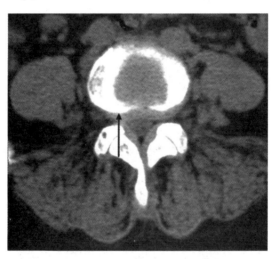

图 5-11　射频消融入路——消融 3

4. 射频消融入路四——消融 4　正位于第 4/5 腰椎椎板内侧缘，侧位于第 4/5 椎间隙后 1/3 盘黄间隙层面（图 5-12）。

术后要求：观察双下肢感觉及运动情况 8 h，绝对卧床 72 h，轴线翻身，床上行大小便。心电监护及吸氧，应用常规脱水肿药物、抗生素及营养神经药物。

3 d 后行盘外胶原酶以溶解突出物，进一步减轻压迫。

2 周后，临床症状好转出院。3 个月后再次住院行针灸、推拿及药物熏蒸 10 d，临床诸症明显好转出院，采用日本骨科协会（Japanese Orthopaedic Association，JOA）腰腿痛评分标准（表 5-1）评定为 21 分，评价为痊愈。

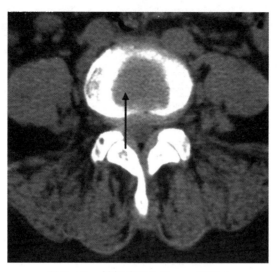

图 5-12　射频消融入路——消融 4

表 5-1　JOA 腰腿痛评分标准

评分项目		评分标准		得分
下腰痛	1	无任何疼痛	3	
	2	偶然稍微疼痛	2	
	3	频发的稍微疼痛或偶发严重疼痛	1	
	4	频发或持续的严重疼痛	0	
腿部的疼痛和（或）麻木感	1	无任何疼痛	3	
	2	偶然的稍微疼痛	2	
	3	偶然的稍微疼痛或偶发严重疼痛	1	
	4	频发或持续的严重疼痛	0	
步态	1	正常	3	
	2	即使感肌肉无力，也可步行超过 500 m	2	
	3	步行少于 500 m，即出现腿痛，刺痛，无力	1	
	4	步行少于 100 m，即出现腿痛，刺痛，无力	0	
直腿抬高试验	1	正常	2	
	2	30°~70°	1	
	3	<30°	0	
感觉障碍	1	无	2	
	2	轻度障碍（非主观）	1	
	3	明显障碍	0	

评分项目	评分标准			得分
运动障碍	1	正常（肌力Ⅴ级）	2	
	2	轻度无力（肌力Ⅳ级）	1	
	3	明显无力（肌力0~Ⅲ级）	0	
膀胱功能	1	正常	0	
	2	轻度受限	−3	
	3	明显受限（尿失留，尿失禁）	−6	
	严重受限	中等受限	无受限	
平卧翻身	0	1	2	
站立	0	1	2	
洗漱	0	1	2	
前屈	0	1	2	
坐位	0	1	2	
举重物	0	1	2	
行走	0	1	2	
评分日期：	总分			

　　JOA总评分最高为29分，最低0分。分数越低表明功能障碍越明显。改善指数＝治疗后评分−治疗前评分，治疗后评分改善率＝〔（治疗后评分−治疗前评分）／（满分29分−治疗前评分）〕×100%。通过改善指数可反映患者治疗前后腰椎功能的改善情况，通过改善率可了解临床治疗效果。改善率还可对应于通常采用的疗效判定标准：改善率>75%时为临床控制，改善率50%~75%为显效，25%~50%为有效，<25%为无效。

三、腰椎滑脱

【症状及体征】

　　1. 病史　患者，女，64岁。以"腰痛伴双下肢疼痛2年，加重1周"为主诉就诊。患者2年前无明显诱因出现腰部钝痛及双下肢外侧放射痛，疼痛呈持续性，以久行、久坐、劳累时加重，卧床休息可缓解，曾行口服药物、贴膏药等治疗，效果不佳。1周前上述症状明显加重。现症见：腰部钝痛及双下肢外侧放射痛，疼痛呈持续性，久行、久坐、劳累后加重，休息后可缓解，伴双下肢发凉，无踩棉花感，间歇性跛行。

　　2. 专科检查　第4/5腰椎、第5腰椎和第1骶椎棘突间及双侧棘突旁压痛，腰部叩击征阳性，屈颈、压颈试验均阳性，仰卧挺腹试验阳性。双侧足背皮肤感觉减退，右侧明显，双足趾屈力Ⅳ级。

　　3. 影像资料　见图5-13。

　　4. 诊断　第4/5腰椎、第5腰椎和第1骶椎间盘突出症，第5腰椎椎体滑脱症。

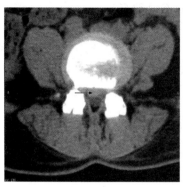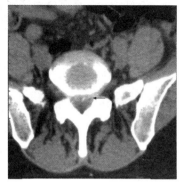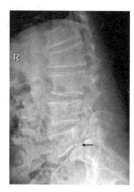

图 5-13 第 4/5 腰椎、第 5 腰椎和第 1 骶椎间盘突出合并第 5 腰椎椎体滑脱

【诊治思路】 该患者腰椎间盘突出症状、体征较明显，且伴有椎管狭窄。疼痛呈持续性，活动加重，间歇性跛行，双侧足背皮肤感觉减退，右侧明显，双足跖屈力Ⅳ级。保守治疗无效，严重影响生活质量，故行内固定术以消除第 5 腰椎椎体滑脱所致压迫症状，同时减轻椎管狭窄情况，为解除双侧第 1 骶神经根压迫，行髓核摘除术。

【治疗经过】 患者取俯卧位，在硬膜外麻醉下以第 4/5 腰椎、第 5 腰椎和第 1 骶椎节段为中心做后正中线纵切口入路。根据术前检查，结合临床症状及体征，在病变椎体间隙行全椎板减压、椎间盘髓核切除，清除椎管内瘢痕组织、增生组织及黄韧带，使硬脊膜和神经根得到充分减压。在 X 线机透视下于滑脱的第 5 腰椎和第 1 骶椎椎体分别预置椎弓根螺钉（提拉螺钉和固定螺钉）各 6 枚，进一步切除滑脱椎间盘中的髓核组织，彻底清除上下椎终板软骨。然后在椎弓根螺钉上安装纵向连接棒各 1 根，根据滑脱度数调整连接棒的仰角度，纵向撑开恢复椎间隙高度，测量左右椎间隙高度和前后长度，选择大小合适的 2 枚椎间融合器备用，锁紧下位钉棒连接螺钉，左右交替旋紧提拉螺钉的螺帽，使椎体缓慢地提拉复位至两个椎体后缘对齐，并出 C 型臂 X 线机透视确定滑脱已复位，锁紧提拉螺钉的钉棒连接螺钉。将自体减压的椎板、棘突及侧隐窝减压的所有骨块，去软组织及部分骨膜皮质等作为植骨材料，置入第 4/5 腰椎、第 5 腰椎和第 1 骶椎间隙，并用工具夯实，将棒由撑开改为压缩并固定，防止所植骨块向后滑脱。C 型臂 X 线机透视满意后，探明脊髓和神经根松弛，检查椎管内无残留的植骨碎骨，切口冲洗后放置引流及缝合切口，24 h 后拔出引流。

术后第 3 日，腰及双下肢疼痛加重，考虑为神经根再灌注损伤所致，予踝三针治疗。

术后 2 周佩戴支具下地行走，采用 Prolo 腰椎术后功能评定标准（表 5-2）评价为 8 分，临床治愈出院。嘱 3 个月后在佩戴简易腰围保护下，加强活动。

表 5-2　Prolo 腰椎术后功能评定标准（改良）

评判标准	分值
经济状况	
完全残废	1
没有可做的工作，包括做家务及继续退休后活动的能力	2
能工作，但不能从事先前的职业，能完成家务及退休后的活动	3
能兼职或在有限的情况下从事先前的工作	4
能没有任何限制地从事先前的工作	5
功能状况	
完全残废（术后比术前严重）	1
行走困难，需要手杖或拐杖，持久的下肢中度运动无力（能完成日常工作）	2
轻度行走困难，但不需要帮助；下肢轻度运动无力，中度疼痛，持久感觉异常	3
无行走困难，无下肢的运动无力，没有疼痛但有持久的感觉异常	4
无行走困难，无下肢的运动无力，没有疼痛，没有感觉异常，能完成体育活动	5
总分	2~10

注：得分越少，损伤越重，正常功能为 9~10 分；1 级为 7~8 分；2 级为 5~6；3 级为 2~4 分。评判标准比例：经济状况占 50%；功能状况占 50%。

四、颈腰综合征

【症状及体征】

1. 病史　患者，女，57 岁。以"颈肩腰腿疼痛 8 年，加重 2 个月"为主诉就诊。患者 8 年前无明显诱因出现颈肩疼痛，呈间断性钝痛，时轻时重，久坐及长时间固定姿势后加重，伴间断性右侧颞、顶部疼痛，间断性头晕、多梦，腰及双下肢酸痛、麻木、乏力，未进行治疗。近 2 个月无明显诱因上述症状加重，活动不便，影响日常生活，无束带感，无发热、盗汗。现症见：颈肩部疼痛，呈间断性钝痛，时轻时重，久坐及长时间固定姿势后加重，伴间断性右侧颞、顶部疼痛，间断性头晕、多梦。腰部及双下肢酸痛、麻木、乏力，活动不便，影响日常生活，无躯干束带感，无发热、盗汗。

2. 专科检查　颈椎生理曲度变直，活动受限，第 3~7 颈椎棘突间及右侧棘旁、双侧肩胛区压痛，叩压顶试验阳性，分离试验阳性，双侧胸、腰骶肋肌压痛，第 2/3、4/5 腰椎棘突间及棘旁压痛，巴宾斯基征阳性，跟腱反射减弱。

3. 影像资料　见图 5-14。

4. 诊断　颈椎病，腰椎间盘突出症，颈腰综合征。

【诊治思路】
本病例症状较轻，阳性体征较少，原则上应行颈椎介入术、腰椎保守治疗，先行射频加臭氧介入，减轻压迫、改善颈椎管内血运，术后行腰椎针灸治疗，

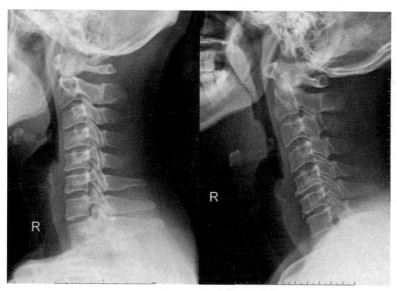

图 5-14　颈椎生理曲度改变

颈腰压痛肌肉起止点行骨膜压揉疗法，以改善肌肉血运，减轻疼痛。配合颈腰部制动、调整睡姿、改变工作体位及加强颈腰背肌锻炼，应用营养神经药及非甾体消炎镇痛药。对于颈腰椎同时发病者应优先考虑颈椎手术。

【治疗经过】　入院第 1 日，嘱患者用右手轻向右推气管锻炼，每次 10 min，每日 3 次。入院后第 2 日，在 C 型 X 线机监控下行第 3/4、4/5、5/6、6/7 颈椎间盘靶点热凝联合盘内臭氧髓核消融术。术后第 3 日行腰椎针灸治疗。主穴：肾俞、腰阳关、腰眼、夹脊穴，配穴：上髎、次髎、下髎、承扶、大肠俞、关元俞、环跳、委中。操作：夹脊穴用 30 号 3 寸针针刺，得气后大幅度提插捻转，其余穴位用 30 号 1.5 寸针针刺，使之得气后接 G6805 电针仪通电，其中一极接在夹脊穴，另一极接在同侧其余任一穴，每侧各一组电极，波型选用疏密波型，输出强度以患者耐受为度，时间 20 min，每日 1 次。术后第 7 日行颈腰椎骨膜压揉疗法。骨骼肌腱表面的筋膜在骨面附着处与骨膜相移行，在生物力学中，肌肉附着点（骨膜）在运动牵拉时极易受损，且该处分布有十分敏感的感受器，即末梢神经。由于所处位置层面较深，撕裂、血肿、炎性水肿以及反复损伤愈合，易造成组织增生、粘连及瘢痕形成等，导致肌肉疼痛和活动受限。行颈椎头夹肌、颈夹肌、多裂肌、腰髂肋肌、回旋肌、髂胫束骨膜压揉，每周 1 次。入院第 11 日后，诸症好转出院。

五、第三腰椎横突综合征

【症状及体征】

1. 病史　患者，男，33 岁，电脑维修师。患者自述腰臀部右侧疼痛，伴右膝平面以上的放射痛，且晨起或弯腰后疼痛加重，久坐直起困难，咳嗽、打喷嚏对疼痛无影响。

2. 专科检查　腰部活动受限，腰肌紧张，第 3 腰椎横突尖处有压痛，可触及硬结及条索状组织，仰卧挺腹试验阳性。

3. 影像资料　见图 5-15。

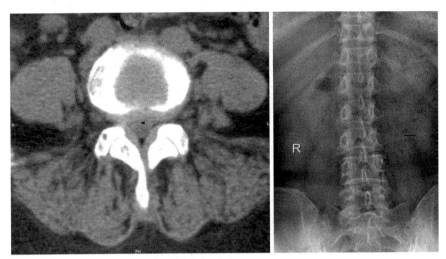

图 5-15　第 4/5 腰椎间盘突出（中央型），第三腰椎横突综合征

4. 诊断　第 4/5 腰椎间盘突出症（中央型），第三腰椎横突综合征。

【诊治思路】　该患者第 4/5 腰椎间盘突出，突出物小于 5 mm，且形态规则、表面光滑、界限清晰，第二动力源良好，符合保守治疗指征。综合保守治疗对第三腰椎横突综合征同样适合。

【治疗经过】　入院第 2 日行推拿治疗，以舒筋通络、活血祛瘀，消除肌肉紧张或痉挛，松解软组织粘连，从而改善腰椎横突周围的血运，改善局部微循环，促进无菌性炎症的吸收与消散。入院第 4 日行针刀疗法，利用针的作用，疏通气血，活血化瘀；利用刀的切割作用，松解粘连，解除卡压。从而改善微循环，消除无菌性炎症，恢复生物力学的动态平衡，"以松止痛""通则不痛"。入院第 15 日临床症状消失出院。

出院后嘱患者避免腰部受寒、久坐、久弯腰、拎重物，加强腰背肌锻炼；卧硬板床，每日睡前用小枕头垫腰部一次，每次 10~15 min；注意休息，纠正不良生活习惯。

六、坐骨神经盆腔出口狭窄综合征

【症状及体征】

1. 病史　患者，女，30 岁。以"右臀部及右下肢放射性疼痛 2 d"为主诉就诊。患者 2 d 前因洗澡不慎摔倒出现右臀部疼痛，疼痛性质为钝痛，伴右下肢放射性疼痛。疼痛部位：右臀部、大腿后侧、小腿后外侧及足背、小趾。行走时疼痛加剧，站立时，臀部明显翘起，行走困难。现症见：右臀部疼痛，向大腿后侧、小腿后外侧及足背、小趾放射，性质为钝痛，行走及站立时疼痛加剧。

2. 专科检查　腰椎序列正常，生理曲度存在，腰部无明显压痛及叩击痛；屈颈试验阳性，右侧直腿抬高试验 40°，右下肢内旋试验阳性，右侧股骨大转子与坐骨结节连线中内 1/3 上方 4 cm 处压痛明显，并有右下肢放射痛。

3. 影像资料　见图 5-16。

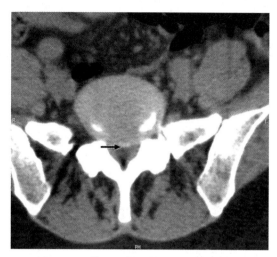

图 5-16　第 5 腰椎和第 1 骶椎间盘突出

4. 诊断　①坐骨神经盆腔出口狭窄综合征；②第 5 腰椎和第 1 骶椎间盘突出症。

【诊治思路】　该患者腰部无疼痛，且放射痛部位与影像学资料不相符合。患者影像学资料显示有椎间盘突出，且突出物没有压迫右侧神经根，结合盆腔出口狭窄综合征诊断标准，确诊为第 5 腰椎和第 1 骶椎间盘突出症（中央型）、坐骨神经盆腔出口狭窄综合征。本着"标本缓急"原则，同时结合临床，首先针对坐骨神经盆腔出口处压痛点注射治疗，后行针灸、推拿辅助治疗。

【治疗经过】　入院第 2 日行温针灸治疗以温经通络、活血止痛。取穴：阿是穴（股骨大转子与坐骨结节连线中内 1/3 上方约 2 cm 压痛明显处）、承扶、委中、阳陵泉、悬钟，以上穴位均取患侧。

操作：患者取俯卧或侧卧位（患侧在上），皮肤常规消毒后，选用 30 号 4 寸不锈钢毫针，于阿是穴直刺，针刺深度约 2.0 寸，然后在左右两旁各刺入一针，针尖均朝向压痛点，行强刺激，以产生较强的酸麻重胀感或向下肢放射为度。将艾条切成 2 cm 长的小段，套于针柄上，点燃，待艾条燃尽，即可出针，其余四穴采用平补平泻手法。每日 1 次。

入院第 3 日行推拿治疗，主要是运用舒筋、理筋手法充分放松腰臀部软组织，解除肌痉挛，改善局部微循环，促进无菌性炎症消退；行腰椎侧扳法，意在调理腰椎后关节，解除对神经的刺激和压迫症状，达到"通则不痛，以松止痛，去痛致松"的效果。

入院第 7 日行痛点注射疗法。患者取俯卧位，皮肤常规消毒，用泼尼松龙注射剂 125 mg 加 1% 利多卡因，配以加长 5 号针于臀部疼痛最敏感处进针，注射时以患者有明显酸胀麻木感并向下肢放射为佳。局部痛点封闭，以抑制局部炎症反应，改善局部血液循环，消肿镇痛，每周 1 次。

入院第 12 日患者症状基本消失痊愈出院。

七、骨质疏松症

【症状及体征】

1. 病史　患者，男，72岁。以"腰痛20 d"为主诉入院。患者诉20 d前无明显诱因出现腰痛，伴双下肢酸困、游走性疼痛，行走不能直腰，卧位时可减轻，在当地医院行保守治疗无效。现症见：腰痛，伴双下肢酸困、游走性疼痛，行走困难，休息后减轻。

2. 专科检查　腰椎活动受限，第4/5腰椎棘间、棘旁压痛，空心叩击征阳性，屈、压颈试验阳性，仰卧挺腹试验阳性，双直腿抬高试验60°，左腓肠肌挤压试验阳性。

3. 影像资料　见图5-17。

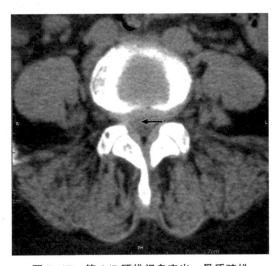

图5-17　第4/5腰椎间盘突出，骨质疏松

4. 诊断　①骨质疏松症；②第4/5腰椎间盘突出症。

【诊治思路】　依据主诉、病史、体征及影像学资料，符合第4/5腰椎间盘突出症诊断。考虑患者年龄因素，骨质疏松较为常见，一旦椎体高度下降，椎体附属结构将出现继发性改变，神经根受压导致临床上疼痛症状出现。从"四吻合"角度分析，又符合骨质疏松症诊断，故治疗行针灸、口服中药、补充钙质及促进钙吸收药物，间接解除压迫，以缓解疼痛症状。

【治疗经过】　入院第2日行针灸治疗，以改善局部血液循环及血流动力学指标，有效地作用于内分泌系统，纠正激素的紊乱状态，提高血清雌激素水平。所选穴位以膀胱经、督脉腧穴为主，以补肾健脾为原则。选穴位：肾俞、大肠俞、脾俞、命门、关元、腰阳关、秩边、委中、大椎、腰部阿是穴。操作方法：选择2寸毫针，常规75%乙醇消毒后，直刺1.5寸，得气后施提插捻转平补平泻法，连接针灸治疗仪，持续用慢、快波相间刺激，电流强度以患者耐受为宜，留针30 min，每日1次。

入院第3日配合肌内注射鲑鱼降钙素注射液，前2周每日1次，每次50 IU；第3周隔日1次，第8周一周1次，共3个月。

入院第 7 日给予蜡疗，扩张局部皮肤毛细血管，增加局部甚至全身汗腺分泌，加快新陈代谢，促进骨的再生及骨痂形成。同时口服钙尔奇 D_3 片，每日 2 片。

入院第 14 日诸症好转出院。

出院带药：右归丸合理中丸加减，以奏健脾补肾之功。药用制附子、肉桂、熟地、枸杞子、山茱萸、杜仲、菟丝子、党参、山药、白术、炙甘草、干姜、当归、鹿角胶等，每日 1 剂，煎取汁 400 mL，分 2 次温服。现代研究表明补肾的中药能提高机体内分泌腺体的功能，改善下丘脑-垂体-性腺轴的功能，增加体内的性激素，抑制骨吸收，预防绝经后妇女的骨质丢失；增加骨量，延长成骨细胞成骨期，恢复骨骼的正常功能，使腰背疼痛、腰膝酸软等肾虚症状得到缓解。

八、棘间韧带合并棘上韧带损伤

【症状及体征】

1. 病史　患者，男，37 岁。以"腰痛 1 周"为主诉就诊。患者 1 周前弯腰工作后引发腰痛，弯腰或旋转躯体时疼痛加重，休息后减轻，自敷膏药，疗效欠佳。现症见：腰背部疼痛，咳嗽、打喷嚏及弯腰时加重，平躺时呈刀割样痛。

2. 专科检查　第 3/4、4/5 腰椎棘突间及棘旁明显压痛，按压棘突可扪及一有滚动感的条索状组织。

3. 影像资料　见图 5-18。

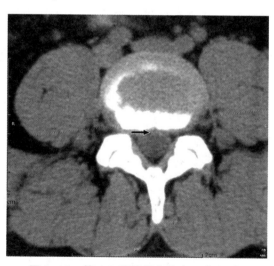

图 5-18　第 4/5 腰椎间盘突出（中央型）

4. 诊断　①第 3/4、4/5 腰椎棘间韧带合并棘上韧带损伤；②第 4/5 腰椎间盘突出症（中央型）。

【诊治思路】　该患者长期弯腰工作，腰痛随腹压增加而加重，结合体征及影像学资料，诊断为腰椎间盘突出症。但按压棘突可扪及一有滚动感的条索状组织，弯腰或旋转躯体时疼痛加重，结合 X 线片，诊断为第 3/4、4/5 腰椎棘间韧带合并棘上韧带损伤。治疗上由于腰椎间盘突出没有压迫神经根，症状较轻，而第 3/4、4/5 腰椎棘间韧带合并棘上韧带损伤症状较重，故本着"急则治其标""标本兼治"原则，行保守治疗。

【治疗经过】 入院第2日，行推拿手法治疗。操作：患者取俯卧位，先采用掖法在病变部位周围反复放松6遍；施术部涂少许红花油作介质，用掌揉法至局部产生温热感；找准压痛点，用指揉法配合拇指弹拨法反复4遍，接着用掌根擦法在病变部位治疗，以透热为度；左手掌按住第3/4、4/5腰椎棘间处，右手臂后伸扳下肢，在后扳过程中，左手掌同时按揉局部，最后以叩击法放松结束，每日1次。

应用掌揉法、指拨法，以起到松解粘连的作用；用下肢后伸扳法以充分放松棘上韧带和棘间韧带。

入院第3日，行小针刀治疗。操作：患者取俯卧位，选准痛点后常规消毒皮肤，局麻成功后，使小针刀刀口线和脊柱纵轴平行，针体和皮肤成90°角刺入皮下病灶内，深达棘突顶部骨面，沿脊柱纵轴移动针身，按棘间韧带纵斜面剥离松解，使针体向相反方向移动至90°，使刀锋正对棘突的上、下角，在棘突顶部上、下角的骨面上再横行剥离2下，使其陈旧性损伤形成新的创面，每周1次。

小针刀治疗对韧带损伤形成的粘连和纤维化的瘢痕可以起到剥离粘连、刮除瘢痕、松解肌肉、促使水肿和炎症吸收的作用。

入院第4日，行偏振光治疗。直线偏振光红外线照射，具有和低输出激光治疗几乎相同的疗效，对人体组织的有效作用深度可达5 cm以上，具有扩张血管、改善血液循环、改善病变组织缺血缺氧状态、促进体内活性物质生成及抑制交感神经兴奋的作用。

入院第7日临床症状好转出院。出院带中药外敷，以收活血祛瘀、温经通络、行气通痹之效。药用：当归、川芎、赤芍、老葱、羌活、乳香、没药、地龙、川断、川乌、草乌、狗脊、红花、甘草、黄酒等。上药装入一纱布袋内，与另一块纱布同放于砂锅中，加水1 500 mL，开锅后文火煎煮20 min，加入黄酒。趁热将纱布捞出敷于患处，同时捞出药袋，热敷患处，凉后加温继敷。每日2次，每次30 min，每剂药用2 d，共3剂。

（周友龙　孙　飞　张红岩）

第六部分　腰椎间盘突出症的预防和护理

第一章　腰椎间盘突出症的预防及功能锻炼

第一节　预　防

腰椎间盘突出症是引起腰腿痛最常见的原因之一，严重影响人们的日常生活和工作，因此应重视预防，减少腰椎间盘突出症的发生。《素问·四气调神大论》曰："是故圣人不治已病治未病，不治已乱治未乱，此之谓也。夫病已成而后药之，乱已成而后治之，譬犹渴而穿井，斗而铸锥，不亦晚乎！"

一、一般职业的预防

（一）未病先防

1. 注重腰背肌锻炼　适当的锻炼能促进腰背部肌肉的血液循环，增加脊柱内外肌肉、韧带的柔韧性和力量，加强脊柱的稳定性，有效地防止腰椎间盘突出症的发生。

2. 保持正确的姿势和体位

（1）纠正不良的工作习惯：正常情况下，腰椎呈前凸曲度，人体坐位时，腰椎间盘的负重最大，尤为下腰段。对于久坐人员如司机、装配工、电脑工作者等，应避免某种体位持续过久，15~20 min 应直腰数分钟，或站立数分钟，同时活动下腰部，以放松腰部肌肉。由坐位起立时，先将上身前倾，两足向后，使上身力量分布于两足，然后起立；剧烈活动前，应先做准备活动；从事腰部负重大、活动剧烈的工作时，加用腰托固护，以避免腰部损伤。

（2）良好的睡姿：睡眠时头颈保持自然仰伸位，枕头不宜过高或过低，一般 7~9 cm 为宜。宜采取侧卧位，膝、髋略屈曲，使全身肌肉、韧带及关节囊得到最大限度的放松与休息。

3. 调摄日常生活

（1）饮食调养：饮食是人体生命活动的基本需要，合理膳食、营养均衡是预防腰椎间盘突出症的重要环节。饮食不节或调理不当，可诱发腰椎间盘突出症。

（2）精神调摄：长期精神抑郁、情绪过激或突然剧烈的情志刺激，若超过人体调节适应的范围，可能成为腰椎间盘突出症重要的间接病因。

（3）起居调理：有规律地生活和工作，利于身心健康。居处适宜，起居有常，节欲保精，自然有度，顺时摄养，慎防劳伤，是预防腰椎间盘突出症的重要内容。

4. 防止病邪侵害

（1）慎避外邪：是预防养生学的一项重要原则。邪气入侵或劳伤、外伤等是导致骨及椎间盘退变的重要因素。

（2）避寒就温，注意保暖：受寒后腰背肌肉痉挛和毛细血管收缩，影响局部的血液循环，进而影响椎间盘的营养供应。同时，肌肉的紧张痉挛，可造成进一步的损害，致使髓核突出。

（3）正气存内，邪不可干：经常参加适当的体育锻炼、参与音乐、歌舞、太极等动静相宜的活动，使气血流畅，脏腑功能协调，增强体质，提高抗病能力，预防腰椎间盘突出症。

（二）既病防变

1. 早期治疗，选择科学、合理的治疗方法　腰椎间盘突出症的类型、病变阶段不同，治疗方法就不同。对不同类型的腰椎间盘突出症，及早选取恰当的治疗方法，才能达到最佳临床疗效。

2. 发挥中医特色，结合现代医学，优势互补　祖国医学在长期的医疗实践中，积累了丰富的治疗经验，面对复杂的病情，结合现代医学，对疾病进行多方位诊断，在辨病的基础上，发挥中医辨证优势，进一步提高临床疗效。

（三）瘥后防复

1. 自我防护　改变不良工作生活姿势，对腰后肌群进行自我按摩，并保持腰椎前后左右适度活动，手法轻重适宜，可缓解腰痛，降低复发。

2. 控制体重　体重超标者，应合理饮食，加强锻炼，降低体重，减轻腰部负担。

3. 卧床休息　宜用硬板床或绷紧的棕垫床，保持脊柱生理弯曲，避免受凉。

4. 调饮食，避风寒　调整饮食结构，增强体质；生活和工作中，注意气候的变化，防止外邪侵袭。

5. 注意药物调养　愈后合理调养，遵医嘱服药。

6. 运动锻炼　科学合理的功能锻炼，利于修复损伤的肌肉、筋膜，改善或消除组织粘连，进一步恢复和加强关节功能。但运动量因人而异，不可过量。

二、特殊职业的预防

1. 重体力劳动者　弯腰提、放重物时，如果姿势不当，易造成腰椎间盘损伤。不正确的动作：拿重物同时旋转上身，直腿弯腰，双臂握紧重物后，以腰部的力量将重物提起后再放下。正确的动作：先下蹲，双臂握紧重物后起立，移动下肢进行搬运，再下蹲放重物。

2. 电脑工作者　调整桌面的高度与倾斜度，选择合适、有靠背的椅子，尽量倚靠椅背，上身挺直，下颌微收，双下肢并拢，保持放松状态。伏案工作 1 h 后，活动腰部，做后伸、左右旋转、"伸懒腰"等动作。

3. 汽车驾驶员　方向盘在不影响转向的情况下，尽量靠近胸前，靠背适度后倾，调整方向盘与座位之间的高度。保持正确的坐姿，避免或减少震动。长时间驾驶时，需注意中途停车休息，并适当活动腰部。

第二节　功能锻炼

腰背部功能锻炼是躯干、四肢肌肉、关节及韧带的协调运动，能放松肌肉、韧带组织。治疗过程中的患者可积极参与，利于调动其主观能动性，增强战胜疾病的信心。

一、功能锻炼的方法

1. 卧位锻炼法　锻炼脊柱小关节的灵活性及腰背部肌肉的弹性，防止因长期卧床导致肌肉萎缩。

（1）直腿抬高锻炼：平卧于床上，双腿交替抬高、放下，反复进行。主要锻炼腘绳肌和股四头肌（图 6-1）。

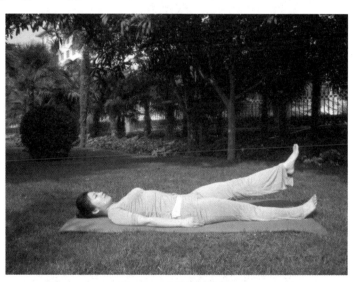

图 6-1　直腿抬高锻炼

（2）侧卧位梨状肌舒缩锻炼：侧卧于床上，上腿抬高，抬腿时尽量使两腿呈 90°，两腿交替进行。主要锻炼外展肌群和臀部肌群（图 6-2）。

（3）背伸肌锻炼：仰卧位，双脚跟、肘部、后枕着床，小腿与床垂直用力，使身体抬起像拱桥一样。主要锻炼腰背肌群，包括三点式（图 6-3）、五点式（图 6-4）。

（4）腰肌锻炼：俯卧位，使腹部着床，四肢、头部抬起像飞燕一样。主要锻炼腰背肌群（图 6-5）。

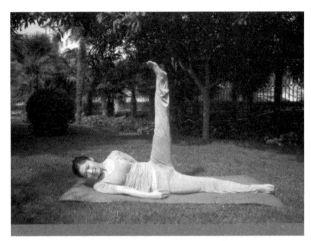

图 6-2　侧卧位梨状肌舒缩锻炼

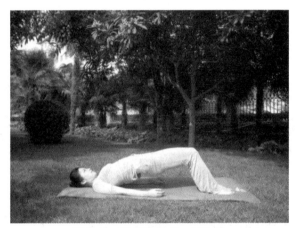

图 6-3　背伸肌锻炼：三点式

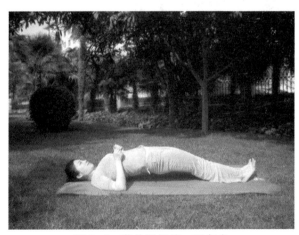

图 6-4　背伸肌锻炼：五点式

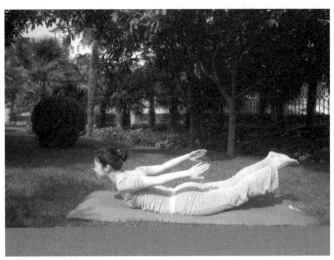

图6-5 腰肌锻炼：燕飞式

2. 站立位锻炼法 锻炼脊柱小关节的灵活性及肌肉弹性。

3. 改善关节活动度的锻炼 改善腰椎功能，协调腰椎运动。包括抱膝滚腰法、地下爬行等。

4. 放松锻炼 放松肌肉，缓解肌肉紧张。包括八段锦、太极拳等。

二、功能锻炼的原则

腰椎间盘突出症患者功能锻炼应注意方法的科学合理性，以循序渐进、持之以恒为原则。

三、功能锻炼的作用

功能锻炼可加快血液循环，有利于稀释致痛物质，促使局部肿胀吸收，神经肌肉功能恢复。另外，还能增强腰背肌力，纠正不良姿势，改善腰背部柔韧性，调整局部肌肉的张力，维持脊柱的内外平衡。

（丁晓医）

第二章　腰椎间盘突出症的护理

第一节　一般护理

一、基础护理

1. 入院宣教　入院后及时向患者介绍病区环境、设施及主管医师、护士，介绍病房有关的制度；责任护士要做自我介绍，告诉患者住院期间所有的治疗、护理，为患者解问答疑，使患者尽快适应住院环境，方便治疗。

2. 病室环境　宜安静，整洁，阳光充足，空气流通。卧床患者做好防寒保暖的措施；病室及走廊地面不宜过湿，防止患者下床锻炼时滑倒而发生意外。

3. 饮食护理　加强机体营养，给予高蛋白、低脂低盐、富含纤维素、易消化的食物，多喝水、多食水果、新鲜蔬菜，以提高机体抵抗力并预防便秘。禁烟酒及辛辣食物。

4. 心理护理　腰椎间盘突出症易反复，故患者多产生忧虑、焦躁、失望的情绪。应多巡视病房，经常与患者交谈，获得患者各方面的信息，同时给予安慰和必要的解释，消除其紧张的心情，减少其对疾病治疗的顾虑。

5. 生活护理　腰椎间盘突出症患者需卧硬板床休息，床铺应干燥、平整、舒适；注意患者有无二便功能障碍，做好皮肤护理，防止湿疹、压疮的发生。帮助患者尽快适应医院环境，做好生活护理，满足其生活需要，关心、体贴患者，消除患者"不习惯"与"怕麻烦人"的思想顾虑。必要时协助患者翻身，按摩其受压部位，给患者提供帮助。

6. 病情观察　对于急性发作的腰椎间盘突出症患者，需观察其疼痛的部位、性质，疼痛的程度与体位的关系；观察其下肢及腰部运动功能和下肢有无麻木感或痛觉减退等情况。一旦马尾受压，出现大小便功能障碍者，应立刻协助医生行急诊手术，做好术前准备。

7. 疼痛护理　因疼痛剧烈而影响正常生活者，临床上可运用踝三针止痛或根据病情给予镇痛或镇静药，以解除患者的痛苦，保证其充足睡眠，使患者精神愉快，情绪稳定。

8. 健康宣教　住院期间卫生宣教工作应贯穿始终，把健康教育融入平时工作，讲解有关疾病知识，指导患者锻炼，解读健康教育手册。另嘱患者出院后，加强腰背肌锻炼，腰部不要过度负重，注意保暖，避免受凉。

二、中医药特色疗法及手术治疗的护理

1. 针灸护理　针灸具有疏通经络、祛风散寒、活络止痛的作用。循经主要选取足太阳、足少阳经穴。患者在饥饿、极度疲倦、高度紧张等情况下不宜针灸治疗。针灸期间密切观察患者情况，如出现面色苍白、冷汗、晕厥等症状应立即拔针，症状轻者可给予温开水或红糖水，症状严重者应配合其他抢救措施；如出现皮下局部出血、滞针、折针等异常情况，要给予相应的处理。

2. 推拿护理　推拿可以正脊，纠正脊柱关节紊乱，解除肌肉痉挛并松解粘连，改善局部血液循环，促进组织修复，缓解并消除疼痛。推拿时应根据患者的耐受能力，调整手法的轻重；推拿结束时嘱患者卧床休息 15 min，戴好腰围后返回病房继续休息。

3. 牵引护理　牵引可增大椎间隙，减轻盘内压，有利于突出髓核的回纳，减轻对神经根的刺激和压迫，从而解除症状。牵引时患者不宜过饥或过饱，保持半空腹状态并且要在牵引前排空大小便；操作者要注意牵引的角度、力度、时间及患者的感受，应保持有效牵引。检查牵引带松紧是否适中，观察患者的面色、呼吸是否异常，有无头晕、头痛、恶心、呕吐等不适反应，询问牵引后肢体的感觉、运动有无异常并观察皮肤情况。牵引完毕时嘱患者继续躺在牵引床休息 20 min，戴好腰围后返回病房休息或由平板车送回病房休息。

4. 针刀护理　针刀既有针刺的疏通气血、活血化瘀作用，又有刀的切割松解作用。治疗后应密切观察患者的生命体征、面色、针刺部位的皮肤感觉、颜色、有无渗血、皮下血肿及血管神经损伤等。治疗中应注意无菌操作，治疗后 3 d 内勿洗澡以防穿刺口感染。

5. 中药塌渍护理　中药塌渍具有活血化瘀、祛风散寒、温经通络的作用，可促进局部组织的血液循环，加速局部代谢产物的吸收，减轻局部炎症反应。塌渍时根据患者不同的耐受力，调整温度，防止烫伤。另外，观察患者局部皮肤对药物有无过敏现象，观察塌渍过程中有无不适。塌渍后注意保暖。

6. 造影护理　造影目的是了解椎间盘突出的部位及程度，观察后纵韧带的弹性及髓核的形态变化，为诊断、治疗及护理提供依据。造影前要做好解释工作，造影后应去枕平卧 6 h。期间要严密观察患者各项生命体征的变化及有无头痛、恶心、呕吐、意识障碍等症状。

7. 神经阻滞治疗护理　神经阻滞注射治疗能起到抗炎、松解神经根粘连的作用，是一种侵入性治疗。治疗过程中要严格无菌操作，注射后严密观察患者生命体征的变化及有无头痛、头晕、胸闷症状，绝对卧床休息 0.5~3 h，发现不良反应及时处理。

第二节 中医辨证施护

一、临证护理

1. 症状观察 观察疼痛的部位、性质、与体位变化的关系、有无放射痛和皮肤感觉异常、关节是否变形及活动受限等，以辨别正邪的盛衰。

2. 对症护理 寒湿腰痛并伴有血瘀者可用沙袋在微波炉中加热后包熨痛处；或给予艾灸、拔罐、刮痧、中药塌渍、中药透皮、电磁波直流电照射等治疗；还可用麝香止痛膏、奇正消痛贴等，湿热重者可用金黄膏外敷。

二、饮食护理

1. 饮食原则 饮食应以高热量、高蛋白、高维生素、易消化的食物为主。急性期以清淡为主；久病偏虚时适当给予滋补。

2. 饮食宜忌

（1）感受风寒湿邪重者，忌食生冷、肥甘厚腻的食物。宜食羊肉、狗肉佐以花椒顿服，或服用茯苓大枣粥，以及热性药酒以散寒祛湿、温经通络。

（2）感受风热邪重者，忌辛辣刺激之品以及烟酒等。宜食蔬菜、瓜果和清凉饮料，如丝瓜、冬瓜莲藕绿豆汤、苋菜，以清热利湿、舒筋止痛。

3. 注意事项 因卧床，应多饮水，多食水果、粗纤维食物，以保持二便通畅。

三、治疗护理

（1）询问患者有无药物过敏史。

（2）中药煎剂宜温热服，并掌握服药的时间和方法。

（3）艾灸、中药离子导入及中药熏蒸治疗时，皮肤有破溃患者禁用。

（4）中药熏蒸治疗时，询问患者有无高血压、心脏病史以防发生意外，同时观察患者的面色、脉搏、呼吸等，并随时调节温度避免烫伤。孕妇、女性月经期禁用。

（5）服用止痛类药物（如水杨酸制剂），应在饭后服用，并严密观察各种药物不良反应，如有无皮疹、口腔溃疡、消化道反应等。

（6）服药期间，忌食生冷寒凉、辛辣之物，避风寒，防止病情加重。

四、情志护理

不良情绪可加重病情，因此要加强情志护理。

（1）关心、体贴、热情、耐心帮助患者，设法减轻患者心理压力，使其心情良好、精神放松，增强对疼痛的耐受力。

（2）密切关注患者情绪变化，想患者之所想，做好心理疏导，帮助患者树立信心，配合治疗和护理。

五、康复护理

1. 急性期　嘱患者绝对卧床休息。卧床休息时，人体重心下移，脊柱腰段受力减轻，腰椎间盘得到充分休息，利于消炎消肿。要求除一日三餐及大小便外，其余全部时间均应平卧在床。翻身时保持躯干上下一致，切忌脊柱扭曲或屈曲。

2. 临床缓解期　可在床上做腰背肌收缩功能锻炼。具体方法：平卧位，收缩腰背肌及臀部肌肉，根据病情轻重适当增减活动强度。目的：加强肌肉泵的功能，促进静脉回流，以减轻神经根水肿，并可增强肌肉力量，防止肌肉粘连和肌肉萎缩，促进神经根水肿和炎症消退，改变突出物与神经根的"紧张"关系，以缓解症状。

3. 恢复期　鼓励患者坚持功能锻炼，下床活动时应戴腰围，限制腰部活动，加强稳定性，防止扭伤。

六、康复指导

（1）宜睡硬板床。仰、侧、俯卧皆可，但不可半躺半卧。

（2）避风寒、勿劳累、畅情志。

（3）勿弯腰负重，避免过度扭转身体；避免剧烈运动或久坐、久站，久行；纠正生活、工作中的不良姿势，正确使用腰围。

（4）保持大便通畅，避免增高腹压的动作（如用力咳嗽、打喷嚏、屏气排便等）。

（5）控制体重，减轻腰部负担。

（6）应用专科锻炼方法，以循序渐进、持之以恒为原则，指导锻炼（腰背肌功能锻炼主要适合于慢性期或恢复期患者，症状较重者应在指导下进行）。

第三节　手术护理

一、开放手术治疗的护理

（一）术前护理

1. 术前评估

（1）记录患者对手术的期望值，评估患者双下肢感觉、运动功能，各种神经反射及大小便情况，并详细记录，为术后对比提供依据。

（2）根据病情及进行的手术方式，评估术后恢复程度及预后。

2. 心理护理

（1）医护人员运用良好的沟通技巧，与患者建立和谐的护患关系，取得患者的信任。同时向患者介绍手术方法、目的及意义。

（2）向患者讲解手术成功病例，鼓励手术患者与其他术后患者交流，缓解其对手术的恐惧，增加治疗信心。

（3）重视家庭支持的影响，亲人的关怀和鼓励对患者至关重要，使患者以良好的心态接受手术。

3. 术前指导

（1）术前进行体位训练，帮助患者提高耐受能力。

（2）指导患者有效咳嗽、咳痰，避免术后卧床因咳嗽无力，而引起坠积性肺炎。

（3）床上练习使用大小便器，以免术后因平卧位排便不习惯而影响大小便的排泄。

（4）指导患者进行轴式翻身及腰背肌锻炼，选择合适的腰围。

4. 术前准备

（1）进行血尿粪常规、凝血四项、肝肾功能、心肺功能、传染病五项、腰椎 X 线片、MRI、CT 等检查。

（2）术前日嘱咐患者剪短指甲、理发、沐浴及更衣，必要时协助其完成。做好手术区皮肤准备，备皮时间以术前 2 h 为宜，皮肤准备时间若超过 24 h，应重新准备。

（3）手术当天早晨监测生命体征，如有异常应报告主管医师，决定是否手术。女性患者询问是否月经期。

（4）术前 12 h 开始禁食、术前 4 h 开始禁水，以防麻醉或术中呕吐引起窒息或吸入性肺炎。

（二）术后护理

1. 生命体征的监测

（1）观察患者神志，记录血压、脉搏、呼吸，给予 24 h 心电监护，每小时测量血压一次，平稳后改为 4 h 一次。

（2）给予持续低流量吸氧，注意血氧饱和度的变化。

2. 卧位护理

（1）全身麻醉尚未清醒的患者应平卧，头偏向一侧，使口腔分泌物或呕吐物易于流出，避免误吸入气管。

（2）硬膜外腔麻醉患者一般去枕平卧位 6 h，6 h 后可仰卧位，每 2 h 交替轴式翻身，使头颈躯干在同一水平线上。

（3）若出现脑脊液漏的患者应采取头低脚高位，观察有无头疼、恶心、呕吐等现象。

（4）术后卧床时间过长，下床活动时应给予指导和保护，预防体位性低血压。

3. 饮食护理

（1）全身麻醉完全清醒后（硬膜外麻醉 6 h 后），可先少量饮水，给予流质饮食，24 h 后可给予高热量、高蛋白、富含纤维素的蔬菜和水果等易消化食物，提高机体抵抗力并防止便秘。

（2）避免进食生冷辛辣、易引起肠胀气的食物。

（3）年老体弱合并糖尿病者，术前、术后积极控制血糖，术后合理膳食，既要控制血糖又保证营养，增强机体抵抗力，促进切口愈合。

4. 切口护理

（1）密切观察切口敷料，有渗血、渗液或被污染时应及时更换，切口换药时，应遵守无菌操作原则，防止感染。

（2）切口渗血量大时应立即报告医生，采取止血措施。观察切口愈合情况。

5. 引流管护理

（1）保持引流管通畅，避免引流管扭曲折叠、受压。引流管暴露在体外的部分固定牢固，并定时挤压。

（2）严密观察引流液的颜色和引流量，若引流液颜色鲜红，引流量>300 mL/d，应立即通知医生予以处理。若引流液为淡黄色液体，应警惕术后脑脊液漏的可能。

（3）术后48 h拔管，拔管后用力挤压手术切口，观察有无液体流出。

6. 体温的观察　术后患者体温可略有升高，一般不超过38 ℃，若术后3~6 d后患者仍发热或体温降至正常后再度发热，应警惕继发感染的可能。

7. 病情观察

（1）术后应将患者并发症的护理观察作为重点。

（2）术后4 h严密观察下肢的运动、感觉及会阴部神经反射，与对侧肢体或术前症状对比有无改善，观察大小便情况，观察有无出血、感染、神经根损伤等并发症。

（3）将病情好转信息及时反馈给患者，增强其战胜疾病的信心，使其积极配合治疗。

8. 排便护理

（1）留置尿管期间，嘱患者多喝水。术后第1日在无特殊情况下应冲洗后拔除尿管。

（2）对于尿潴留患者，可诱导排尿或腹部热敷。此措施无效时则应考虑在无菌条件下进行导尿，但不留置，避免尿路感染；对于合并马尾综合征保留尿管的患者，采用定时定量开放尿管，配合正确运用腹压的方法训练膀胱功能；对腹胀便秘者，除饮食护理外，可顺结肠走向按摩腹部，必要时灌肠或口服药物导泻。使用便盆时应在腰部以上垫上厚度为8 cm左右的长方形棉垫，以保持腰部生理曲度。

9. 功能锻炼指导　开放手术后24 h，可在镇痛药物的配合下进行直腿抬高锻炼，能有效防止神经根粘连；术后第7日进行腰背肌、股四头肌功能锻炼，以提高腰背肌肌力，增强脊柱稳定性，并可有效防止肌肉萎缩及下肢静脉血栓的形成，还可增强机体的血液循环功能，提高机体状态，促进疾病愈合。根据患者病情及手术方式，可适当调整腰背肌锻炼时间。另外，锻炼后症状加重者应终止锻炼。

10. 健康教育

（1）嘱咐患者平时工作、生活中要减轻腰部负荷，避免过度劳累，尽量不要弯腰提重物，如提、捡、抬超过20 kg物品时，宜双腿下蹲，腰部挺直，动作缓慢。

（2）指导患者培养良好的生活方式，改变原有不良的生活习惯，生活规律，注意腰部保暖，保持心情愉悦。

（3）告诫超重或肥胖者应注意控制体重，必要时应减肥。

（4）指导患者多食滋补肝肾的食物如动物的肝、肾及羊肉、大枣等。

11. 出院指导

（1）一般开放手术后3个月尽量卧床休息，6个月内下床活动时应戴腰围，术后3~6个月腰部不要负重，不要过度频繁进行弯腰活动，半年内禁止脊柱弯曲扭转。

（2）一侧椎板开窗或半椎板切除，术中摘除突出椎间盘组织者，术后卧床2周后，可戴腰围下床活动。

（3）全椎板切除或一侧椎板切除加一侧关节突关节切除者，术后卧床2个月后，可戴腰围下床活动。

（4）双侧半椎板及关节突切除、全椎板切除及关节突切除、多间隙髓核摘除并伴有椎管狭窄或峡部不连和植骨融合术、内固定术者，应严格卧床3个月后，可戴腰围下床活动。

（5）加强腰背肌锻炼，出院后需继续加强腰背肌锻炼。建立医患联系卡，便于术后随访，了解患者康复锻炼情况，及时给予训练指导。

二、微创治疗护理

（一）术前护理

1. 术前宣教　与患者进行个体化沟通，讲解微创手术的优点，如组织损伤少，对脊柱结构破坏小，在不影响脊柱稳定性的情况下解决问题等。使患者对手术充分认识，消除紧张忧虑的情绪，以最好的心理状态接受手术。

2. 术前评估　了解患者的心理状态，掌握患者的临床症状如疼痛的性质、范围、感觉及肢体麻木程度，便于术后观察对比，了解治疗效果。

3. 术前准备

（1）术前做好血尿粪常规、血沉、肝肾功能、电解质、凝血功能、CT等检查。

（2）训练患者适应床上大小便、上下床、轴式翻身等。

（3）术前6 h禁水，术前30 min排尽大小便。术前应清洁灌肠，清除肠腔内粪便和气体。

4. 体位练习　术前3 d进行俯卧位训练，即下腹部垫一软枕，能使背部平直，便于术中操作。辅助性训练：直腿抬高、股四头肌训练等。

（二）术后护理

1. 体位与活动　手术完毕后患者去枕平卧6 h，协助患者床上轴式翻身。术后视病情绝对卧床3~7 d，根据情况下床活动时，应佩戴腰围。

2. 病情观察　术后患者的生命体征，以及腰部症状、下肢感觉、运动情况、有无神经根刺激症状和椎管血肿形成。

（1）穿刺可引起皮下或腹膜出血，术后应观察穿刺部位有无压痛、肿胀，如发现应及时对症处理，并嘱咐患者减少腰部活动。

（2）保持切口清洁干燥，如放置引流管者应保证通畅并进行观察。给予切口换药，遵循无菌原则。

（3）术后3~6 d体温升高伴有腰部剧烈疼痛者，可考虑椎间隙感染，应立即复查血常规、血沉，观察患者有无腰痛进行性加重的现象及振床试验是否阳性。如确诊为椎间隙感染应绝对卧床休息并减少翻身次数，如需翻身应在他人的帮助下进行，减少腰椎活动。

3. 功能锻炼　术后进行"三天三式"功能锻炼，防止神经根粘连。

（1）术后第1日：踝泵式。取仰卧位，膝关节伸直，股四头肌肌肉收缩。足背抬起使踝关节小于90°，保持5 s，再反方向，使足底贴近床面，保持5 s，双脚尖再外展、内旋，各保持5 s，每组10次，每日3~4组。

（2）术后第2日：直腿抬高式。取仰卧位，膝关节伸直，股四头肌肌肉收缩。足背背屈，下肢抬离床面，保持3~5 s，逐渐增加，以能耐受为限，每组10~15次，双腿轮流进行，每日2~3组。

（3）术后第3日：吸腹式。深吸气，用力使腹部、肺部充满气，屏息4 s左右的时间，再将腹部、肺部的气慢慢呼出，吸气时背部肌肉收缩，呼气时背部肌肉放松，交替进行，每组10~15次，每日2~3组。

术后进行踝泵、直腿抬高锻炼可增加双下肢肌肉力量；吸腹式锻炼，腹式呼吸能够调节气息，调畅情志，降低卧床引起的坠积性肺炎的发生率，深吸气呼气也可使腰背部肌肉收缩放松交替进行，以提高腰背肌肉的力量，增强脊柱的稳定性。

4. 康复指导

（1）指导患者在工作、生活中注意站、坐、行和劳动的姿势，保持同一种姿势20~30 min时，应变换姿势并活动腰部，避免腰部过度劳累，减少慢性损伤。

（2）嘱咐患者手术6个月内肩、背、腰不能负重，坐车时用腰围护腰；生活中拿物品时，不能过于伸腰或弯腰，应采取下蹲动作。平时注意腰背肌锻炼和腰部保暖。

三、介入治疗护理

（一）术前护理

1. 一般护理　患者卧硬板床，给患者创造安静、舒适的休息环境，嘱其注意保暖，加强营养，避免上呼吸道感染。

（1）术前对患者进行血尿粪常规、心电图、胸部透视、MRI及CT等检查。

（2）术前清洁皮肤。进手术室前协助患者排空大小便。

2. 心理护理　术前全面评估患者，做好宣教工作，向患者介绍介入治疗的优势及治疗成功的病例，帮助患者调整好心态。

3. 训练指导

（1）指导患者练习床上大小便，防止因不习惯卧位而排放大小便困难。

（2）指导患者练习轴式翻身和起床方式。

（3）根据患者的体形选择合适的腰围，指导戴腰围的时间和方法。

4. 询问过敏史　使用碘造影剂者要做碘过敏试验，对存在高危因素的患者，一定要使用非离子型碘造影剂，并适当减少用量，严格掌握造影剂使用的注意事项，履行告知、签字手续，并做好抢救预案。

（二）术后护理

1. 卧位护理　术后根据患者脊柱的生理、病理状态及不同的注射方法安置患者卧床的体位。

（1）胶原酶盘内注射后仰卧位12 h，盘外注射后根据造影结果，选择合适的卧位，一般保持这种体位8 h，使胶原酶和突出髓核充分接触。

（2）射频消融术后的患者，术后绝对卧床休息不少于6 h，若患者出现头痛、头晕症状，应必要时给予补液治疗。

（3）其他介入手术对体位无特殊要求。卧床3 d后在腰围保护下即可下床活动。

2. 疼痛护理　注射胶原酶后1~2 d内疼痛会加剧，椎间盘盘内注射疼痛加重更明显，可采用脱水、营养神经等治疗缓解疼痛，疼痛达高峰后经治疗逐渐消失。必要时使用镇痛剂，并向患者做好解释工作，腰部疼痛加重属于正常现象。其他介入治疗也有疼痛加重现象，可进行对症治疗。

3. 病情观察

（1）密切观察生命体征的变化和神经系统功能情况，观察有无对胶原酶过敏现象，做好应对措施。

（2）观察腰背部及下肢疼痛、感觉运动障碍区域、下肢麻木程度，较治疗前有无明显减轻。

（3）术后出现症状加重情况，可考虑有椎管内出血的可能，必要时进行手术治疗。

（4）观察有无出血、神经根水肿、感染等并发症。

4. 饮食护理　术后不必禁食，可先饮水，在无特殊情况下可进流质或半流质食物。进食时保证热能供应，选择合适的饮食种类。

5. 出院指导

（1）1个月内以卧床休息为主，3个月内避免重体力劳动，活动时戴好腰围，避免腰部过度用力运动，过度扭动。

（2）拾捡重物时应保持腰部挺直，休息时最好卧硬板床，勿受凉受潮。

（3）对于身体肥胖者，应控制体重，防止肥胖导致的椎间盘负担过重。

（4）出院后6个月内，禁止负重及参加剧烈活动。按照计划进行腰背肌锻炼。

第四节　康复护理

康复护理贯穿于整个医疗活动中，并应延续到日后的工作、生活中。这是一个系统工程，通过康复护理，逐渐改变人们的思维、行为、认知，减少疾病的发生，提高生活质量。

1. 康复评估　对疼痛的性质、肌力、腰椎的活动度、腰骶段曲度及对工作、生活的影响程度进行全面评估。年龄、职业、家庭、社会、个人心理等因素对疾病的影响进行评估。

2. 心理康复　腰椎间盘突出症易复发，病程绵长，患者受疾病的困扰，容易丧失治疗的信心。故应使患者对该病因充分了解，对疾病有正确的认识，意识到这种疾病是可预可防的。加强对患者的心理康复疏导，消除患者对疾病的恐惧感，树立正确的疾病观，增加战胜疾病的信心。

3. 康复锻炼　功能锻炼能增加腰背肌和韧带力量的强度，改善脊柱的支持作用，以维持脊柱相对稳定性。可指导患者进行以下锻炼。

（1）直腿抬高练习：术后患者进行股四头肌的舒张收缩练习和直腿抬高练习，

2 次/min，抬放时间相等，逐渐增加抬腿幅度，以防神经根粘连。

（2）五点式腰背肌锻炼：双上肢、双下肢屈曲自然分开与肩同宽，头、双上肢、双下肢支撑床将腰部弓起，坚持 5~10 s，每日 2~3 次，每次 10~15 min。

（3）三点式腰背肌训练：双上肢交叉抱于胸前，利用头及双下肢的力量将腰部弓起，方法与时间同"五点式"功能锻炼。

（4）两点式腰背肌训练：双下肢并拢为一点，与头部共同用力，将腰部弓起，方法同前。

（5）燕飞式：俯卧位，双上肢放置在身体两侧，双下肢及双上肢同时向上抬起，以腹部作为支点。

（6）腹肌锻炼：仰卧位，屈髋、屈膝，双手置于脑后，收缩腹肌，使头部及双肩离开床面，维持 30~60 s，每日重复数次。注意：头部及双肩不能过度离开床面，仅以双肩刚刚抬离床面为宜，否则将出现屈髋肌的代偿。

（7）工作强化练习：腰椎间盘突出症状消除后，在运动锻炼的基础上，通过增加躯干用力、运动、提重物的练习，逐步重建从事劳动的能力。

4. 健身锻炼

（1）太极拳：可使腰部肌肉放松，缓解肌张力，增加肌肉力量；增强腰骶部的稳定性，使腰椎活动范围趋于正常；减轻或消除髓核对神经根的压迫，使外周神经的传导功能得到改善。

（2）八段锦：具有柔和缓慢、圆活连贯，松紧结合、动静相兼，神形合一、气寓其中的特点。应用经络经筋理论，提高关节灵活性、平衡能力和神经系统灵活性。将八段锦融入腰椎间盘突出症患者的康复锻炼中，可以提高患者自身保健能力，促进疾病的康复。

5. 康复教育　开展健康教育座谈会，把教育疗法、运动疗法、行为疗法融为一体，使患者了解脊柱的解剖知识和腰痛的原因，懂得怎样提高腰椎稳定性，改变不良生活方式和习惯，防止疾病的复发，提高自我防病抗病意识。

6. 健康教育

（1）日常生活知识教育：

1）指导患者在日常生活活动中维持正确的卧、坐、立、行的姿势，保持正常的腰椎生理前凸位，腰部不要长时间保持同一姿势。

2）指导患者从地上拾物、挪动重物时应采取屈膝屈髋下蹲，避免直腿弯腰，并尽量使物体靠近身体，以减小腰椎的重力矩。

3）指导患者适度佩戴腰围，避免在腰椎侧弯及扭转时突然用力，不能避免时，应先做热身运动，以增强脊椎的抗负荷能力。

4）指导患者养成良好的排便习惯，避免用力排便导致椎间盘内压增高而加重症状。

5）告知患者季节变换时及时添加衣物，避免寒冷刺激引起肌肉痉挛而增加椎间盘内压力。

6）嘱患者卧硬板床并慎起居，下床动作要分三步来完成，即先取侧卧位，再起坐，再下床。

7）告诫患者避免穿高跟鞋，应选用低跟或低坡跟轻便鞋，并配合适当硬度的弹性鞋垫为宜。

（2）运动教育：告知患者正确的运动训练对预防腰椎间盘突出症的发生，特别是预防复发有极为重要的意义。但针对不同的病因，应选用适宜的训练方法，并定期随访。此外，特别向患者推荐游泳运动，因为在游泳的体位下，腰椎间盘的内压最低，又可有效训练腰腹肌及四肢肌力，是一项适合腰椎间盘突出症患者的健身运动项目。

（3）饮食教育：告知患者宜选高蛋白、高纤维素、含钙高的饮食，保证维生素、钙的摄入量。肥胖患者应适当减肥。

第五节　饮食护理

饮食是人体五脏六腑、四肢百骸得以濡养的源泉，也是人体气血津液化生之源，祖国医学非常重视饮食调养在治疗疾病过程中的作用，有"食治胜于药治"之说。

1. 饮食原则

（1）注意饮食卫生，勿食不洁和有毒、腐败的食物。

（2）饮食应适量有节，定时定量，勿过饥过饱。如果饮食失宜、饱饥无常、饮食不节、过食生冷、肥甘厚味无度或暴饮暴食均可导致疾病发生。

（3）不宜偏嗜，不贪嗜醇酒，谨和五味。

（4）注意患者的脾胃功能，脾胃运化功能较弱者，不能强迫多食，病后胃气初复，不能贪图口福，应节制饮食。通过饮食护理，使脾胃功能逐渐恢复，气血充足，脏腑功能旺盛，从而达到治疗疾病，恢复健康的目的。

（5）饮食应以高热量、高蛋白、高维生素、易消化的食物为主。急性期的饮食要以清淡为主，久病偏虚时适当给予滋补。

2. 辨证护理

（1）寒湿腰痛：饮食应清淡易消化，营养丰富，性质多以偏温的食物为主。如山药、莲子、土豆、番茄、茯苓、大枣等；宜食羊肉、狗肉佐以花椒顿服或食热性药酒以散寒行湿、温经通络。忌食生冷、肥甘厚腻之品。

（2）湿热腰痛：饮食应以清热利湿，舒筋止痛为主。宜食蔬菜、瓜果和清凉饮料，如丝瓜、冬瓜、西瓜、苋菜、莲藕、绿豆汤等。忌食辛辣、煎炒和烟酒等助湿生火之品。

（3）瘀血腰痛：饮食应以行气、活血止痛为主。宜食白萝卜、柑橘、大蒜、海带、紫菜、山楂等，忌食肥甘厚腻之品。卧床患者应多饮水、多食水果、粗纤维食物。

（4）肾虚腰痛：饮食应以温暖滋补、补肝益肾为主。宜食芝麻、核桃、鲫鱼、牛奶、韭菜、山楂、桃仁、新鲜蔬菜等。多食富含维生素类食物，如番茄、芹菜、竹笋、苹果、香蕉等保持大便通畅。忌生冷、肥甘厚味之品。

3. 调护原则　食物同药物一样，具有寒、热、温、凉之性，辛、甘、酸、苦、咸之味。在中医基础理论的指导下，根据不同的体质、病情的需要，给予合理的调护，选择不同性味的食物，做到寒热相宜，五味调和，因时、因地、因人的不同而灵活选取食物。

（丁晓医）

参考文献

[1] 姜劲挺，马喜凤，田军，等．内伤性腰椎间盘突出症发病原因及中医病机探讨 [J]．甘肃中医，2006，19（7）：10-11．

[2] 严淑芬，杨茜，张禾雨，等．腰椎间盘突出症的影响因素调查与健康教育对策分析 [J]．中国健康教育，2000，16（2）：39-40．

[3] 魏伯林，康海军，魏丹．浅谈腰椎间盘突出症的辨证治疗 [J]．甘肃中医，2002，15（4）：60．

[4] 周金彬，单华．腰椎间盘变性的CT诊断与中医辨证分型 [J]．浙江中西医结合杂志，2004，14（12）：40-41．

[5] 林刚．腰椎间盘突出症的辨证客观化及药物外敷治疗研究 [D]．济南：山东中医药大学，2006．

[6] 宋敏，罗晓．腰椎间盘突出症的分型及临床意义 [J]．颈腰痛杂志，2008，29（6）：575-578．

[7] 陈虹．腰椎间盘突出症的分型治疗研究 [J]．河北医学，2001，7（10）：880-883．

[8] 李晓陵，孙树凯，王嘉彦，等．腰椎间盘突出症中医辨证分型与CT诊断关系的探讨（附89例临床分析）[J]．中医药学报，2002，30（3）：50-51．

[9] 程大文，尉池以浩，曹长贵，等．腰椎间盘突出症中医分型的CT诊断研究 [J]．江苏中医药，2006，27（5）：30-31．

[10] 胡相伦，刘庆寿．腰椎间盘突出症中医证型的影像分析 [J]．中国中西医结合影像学杂志，2007，5（3）：215-218．

[11] 陈茂义．针灸配合手法斜扳治疗急性腰椎后关节滑膜嵌顿 [J]．现代康复，2001，5（12）：119．

[12] 杨鸹祥，崔婀娜．中医药综合方法治疗腰椎间盘突出症70例 [J]．中华中医药学刊，2008，26（1）：211-212．

[13] 李成兰．腰椎间盘突出症的流行病学分析 [J]．临床医药实践，2003，12（6）：470．

[14] 孙吉利，刘光磊，吕俊江，等．椎体后缘骨块类疾病伴腰椎间盘突出临床分析 [J]．中国矫形外科杂志，2000，7（4）：93-94，108．

[15] GREENE W B．奈特骨科疾病彩色图谱 [M]．北京：人民卫生出版社，2010．

[16] GREENE W B．奈特简明骨科学彩色图谱 [M]．北京：人民卫生出版社，2007．

［17］ZHANG W Y, ZHENG Z G, GAO T M. Expression and associative clinical study of phospholipase A-2 in the nuclei pulposus of herniated lumbar discs ［J］. Journal of Cervicodynia & Lumbodynia, 2003, 24 (1): 11-13.

［18］ARRUDA J L, SWEITZER S, RUTKOWSKI M D, et al. Intrathecal anti-IL-6 antibody and IgG attenuates peripheral nerve injury-induced mechanical allodynia in the rat: possible immune modulation in neuropathic pain ［J］. Brain Research, 2000, 879 (1-2): 216.

［19］程相文. 腰椎间盘突出症并发急性马尾综合征的诊断与治疗 ［J］. 现代中西医结合杂志, 2010, 19 (1): 71-72.

［20］梁明. 腰椎间盘突出症合并椎管狭窄的临床分析 ［J］. 实用医技杂志, 2008, 15 (15): 2007-2008.

［21］丁宣庆, 袁正清, 俞志学. 腰椎间盘突出症合并侧隐窝狭窄67例临床分析 ［J］. 实用骨科杂志, 2004, 10 (4): 357-358.

［22］贺学军, 范友兵, 易仁丰. 退变性腰椎不稳合并腰椎间盘突出症的诊断与治疗 ［J］. 颈腰痛杂志, 2003, 24 (4): 230-231.

［23］梁永瑛, 向开维. 针刺推拿治疗腰椎间盘突出症作用机理研究进展 ［J］. 江苏中医药, 2002, 23 (4): 42-44.

［24］石学敏. 石学敏针刺手法 ［M］. 福州: 福建科学技术出版社, 2010.

［25］郭会卿. 针刺腰夹脊穴治疗腰椎间盘突出症疼痛43例 ［J］. 中医杂志, 2007, 48 (4): 338-339.

［26］赵吉平, 李瑛. 针灸学 ［M］. 北京: 人民卫生出版社, 2016.

［27］周友龙, 陈建辉, 张世卿. 踝三针对腰椎间盘突出症镇痛作用的研究 ［J］. 中国针灸, 2005, 25 (1): 35-37.

［28］胡新耀. 腕踝针治疗疼痛及麻木性疾病的疗效观察 ［J］. 中国针灸, 2004, 24 (2): 27-28.

［29］周友龙, 刘宜军, 付杰娜, 等. 踝三针对腰椎间盘突出症镇痛和神经根损伤修复作用的实验研究 ［J］. 江苏中医药, 2008, 40 (8): 80-81.

［30］周友龙, 刘宜军, 付杰娜, 等. 踝三针对腰椎间盘突出根性痛大鼠中枢镇痛递质的影响 ［J］. 中国针灸, 2007, 27 (12): 923-926.

［31］周友龙, 张世卿, 孙国胜, 等. 踝三针治疗腰椎间盘突出症根性痛临床观察［J］. 中国针灸, 2006, 26 (12): 847-850.

［32］柳登顺, 张剑赤. 实用颈腰肢痛诊疗手册 ［M］. 郑州: 河南科学技术出版社, 2002.

［33］庞继光. 针刀医学基础与临床 ［M］. 深圳: 海天出版社, 2006.

［34］王富春, 王喜臣. 特诊特治腰椎间盘突出症 ［M］. 北京: 科学技术文献出版社, 2008.

［35］石学敏. 针灸学 ［M］. 北京: 中国中医药出版社, 2007.

［36］王庆其. 内经选读 ［M］. 北京: 中国中医药出版社, 2003.

［37］程爵棠，程功文．刺血疗法治百病［M］．北京：人民军医出版社，2003．

［38］胡有谷．腰椎间盘突出症［M］．北京：人民卫生出版社，2004．

［39］李国衡．李国衡谈腰椎病［M］．上海：上海科技教育出版社，2000．

［40］张继．《千金方》中传统导引和外来导引关系探源［J］．医学与哲学（人文社会医学版），2011，32（4）：65-66．

［41］刘朴．对西汉初期导引式分类及名称的研究——从西汉初期的竹简和帛画中的导引式名称分类和比较研究来看其时代的导引式命名特征［J］．山东体育学院学报，2007，23（5）：17-19．

［42］杨道建，顾一煌．浅谈《诸病源候论》中"脚气病脉缓弱候"的导引法［J］．针灸临床杂志，2008，24（4）：7-8，59．

［43］鲁永东．腰椎间盘突出症的导引疗法［J］．按摩与导引，2001，17（5）：47-48．

［44］井夫杰，张静，周胜红，等．整脊推拿配合导引治疗神经根型颈椎病的临床研究［J］．中医正骨，2012，24（10）：16-19．

［45］郑平校．中国导引疗法人才培养的设想［J］．中医教育，2003，22（3）：12-13．

［46］张安桢．中医骨伤学［M］．北京：人民卫生出版社，2000．

［47］李艳，张军．针灸、推拿配合石蜡治疗先天性肌性斜颈临床观察［J］．针灸临床杂志，2011，27（4）：28-29．

［48］霍静．手法复位配合石蜡疗法治疗腰椎间盘突出［J］．中国卫生产业，2012，9（16）：120．

［49］曾业龙，张文作，高朝友．腰椎三维牵引配合针灸、蜡疗治疗腰椎间盘突出症的疗效研究［J］．右江医学，2012，40（2）：156-158．

［50］徐华平．远红外线与石蜡治疗软组织扭挫伤的疗效比较［J］．实用临床医学，2005，6（9）：82．

［51］佟德民，邢士新，任锡禄，等．中药蜡疗治疗椎间盘源性腰痛的临床观察［J］．世界中西医结合杂志，2009，4（2）：115-116，119．

［52］励建安．康复医学［M］．北京：科学出版社，2008．

［53］PITTLER M H, KARAGÜLLE M Z, KARAGÜLLE M, et al. Spa therapy and balneotherapy for treating low back pain：meta-analysis of randomized trials［J］. Rheumatology, 2006, 45（7）：880-884.

［54］谢志强．水疗对腰椎间盘突出症的治疗效应分析［J］．中国临床康复，2002，6（24）：3724-3725．

［55］CUESTAVARGAS A I, GARCÍAROMERO J C, ARROYOMORALES M, et al. Exercise, manual therapy, and education with or without high-intensity deep-water running for nonspecific chronic low back pain：a pragmatic randomized controlled trial［J］. Am J Phys Med Rehabil, 2011, 90（7）：526-534; quiz 535-538.

［56］孙增春，何成奇．水疗在运动系统疾病中的应用进展［J］．华西医学，2013，28（10）：1638-1640．

［57］卓大宏．中国康复医学［M］．北京：华夏出版社，2003．

[58] 纪树荣. 康复疗法学 [M]. 北京：华夏出版社，2005.

[59] 南登崑. 康复医学 [M]. 北京：人民卫生出版社，2008.

[60] 杨迪生，范顺武等. 临床骨科康复学 [M]. 北京：中国中医药出版社，2007.

[61] 纪树荣. 运动疗法技术学 [M]. 北京：华夏出版社，2004.

[62] ORSELLI M I, DUARTE M. Joint forces and torques when walking in shallow water [J]. Journal of Biomechanics, 2011, 44 (6)：1170-1175.

[63] 张勇，李义凯. 骶管注射疗法的应用解剖学研究 [J]. 颈腰痛杂志，2001，22 (4)：330-331.

[64] 王庆来，王劲义，陈志坚，等. 骶管注射治疗腰椎间盘突出症的副反应分析[J]. 中国误诊学杂志，2003，3 (2)：305-306.

[65] 郭新娜. 实用理疗技术手册 [M]. 北京：人民军医出版社，2000.

[66] 姜丽萍. 实用理疗手册 [M]. 北京：人民军医出版社，2003.

[67] 乔志恒. 物理治疗学全书 [M]. 北京：科学技术文献出版社，2001.

[68] 张长杰. 肌肉骨骼康复学 [M]. 北京：人民卫生出版社，2008.

[69] 刘平. 腰椎间盘突出症临床检查与最佳治疗方案 [M]. 天津：天津科学技术出版社，2005.

[70] 宋富春. 食疗常见病 [M]. 北京：中国林业出版社，2004.

[71] 吴真钢. 食疗千金方 [M]. 太原：山西科学技术出版社，2010.

[72] 张红梅，金星，杨春生，等. 注射用胶原酶治疗腰椎间盘突出症体外作用机制 [J]. 沈阳药科大学学报，2006，23 (2)：113-118. .

[73] 王希锐. 椎间盘突出症的介入治疗 [M]. 北京：人民军医出版社，2002.

[74] 傅志俭. 疼痛诊疗技术 [M]. 北京：人民卫生出版社，2004.

[75] 贾连顺，何海龙. 值得重视的腰椎间盘手术并发症——椎间盘炎 [J]. 中国脊柱脊髓杂志，2000，10 (6)：325.

[76] HOPKINSON N, STEVENSON J, BENJAMIN S. A case ascertainment study of septic discitis：clinical, microbiological and radiological features [J]. QJM, 2001, 94 (9)：465-468.

[77] GARRON E, VIEHWEGER E, LAUNAY F, et al. Nontuberculous spondylodiscitis in children [J]. J Pediatr Orthop, 2002, 22 (3)：321-328.

[78] 李庆祥，王燕申. 臭氧治疗学 [M]. 北京：北京大学医学出版社，2006.

[79] BOCCI V. Oxygen - ozone Therapy [M]. Dordrecht：Kluwer Academic Publishers, 2002.

[80] LEONARDI M, SIMONETTI L, BARBARA C. The effects of ozone on the nucleus pulposus：Pathological data on one surgical specimen [J]. Rivista Di Neuroradiologia, 2001, 14：57-59.

[81] ALEXANDRE A, BURIC J, PARADISO R. Intradiscal injection of $O_2 - O_3$ to treat lumbar disc herniations：Results at five years [J]. Rivista Italiana di Ossigeno - Ozonoterapia, 2002, 1：165-169.

［82］ ZHIJIAN Y U, XIAOFENG H E, CHEN Y. Influence of ozone on the ultrastructures of nucleus pulposus ［J］. Journal of Interventional Radiology, 2001, 10 (3): 161 - 163.

［83］ HE X F, YU Z J, TENG G J, et al. Treatment of lumbar disc hernioa-tion by using percutaneous intradiscal and paraspinal space injection of $O_2 - O_3$ mixture ［J］. Chin J Radioll (Chinese), 2003, 37 (9): 827-830.

［84］ HE X F, YU Z J, LI Y H, et al. Percutaneous injection of intradiscal and paraspinal space with $O_2 - O_3$ mixture to treat lumbar disc herniation ［J］. Rivista Italiana di Ossigeno-Ozonoterapia, 2003, 2 (N2): 135-138.

［85］ 俞志坚, 何晓峰, 陈勇, 等. 臭氧对髓核超微结构的影响 ［J］. 介入放射学杂志, 2001, 6 (10): 3-163.

［86］ BOCCI V, CORRADESCH I E, CERELLI C, et al. Oxygen-ozone in othipaedics EPR detection of hydroxyl free radicals in ozone-treatd "nucleus pulposus" material ［J］. Rivista Di Neuroradiologia, 2001, 14 (3): 55-59.

［87］ ANDREULA C F, SIMONETTI L, DE SANTIS F, et al. Minimally invasive oxygen-ozone therapy for lumbar disk herniation ［J］. Am J Neuroradiol, 2003, 24 (5): 996-1000.

［88］ SCARCHILLI A. Three-year follow-up in the treatment of lumbar pain and sciatica with intradical ozone therapy ［J］. Rivista DiNeuradiologia, 2001, 14 (2): 39-41.

［89］ Bonetti M, Fontana A, Cotticelli B, et al. Intraforaminal $O_2 - O_3$ versus periradicular steroidal infiltrations in lower back pain: randomized controlled study ［J］. Ajnr Am J Neuroradiol, 2005, 26 (5): 996-1000.

［90］ 何晓峰, 李彦豪, 陈汉威, 等. 臭氧治疗椎间盘突出症 600 例临床疗效分析［J］. 中国介入影像与治疗学, 2005, 2 (5): 338-341.

［91］ 何晓峰, 李彦豪, 宋文阁, 等. 经皮腰椎间盘内臭氧注射术规范化条例（修改稿）［J］. 中国介入影响与治疗学, 2005, 2 (5): 237-388.

［92］ 俞志坚, 李彦豪. 医学臭氧经皮椎间盘内注射治疗腰椎间盘突出症 ［J］. 介入放射学杂志, 2004, 13 (6): 562-564.

［93］ 卢振和, 高崇荣, 宋文阁. 射频镇痛治疗学 ［M］. 郑州: 河南科学技术出版社, 2009.

［94］ 张国民, 郑召民, 丁文京, 等. 经皮内窥镜下射频消融术治疗腰椎间盘突出症 ［J］. 中国脊柱脊髓杂志, 2004, 14 (11): 666-668.

［95］ 姚秀高, 周永高, 陈建龙, 等. 射频热凝靶点消融术治疗腰椎间盘突出症的探讨 ［J］. 实用疼痛杂志, 2006, 2 (2): 75-78.

［96］ 刘向礼. 脊柱微创外科学 ［M］. 北京: 人民卫生出社, 2007.

［97］ 侯铁胜, 贺石生. 脊柱微创外科技术 ［M］. 北京: 人民卫生出版社, 2006.

［98］ 刘尚礼. 脊柱微创外科学 ［M］. 北京: 人民卫生出版社, 2007.

［99］ SAVITZ M H. 微创脊柱外科技术 ［M］. 唐天驷, 译. 郑州: 郑州大学出版社,

2001.

[100] 任龙喜，焦守国，白秋铁，等．经皮激光椎间盘减压术治疗腰椎间盘突出症的疗效观察［J］．中国脊柱脊髓志，2007，17（11）：826-829.

[101] 杨军，周友龙，孙飞，等．联合用药镇痛镇静方法用于射频热凝联合臭氧融合术的研究［J］．中国疼痛医学杂志，2013，19（3）：180-182.

[102] 杨军，韩雪萍．椎间盘射频热凝术中应用艾司洛尔对心肌缺血患者的心肌保护作用［J］．河南医学研究，2013，22（4）：507-509.

[103] 杨文荣，于洋，孙明洁，等．右美托咪定在经皮穿刺椎间孔镜手术的应用［J］．中国疼痛医学杂志，2015，21（8）：623-625.

[104] CHEN Y C, LEE S H, CHEN D. Intradiscal pressure study of percutaneous disc decompression with nucleoplasty in human cadavers［J］. Spine, 2003, 28（7）：661-665.

[105] FOLEY K T, LEFKOWITZ M A. Advances in minimally invasive spine surgery［J］. Clin Neurosurg, 2002, 49：499-517.

[106] 钮心刚，严立生．小切口手术与 MED 治疗腰椎间盘突出症的疗效比较［J］．中国脊柱脊髓杂志，2005，15（3）：147-149.

[107] NOWITZKE A M. Assessment of the learning curve for lumbar microendoscopic discetomy［J］. Neurosurgery, 2005, 56（4）：755.

[108] 陈开林．后路显微椎间盘镜治疗腰椎间盘突出症围手术期并发症的防治［J］．中国矫形外科杂志，2002，10（9）：819-881.

[109] 刘成，卡索，陈德玉，等．腰椎间盘突出症手术后马尾损伤综合征［J］．颈腰痛杂志，2003，24（1）：33-34.

[110] 宋超敏，赵吕国，蔚凡，等．腰椎间盘突出症炎的预防及治疗［J］．中国矫形外科杂志，2003，11（23）：1592-1593.

[111] 王文军，周江南，余建民．经皮穿刺间盘镜下髓核分级摘除术治疗颈椎间盘突出症［J］．中南大学学报（医学版），2001，26（4）：366-368.

[112] 吕一，傅宏，王龙剑，等．后路椎间盘镜的临床应用研究进展［J］．中医正骨，2008，2（20）：73-74.

[113] 王文军，王麓山，胡文凯，等．内窥镜下髓核摘除术常见问题与对策［J］．中国矫形外科杂志，2005，13（23）：1797-1781.

[114] 刘文贵，吴小涛，闵捷，等．经皮椎间盘切割术与显微内镜腰椎间盘摘除术的远期随访分析［J］．中华医学杂志，2009，89（11）：750-753.

[115] 韩德韬，吴宏，汤发强，等．下腰椎不稳综合症的生物力学机制与手术治疗（附30例报告）［J］．骨与关节损伤杂志，2004，19（1）：13-14.

[116] 曾朝辉，覃道义．小切口开窗治疗腰椎间盘突出症［J］．中国医疗前沿，2008，3（4）：92.

[117] 靳安民，张辉，刘成龙，等．6815 例腰椎间盘突出症的手术治疗［J］．第一军医大学学报，2002，22（4）351-353.

［118］郑文忠，尤瑞金，陈昆等．微创小切口开窗法治疗腰椎间盘突出症［J］．北京：临床军医杂志，2008，36（6）：905-907．

［119］陈郑增，王忠伟，张辉，等．小开窗髓核摘除术治疗腰椎间盘突出症中远期疗效观察［J］．北京：中国骨与关节损伤杂志，2009，24（8）：713-714．

［120］徐立新，王义亮，杨芳，等．小切口小开窗治疗腰椎间盘突出症232例临床研究［J］．重庆医学，2009，38（17）：2209-2210．

［121］KAWANISHI M, KAWASE H, KUMAGAYA K. Equipmet for epiduroscopy and its clinical applications［J］. Masui, 2006, 55（9）：1112-1117.

［122］RUETTEN S, MEYER O, GODOLIAS G. Application of holmium：YAG laser in epiduroscopy：extended practicabilities in the treatment of chronic back pain syndrome［J］. Journal of Clinical Laser Medicine & Surgery, 2002, 20（4）：203-206.

［123］RAFFAELI W, RIGHETTI D. Surgical radio-frequency epiduroscopy technique（R-ResAblator）and FBSS treatment：preliminary evaluations.［J］. Acta Neurochir Suppl, 2005, 92：121-125.

［124］GEURTS J W, KALLEWAARD J W, RICHARDSON J, et al. Targeted mett-hylprednisolone acetate/hyaluronidase/clonidine injection after diagnostic epiduroscopy for chronic siatica：a prospective, 1-year follow up study［J］. Reg Anesth Pain Med, 2002, 27（4）：343-352.

［125］IGARASHI T, HIRABAYASHI Y, SEO N, et al. Lysis of adhesions and epidural injection of steroid/local anaesthetic during epiduroscopy potentially alleviate low back and leg pain in elderly patients with lumbar spinal stenosis［J］. Br J Anaesth, 2004, 93（2）：181-187.

［126］DASHFIELD A K, TAYLOR M B, CLEAVER J S, et al. Comparison of caudal steroid epidural with targeted steroid placement during spinal endoscopy for chronic sciatica：a prospective, randomized, double-blind trial［J］. British Journal of Anaesthesia, 2005, 94（4）：514-519.

［127］纪春梅，孙德海，毛仲霞，等．硬膜外内镜检查术在腰腿疼痛诊断和治疗中的应用［J］．实用医学杂志，2009，25（3）：411-442．

［128］SABERSKI L R. A retrospective analysis of spinal canal endoscopy and laminectomy outcomes data［J］. Pain Physician, 2000, 3（2）：193-196.

［129］王谦军，李忠，汉恒德．重新认识老年人腰椎管狭窄症的手术治疗［J］．中国局解手术学杂志，2001，10（03）：256-257．

［130］王大伟．腰椎后外侧融合术［J］．中国矫形外科杂志，2004，12（5）：53-55．

［131］李清运，刘敏．腰椎滑脱症手术治疗的临床分析［J］．中国医药导报，2008，5（10）：151-152．

［132］杨喜旺，徐宏辉，祝孟坤，等．手术治疗颈腰综合征26例［J］．山东医药，2010，50（38）：70-71．

［133］丁春玉．综合治疗坐骨神经盆腔出口狭窄综合征128例［J］．河南中医，2005，

25（10）：46.

[134] 文锋，鞠洋. 补肾健脾法治疗中老年胸腰椎骨质疏松症 89 例 [J]. 实用中医内科杂志，2008，22（5）：49，72.

[135] 蒙家辉，罗小珍，罗盛华，等. 针灸结合蜡疗治疗骨质疏松症腰背痛的临床疗效研究 [J]. 中国全科医学，2010，13（19）：2155-2157.

[136] 陈庆华. 穴位注射加中药外敷治疗腰棘间韧带损伤疗效观察 [J]. 山西中医，2007，23（6）：43.

[137] 李凤春，赵庆安，周英杰，等. 腰椎间盘突出症的病理及临床分型 [J]. 中国骨伤，2002，15（4）：36-37.

[138] 郑永发，马信龙，冯世庆，等. 腰椎间盘突出症的超微结构病理研究 [J]. 天津医药，2006，34（6）：364-366，433-434.

[139] 陈振斌，叶君健，谢其扬，等. 腰椎间盘突出症髓核组织的超微病理观察 [J]. 电子显微学报，2002，21（4）：364-368.

[140] 孙正启，贺拥军. 椎间盘退变机理的研究 [J]. 西藏医药杂志，2005，26（2）：35-36.

[141] 彭宝淦，贾连顺. 椎间盘退变机理的研究进展 [J]. 中国矫形外科杂志，2000，7（4）：77-79.

[142] 崔伟. 椎间盘源性退变性下腰痛的临床与实验研究 [D]. 南京：南京中医药大学，2003.

[143] 张继东. 椎间盘源性腰痛的临床与机理探讨 [D]. 北京：中国中医科学院，2007.

[144] 刘彦卿，宋永伟，张建福. 腰椎间盘突出症的功能锻炼 [J]. 中医正骨，2001，13（9）：53-54.

[145] 张红星. 腰椎间盘突出症 [M]. 北京：中国中医药科技出版社，2008.

[146] 石荣光. 实用骨科护理学 [M]. 北京：中医古籍出版社，2009.

[147] 崔屹. 腰椎间盘突出症非手术治疗及护理进展 [J]. 中华现代护理杂志，2007，12（4）：1064-1065.

[148] 戴来娟. 腰椎间盘突出症的中西医结合分期护理 [J]. 井冈山医专学报，2000，7（3）：85.

[149] 许英，曹芳. 356 例腰椎间盘突出症患者保守治疗的护理 [J]. 护理与康复，2009，8（2）：120-121.

[150] 宁宁. 外科护理新进展 [M]. 北京：人民卫生出版社，2010.

[151] 石凤英. 康复护理学 [M]. 北京：人民卫生出版社，2009.

[152] 宋桦，高立. 二十四式太极拳锻炼对腰椎间盘突出症影响的研究 [J]. 北京体育大学学报，2008，31（5）：627-629.

[153] 姚丽平，崔屹，张孝云. 八段锦在腰椎间盘突出症患者护理中的应用 [J]. 中华现代护理杂志，2008，14（20）：2220-2221.